U0229408

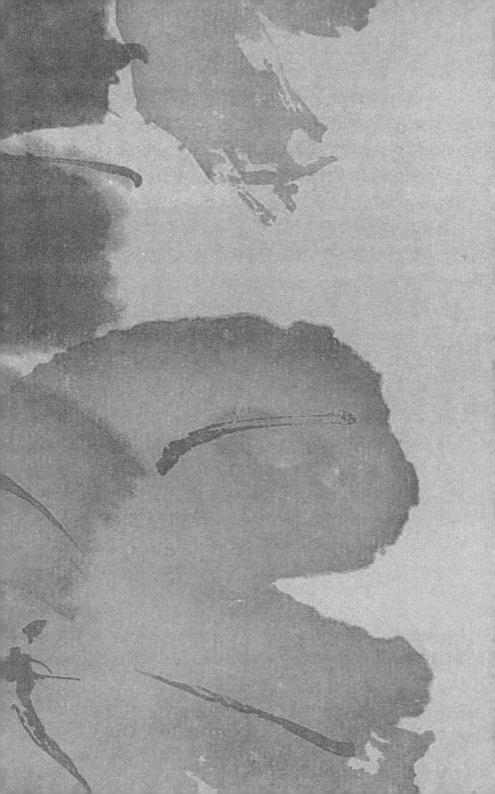

医事文化

谈屑

段逸山 著

上海科学技术出版社

图书在版编目（CIP）数据

医事文化谈屑 / 段逸山著. -- 上海 ： 上海科学技术出版社， 2025. 1. -- ISBN 978-7-5478-6827-0

Ⅰ. R2

中国国家版本馆CIP数据核字第2024AT8866号

本书受上海文化发展基金会图书出版专项基金资助出版

医事文化谈屑

段逸山　著

上海世纪出版(集团)有限公司
上海科学技术出版社　出版、发行

（上海市闵行区号景路 159 弄 A 座 9F‐10F）

邮政编码 201101　　www.sstp.cn

上海颛辉印刷厂有限公司印刷

开本 889×1194　1/32　印张 13.5

字数 240 千字

2025 年 1 月第 1 版　2025 年 1 月第 1 次印刷

ISBN 978‐7‐5478‐6827‐0/R·3107

定价：98.00 元

本书如有缺页、错装或坏损等严重质量问题,请向印刷厂联系调换

　　本书收录了段逸山教授在几十年间陆续写成的百余篇文章，是他钻研学问的精思之作，也是最能反映作者学术历程的一部著作。其中许多文章是他长期关注的话题，故往往能深入浅出，讨论尤详。尤其是书中对医学古籍及相关疑难字词的考释等，有重要的学术意义。

　　本书共收录文章一百五十余篇，分为杏林拾叶、井泉润物、医语抉隐、忆旧述怀四部分。"杏林拾叶"是摘取历史上医学相关的人或事，如医缓治张仪背肿、淳于意未违仵师嘱等，从人物和事件出发，分析解疑，揭示其中的医药文化。"井泉润物"主要是从业外人士与医药具有不同寻常关联的言行等角度着手，梳理医学史上少为人知的医事，或推求国政，或论述养性，或辨识医说，或旁涉琐事。"医语抉隐"选取《素问》《灵枢》等古籍中的疑难字词，从语言学等角度作考释研究，属医古文研究范围，其中对《素问》"菀稾""聂辟"等词语的考索，十分精辟，有较大的学术价值。"忆旧述怀"是段逸山教授对既往师友和所经历医事的书写，包括对裘沛然等先生的怀念文章等，是作者真挚感情的抒发，也是较重要的医学史材料。本书收录文章篇幅多不大，但讨论深刻，内容充实，又多是以散文式的笔触写成，可读性强，一定程度上还原历史，启发创新思维，在弘扬海派中医文化，传播中医文史知识方面起到重要的作用。

　　文化涉及医事，医事饱含文化。大到一宇一宙，小到一纤一尘，凡涉医事者，皆有文化存焉。今不言其大，而专说其小，由此想到"谈屑"一语。

　　南朝宋刘义庆《世说新语·赏誉下》："胡毋彦国吐佳言如屑，后进领袖。"南朝梁刘孝标注："言谈之流，靡靡如解木出屑也。"想象那锯木的情状，一边锯，一边木屑纷纷泻下。后来就用"谈屑"指谈话时口若悬河，滔滔不绝。我取用另外的意思：木屑比较细小，所以谈屑就是琐碎地谈，东拉西扯，观者可以自行去联想；木屑又比较轻微，所以谈屑就是浅近地谈，点到即止，读者可以自行去品味。

　　从二十世纪八十年代起，我在报刊上断断续续地发表了一些短文，这本小书中的大多数文章出于此。承蒙上海科学技术出版社邀约结集，于是就翻（电）脑倒（U）盘，反复比较，逐篇修改乃至整合，并新撰部分小文，共得一百五十多篇。这些碎文散篇的形成，大致是在读书过程中有所触发，进而思索，取材引例，考证剖析而已，既不关注次序的编排，也不推究类别的划分。如今要汇集成册，在归类与排序上就得加以适当的安置。

所涉内容，大体判作四个部分。

第一部分"杏林拾叶"。"杏林"是中华传统医学的熟典。葛洪《神仙传》载"董奉"条，说他医术高明，不取酬报，让疾轻愈者栽杏一株，重病瘥者种杏五株，数年之间，蔚然成林。杏树高大而婀娜，白中泛红的杏花固然具有观赏价值，而圆卵形的叶片也有其可爱之处。倘若说前人称扬重要医事，如同赞美傲立于枝头的杏花一样，已然总总林林，那么飘落的杏叶就好比"不入流"的医事，犹似前述木屑一般地既轻又微，成为被忽略的对象、遭遗忘的一群。其实杏叶表面光滑，边缘呈锯齿形，也自有其别致品味，岂可弃之不顾？理当俯首捡拾，因此而题名为"杏林拾叶"。所"拾"之"叶"大多有关医人的事理言行、医籍的品赏整理、药物的称谓类别，与医药的关系自然较为密切。

第二部分"井泉润物"。"井泉"跟中医也存有亲密的关系。《神仙传》"苏仙公"条记载，苏耽即将得道成仙前，对他的母亲说："明年天下疾疫，庭中井水，檐边橘树，可以代养。"其后果然，救人无数。念及岐黄之事，固属医家长技，而他人也常受惠蒙泽，诚如《周易·井卦》所言"井养而不穷"，用之无已，因此而题名为"井泉润物"。所"润"之"物"每常见诸界外人士的言行,或推求国政,或论述养性,或辨识医说,或旁涉琐事,究其源流,则相通于井泉,与医药也有不同寻常的干系。

第三部分"医语抉隐"。这些"医语",既有医书所载,也有他书所用,更有后人所解,或含意隐晦需要揭示,或蕴情多样宜加别解,或旨趣误认须作申说,或事理混淆必当分辨,因此而题名为"医语抉隐"。借此"抉隐",或显露隐晦的含意,或呈现内蕴的他情,或条陈个中的旨趣,或澄清乖违的事理,用以钩沉发微涉医语句的含义,显示它的真容或侧貌。

第四部分"忆旧述怀"。主旨是回忆往事,怀念故人,抒发情怀。在我人生的道路上,得到诸多前辈提携,同仁佐助,这里择取三五位师长对我为人处事上的启发引导,反映从教治学一个甲子的些许经历,提出我对相关问题的微浅认识。因此而题名为"忆旧述怀",用以表达我的感恩心境。

至于各个部分篇目的排列,或按所涉事主的时序,或本所述内容的旨趣,或依所用体裁的近远,或据所拟篇名的仿似,并无一定之规。

附录一篇,系沈伟东、倪项根两位同仁对拙作《井泉铭》所撰评论，分析深透，每中肯綮，且多有我写作铭文时所未虑及者。殿后压阵，生辉书册。

　　上述正文的内容，有一条原则始终坚持，那就是多多少少要同医"搭界"，以符合"医事文化"的主题。从篇幅上来看，所收文章，除了少数几篇超过两千字外，一般多为千字文，也有一些甚至不足五百字，以符合"谈屑"的用意。从行文角度讲，词语也好，句式也罢，力求通俗。出于对上面所说内容、字数、行文几个方面的考虑，无论医界内外，不分学历高低，茶余饭后，夜晚临睡，旅程途中，乃至学习或工作中的短暂空暇，随手拿起，不消几分钟，便可阅读一篇。对前代医家以及与之相关人物，得以了解他们顺逆迥异的遭遇，感受他们宽狭不等的胸怀，咀嚼他们沁人心脾的语言，感悟他们闪烁光芒的智慧，或可从中获取为人处世、修身养性等方面的启迪。

段逸山

2024 年 8 月

目录

井泉润物

医语抉隐

忆旧述怀

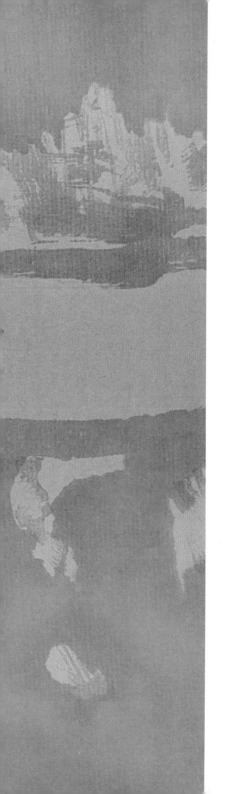

杏林拾叶

"有教无类"与"有医无类"

　　"有教无类"一语见于《论语·卫灵公》,通常从教育对象来理解,即不管什么人都应当受到教育。孔子以前,"学在官府",有官学而无私学,能够进入官学的只是贵族,平民没有这个资格。平王东迁以后,"礼坏乐崩",私学萌起,逐步出现"天子失官,学在四夷"的格局,捅穿了富贵与贫贱间的藩篱。孔子所办私学,规模既大,影响尤深,他的弟子中就有出身平民阶层的。这是孔子对"有教无类"的身体力行,也是被尊称为伟大教育家的重要原因。

　　与此相类,医界则有"有医无类"的表述。如孙思邈《大医精诚》讲到,"若有疾厄来求救者",要做到四"不问",不问"贵贱贫富",不问"长幼妍蚩",不问"怨亲善友",不问"华夷愚智",都要"普同一等",而且还补上一句"皆如至亲之想"。不仅如此,他还进而提出五"勿避"的要求,看到患者深受疾病的煎熬,"若己有之",感同身受,因而无论险巇、昼夜、寒暑、饥渴、疲劳,一概"勿避",既"不得瞻前顾后,自虑吉凶,护惜身命",更不能耽搁、推托。唯有奋不顾身,舍身忘我,"一心赴救"。在为对象服务上,较孔子更胜一筹。这一思想,朝前追溯,如《后汉书》有赞郭玉"仁爱不矜,虽贫贱厮养,必尽其心力"之语,往后寻流,如朱丹溪曾悉心治愈一"病癫"贫妇之实(戴良《九灵山房集》卷十),可谓"一以贯之"。

"有教无类"或有另一层含义,即从教育结果理解,就是通过教育,消除人与人之间的差距,冀人人既有智,更有善。此说见诸朱熹《四书章句集注》:"人性皆善,而其类有善恶之殊者,气息之染也。故君子有教,则人皆可以复于善,而不当复论其类之恶矣。"后人对朱熹此注也有说解,如谢质斌有《"有教无类"解》文(《文史知识》1989年第11期)。

衡之以"有医无类",从施医结果阐述医学功用的话语甚夥:或云"释缚脱艰,全真导气,拯黎元于仁寿,济羸劣以获安""君臣无夭枉之期,夷夏有延龄之望"(《重广补注黄帝素问》王冰序),或云"保我黎烝,介乎寿考"(《铜人腧穴针灸图经》夏竦序),或云"陶一世之民,同跻于寿域"(《重广补注黄帝内经素问》林亿等序)。究其旨要,诚如孙思邈所言"至人消未起之患,治未病之疾"(《备急千金要方·养性序》),以"治未病"之理念,化羸劣为康健,变夭枉以寿考,使人人延龄,同跻寿域。这实在是"有医无类"的最佳境地。

(原载《上海中医药杂志》2018年第12期)

医者贵有惭愧之心

孔老夫子讲究仁爱,他的嫡孙子思的再传弟子孟轲进而注重恻隐。在《孟子》一书中多次讲到"恻隐之心"。恻隐是对他人所受苦难表示同情。同情心是仁爱的发端。《孟子·公孙丑上》有"恻隐之心,仁之端也"的名言。唐代孙思邈在其名篇《大医精诚》内也曾说到"恻隐之心":"凡大医治病,必当安神定志,无欲无求,先发大慈恻隐之心,誓愿普救含灵之苦。"说先要产生"恻隐之心",然后可"普救含灵之苦",意思同《孟子》"恻隐之心,仁之端也",可谓斗隼合缝。

孙思邈并不止步于"恻隐",更进一步道出"惭愧"一语。他是这样说的:"其有患疮痍、下痢,臭秽不可瞻视,人所恶见者,但发惭愧凄怜忧恤之意,不得起一念蒂芥之心,是吾之志也。"此"惭愧"二字,具有深切的意味。

深在哪里?

深在自古迄今,未见有文论及医者贵有惭愧之心。《希波克拉底誓言》,被称誉为古希腊职业道德的圣典;明代陈实功所撰《外科正宗》,内有《医家五戒》《医家十要》两篇,有被褒扬为世界上最早成文的医德法典;1991年国家教育委员会高等教育司颁布的《医学生誓言》,每常为医学院校学生宣誓;探讨医德的诸多文章、著作,归纳医德的范畴不外乎心地纯正、全力救人、普同一等、精勤不倦、举止端庄、谦和谨慎、淡于名利、慎言守密等:"惭愧"二字,始终未曾露面。

深在"惭愧"之心伴随着医学的出现而生发。有关医学起源的问题,纷纭众说,仁智互见。二十世纪初,意大利著名医学史家卡斯蒂廖尼《世界医学史》指出:"医学随着人类痛苦的最初表达和减轻这痛苦的最初愿望而诞生。"(北京医科大学医史教研室译,商务印书馆,1986年),认为医学的出现是为了减轻身体上的痛苦。这是对医学起源朴素而实在的解释,同时也对医者的职责提出了要求,就是要减轻患者身体上的痛苦。假如患者身体上的痛苦非但不能得到及时的救治而有所减轻,反而流变到"臭秽不可瞻视,人所恶见"的地步,不仅肉体上的痛苦加重,甚至失去为人的尊严,饱受精神上的煎熬。这难道不是医者的严重失责吗?愧疚的心意、惭怍的面色因此油然而起,正是良知未泯的反映。这是《大医精诚》给后人揭示的深刻道理。

顺便补说一意,孙思邈并非只是嘴上说说、书中写写而已,而是躬体力行、尽心亲为。举个例子来说:麻风是一种传染病,以往在世界上流传较广。对麻风患者的处置措施缺乏人性,轻则驱赶到渺无人烟的地方,任其自生自灭,重则火烧、水溺,立时毙命。而孙思邈对待麻风患者的态度,在《备急千金要方》卷二十三第五《恶疾大风》中有记录。所见麻风患者有"眉须已落"者,有"手足十指已有堕落"者,有"疮痍荼毒重叠而生,昼夜苦痛不已"者,"予尝手疗六百余人,差者十分有一,莫不一一亲自抚养,所以深细谙委之"。爱护体恤,详悉了解病情,并且亲手治愈六十多人。孙思邈表里若一,言行相合,由他这样的精诚大医来写《大医精诚》是恰如其分的。

(原载《上海中医药杂志》2019 年第 6 期)

"志欲大"与"胆欲大"

"心欲小而志欲大,智欲员而行欲方,能欲多而事欲鲜。"语见《淮南子·主术训》。这条名言其实来自文子。文子,姓辛氏,号计然。《汉书·艺文志》道家类著录"《文子》九篇",东汉班固注:"老子弟子,与孔子并时而称。"今有元代杜道坚所撰《文子缵义》十二卷。该书卷七《微明》引老子说:"凡人之道,心欲小,志欲大,智欲员,行欲方,能欲多,事欲少。"

《旧唐书·孙思邈传》有"胆欲大而心欲小,智欲圆而行欲方"句,将"志欲大"改为"胆欲大"。

对于这一改动,前人有过议论。如明代著名文学家杨慎在所著《丹铅摘录》卷一说:"'心欲小而志欲大,智欲圆而行欲方,能欲多而事欲鲜',亦出《淮南子》,而孙思邈引之。然'胆欲大'之语有病,不若'志欲大'之美也。能欲多而事欲鲜,此句不可少。孔明、思邈同引《淮南子》语,而优劣不同也。"

杨慎说孔明也曾引用过《淮南子》这句话。查检诸葛亮相关文集,未见有此引语,不知道杨氏所指出于孔明哪篇文字。虽然如此,但是杨慎认为孙思邈所引"胆欲大"比不上

"志欲大"的意思倒是十分明显。我不同意杨慎的这个看法。

古人引文"花样"繁多。元代陈绎曾《文说·用事法》分为正用、反用、借用、暗用、对用、扳用、比用、倒用、泛用九类，明人高琦《文章一贯·引用》更剖为正用、历用、列用、衍用、援用、评用、反用、活用、设用、借用、假用、藏用、暗用以及逐段引证十四法。顾炎武《日知录》卷二十有《引书用意》文。我也曾经撰写过小文《古人明引之法》，将其法归纳为直引、脱引、衍引、倒引、变引五种。其中"变引"举《医贯·消渴论》例："《经》曰'膏粱之变，饶生大疔'。此之谓也。"说《素问·生气通天论》有"高粱之变，足生大丁"句，赵献可变引其中四字。

孙思邈引"志欲大"为"胆欲大"也属于变引。不同处在于赵的变引，未改原义，孙的变引，略更原义。细细考究，孙思邈的这一变引实在得当并且佳妙：

第一，孙思邈这里谈的是对为医者的要求，而不是对志士仁人讲修身齐家、治国平天下的期望，"志大"过于悬隔，而"胆大"尺度正合。意思是既要像"赳赳武夫"那样勇往直前，大胆施治，又须"如履薄冰"般瞻前顾后，小心辨证。胆大、心小正好形成恰当的对举。

第二，《新唐书·孙思邈传》对胆大心小还特地加以疏解："胆为之将，以果决为务，故欲大。""心为之君，君尚恭，故欲小。"这便同脏器的功能自然而然地贴近。

孙思邈这条引语一变,便同原句一样成为名言。连朱熹这样鼎鼎大名的理学家都曾引用过"胆欲大而心欲小"(见南宋黄士毅《朱子语类》卷七十六第十二章)。医家对此语则更多引说、探讨,最为著名的自然要数明代李中梓。他在所著《医宗必读》卷一专立《行方智圆心小胆大论》。其中对心小、胆大作如下阐释:

> 望闻问切宜详,补泻寒温须辨。当思人命至重,冥报难逃,一旦差讹,永劫莫忏,乌容不慎!如是者谓之心小。补即补而泻即泻,热斯热而寒斯寒。抵当承气,时用回春;姜附理中,恒投起死。析理详明,勿持两可。如是者谓之胆大。

言心小于辨证、胆大于施治,可以说把握了其中的要领。

　　"胆欲大"与"志欲大"堪可比肩,各得其体,各有其用。

（原载《中医药文化》2018 年第 5 期）

医竘治张仪背肿

先秦时期,秦国多名医。医缓、医和都是春秋时期秦国医家。由于两人的医事载录在"十三经"之一的《左传》中,加上医缓的事迹为"二竖""膏肓"等涉医成语的出典,医和的事迹有著名的"阴阳风雨晦明"六淫致病说,前人引用甚多,因而秦医缓、和的名声几乎家喻户晓。公元前 4 世纪,已经到了战国时期,秦国还有一位擅长外科的医家竘(音 qǔ),同时期的尸佼曾经记载他的医事。《汉书·艺文志》以及隋、唐的书志都有"《尸子》二十篇(卷)"的记载,可惜此书到南宋时已经亡佚,幸亏清代汪继培辑得部分资料,编就《尸子》两卷本。由于《尸子》本来就没有《左传》出名,后来又曾亡佚,兼之竘的医事也不如缓、和那样引人,竘的医名自然要比缓、和低了很多。虽然如此,但是竘的医事还是有值得一说之处。请看《尸子》卷下所载:

有医竘者,秦之良医也。为宣王割痤,为惠王治痔,皆愈。张子之背肿,命竘治之。谓竘曰:"背非吾背也,任子制焉。"治之遂愈。竘诚善治疾也,张子委制焉。夫身与国亦犹此也,必有所委制,然后治矣。

说医竘治愈宣王的痤疮、惠王的痔疮、张子的背肿。时当战国时期,并且同秦国相关,所称张子通常是指张仪(约前380—前309)。张仪在秦国拜相的时间为前328年,医竘为上述三人治病大致在这一年到前309年之间。在这期间称为宣王的是齐宣王,称为惠王的是秦惠王(又称秦惠文王)与魏惠王,究竟是哪个惠王,学界也有不同看法。鉴于竘是秦医,这里姑且当作秦惠王。这些都不紧要,值得一提的是张仪的话与末后的评说,有三条可加体会。

一是"背非吾背也,任子制焉"。在医竘治疗背肿前,张仪特为如此关照。意思是不要把肿背看作是我丞相的背,任凭您处置。张仪为什么在医竘动手前要说这样的话,《后汉书·郭玉传》给我们提供了答案:"贵者处尊高以临臣,臣怀怖慑以承之。"因而就会有"四难",第一难就是"自用意而不任臣",这是不能治愈的重要原因。因而张仪告示于前,以消除医竘的顾虑,让他能够既专心又大胆地进行治疗。

二是"竘诚善治疾也,张子委制焉"。这里说到医患双方。对医人的要求是"善治疾"者,具有精良的医术;对患者的要求是把自身委制给医人。什么叫"委制"? 意为委托别人治理,联系上文"任子制",那就是全权交付给医人。王安石写过一篇题名为"使医"的小品文(见《临川先生文集》卷七十),讲到聘用什么样的医生与怎么使用医生的问题。前一个问题的答案是"使其尤良者一人",医竘便是"尤良者"。后一个问题的答案是"药云则药,食云则食,坐云则坐,作云则作"，一切听从医者，只有这样，医者方才能够"肆其术"，施展他的医术。看来张仪甚得"使医"之道。

三是"身与国亦犹此"。由养身疗病而推求到治国理政，强调治理国家也要像这样，慎重择选贤臣良将，充分信任，放手使用，天下始得安定。由先秦文章为发端，后世有关身国喻说的论著甚夥。

古籍载扁鹊、仓公弟子

古籍载扁鹊弟子,主要有下述数处:

《史记·扁鹊仓公列传》:"扁鹊乃使弟子子阳厉针砥石,以取外三阳五会。有间,太子苏。乃使子豹为五分之熨。"

《韩诗外传》卷十:"扁鹊入,砥针厉石,取三阳五输,为先轩之灶、八拭之阳,子同捣药,子明灸阳,子游按摩,子仪反神,子越扶形,于是世子复生。"

刘向《说苑·辨物》:"扁鹊遂为诊之,先造轩光之灶、八成之汤,砥针厉石,取三阳五输,子容捣药,子明吹耳,阳仪反神,子越扶形,子游矫摩,太子遂得复生。"

《周礼·天官》:"疾医以五味、五谷、五药养其病。"贾公彦疏引刘向云:"扁鹊治赵太子暴疾尸蹷之病,使子明炊汤,子仪脉神,子术案摩。"

《佩文韵府》卷六十三"四寘二·戏"引《真灵位业图》:"扁鹊弟子五人,子容,子明,子威,子戏,子游。"

依据上述五条书证,可以归纳出以下信息:

除《佩文韵府》外,其余四处都是说扁鹊诊治虢(赵)太子尸厥,并且都讲到扁鹊弟子各自分担的任务。在这四处中,《韩诗外传》与《说苑》提到的人名最多,各有 5 人。其中子明、子游、子越三名两条并见,应属实在。说捣药的一为子同,一为子容,"同""容"属同韵字,宜是同一人。讲反神的一为子仪,一为阳仪,子仪又称阳仪、子义。上录《周礼》贾公彦疏引刘向语后,贾氏紧接着指出:"又《中经簿》云'《子义本草经》一卷'。义与仪一人也。"《韩诗外传》谓"子游按摩",刘向称"子游矫摩","矫摩"即按摩。《周礼》贾公彦疏引刘向语作"子术案摩","案摩"亦即按摩,"子术"疑为"子游"之讹。而《佩文韵府》所引又冒出子威、子戏二名,未明何据。

今从宽处置,综上所述,扁鹊弟子或有子阳、子豹、子同(子容)、子明、子游、子仪(阳仪)、子越、子威、子戏九人。

与扁鹊弟子的信息分载于多书不同,有关仓公弟子的材料多集中在《仓公传》中。据载,汉文帝询问仓公:向你学医的都是哪里人? 全能掌握你的方术吗? 淳于意回答说:

临菑人宋邑。邑学,臣意教以五诊,岁余。济北王遣太医高期、王禹学,臣意教以经脉高下及奇络结,当论俞所居,及气当上下出入、邪(正)逆顺,以宜镵石,定砭灸处。岁余,菑川王时遣太仓马长冯信正方,臣意教以案法逆顺,论药法,定五味及和齐汤法。高永侯家杜信喜脉来学,臣意教以上下经脉五诊,二岁余。临菑召里唐安来学,臣意教以五诊上下经脉、奇咳、四时应阴阳重,未成,除为齐王侍医。

从中可见：仓公先后曾有六名弟子，即宋邑、高期、王禹、冯信、杜信、唐安，并为临菑（今山东淄博）人，其中五人学成，一人未成；高期、王禹二人原本就是太医；所学主要内容为经脉腧穴、药法汤剂以及奇病、四时阴阳等；学习时间大致在一年以上，三年不到。南宋张杲《医说》卷一《三皇历代名医》据此收载王禹、冯信、杜信三人。

（原载《上海中医药杂志》2007 年第 4 期，题作"仓公弟子"；原载《上海中医药杂志》2007 年第 5 期，题作"扁鹊弟子"。今合改为一文）

仓公的两位老师

据《史记·扁鹊仓公列传》的仓公部分记载,仓公淳于意为学医曾经先后拜过两位老师。一位是公孙光,另一位是公乘阳庆。这两位老师的医术水准、名望高低以及对医术传授的看法每每同中有异。

就医术来说,阳庆比公孙光高出多多。这可以由两个方面看出:

一由淳于意从两位老师所学医术而言。淳于意从公孙光处学到调理阴阳的医方以及口头流传的医理与临证经验。而阳庆传授给淳于意的就丰富多了,医学理论类的有《脉书》《上经》《下经》诸秘籍与药论,临诊经验类的有诊断术、砭石术以及房中术等。淳于意专心学了三年,出而诊治疾病,判断死生,皆有效验。

二从两位老师的相互看法来说。公孙光对阳庆的看法是我不如阳庆,他的医方非常奇妙,不是一般人所能了解的。阳庆则认为公孙光不是擅长学习医术的人,以致公孙光中年时曾想向他请教,他都不愿意传授。阳庆接纳淳于意为弟子后,首先提出的要求是"尽去而方书,非是也""更悉以禁方予之",全部抛开你学过的医书,这些都不正确,另外如数授以禁方。可见阳庆对公孙光不屑一顾的心态。

就闻名的程度来说,公孙光反倒高于阳庆。淳于意当初要拜师学医时,还"不闻师庆为方善也",而"闻菑川唐里公孙光善为古传方",不知道阳庆处方好,倒听说公孙光谙熟古代的传方,因而前往谒见,遂拜师于公孙光门下。为什么阳庆医术高超却少有声名,淳于意有个解释,说阳庆"不肯为人治病,当以此故不闻"。

就对医术传授的看法来说,两位老师虽然全把自己的本领传授给了淳于意,但头脑里皆有秘不轻授的思想,对淳于意都曾有过叮嘱,在这一点上倒是难分伯仲。公孙光关照淳于意"毋以教人",不要传授给他人。阳庆吩咐淳于意"慎毋令我子孙知若学我方也",即小心不要让我的子孙知道你学了我的方术。

除此之外,淳于意的这两位老师还有一个重要的关系,也是有同有异,那就是同母异父的兄弟关系。淳于意在公孙光面前深入分析论说医方,公孙光高兴地说:"公必为国工。"说你一定会成为国医。接着便向淳于意推荐了阳庆:"同产处临菑,善为方,吾不若。"阳庆是临菑人,这是以里籍指代人。所谓"同产",清人钱大昕《廿二史考异》卷六十四《慕容彦超传》条:"异姓而称同产,当是同母异父弟。"可知阳庆与公孙光是同母异父的兄弟关系,因而两人的姓氏有别,一姓阳,一姓公孙,里籍也不同,一为临菑,今山东省淄博市东北旧临淄,一为菑川,在今山东省寿光市南。

（原载《中医药文化》2022 年第 6 期）

公乘阳庆"无子"?

　　淳于意的老师公乘阳庆有无子息？《史记·扁鹊仓公列传》的仓公部分开头介绍传主时说，高后八年（前180），淳于意拜师公乘阳庆，"庆年七十余，无子"，明确讲公乘阳庆"无子"，以致后人每有因循此说，如《名医类案》张一桂序就说"庆无子，授意"，意思是因为公乘阳庆没有子息，所以传医术给淳于意。但是看到后面淳于意回答汉文帝诏问时，有两处说到阳庆有子。

　　一是诏问阳庆师从何人受得医术，是否闻名于齐诸侯。淳于意回答说，不知阳庆师承何人，又说阳庆"家富，善为医，不肯为人治病"，因此其名不闻。为了证实阳庆不愿业医，不欲出名，淳于意又特意补充说，阳庆曾经叮嘱过我："慎毋令我子孙知若学我方也。"可见阳庆不仅有子，还有孙辈。

　　如果说这里还是笼统地讲到阳庆有后人的话，那么另一处更是具体提及后辈之名。诏问阳庆为何愿意把它的方书完全传授给你。淳于意就禀告此事的前因后果：我原来师从公孙光，把他的医技全部学到手，还想多学些，公孙光便推荐了公乘阳庆，并且为我写了一封推荐信。其中还有

杏林拾叶

一个小插曲：公孙光曾经向齐王献马，正好阳庆的儿子阳殷想借助公孙光的关系，也要献马给齐王，淳于意由于此事而结识了阳殷。公孙光还叮嘱阳殷，说淳于意是仰慕圣人之道的读书人，您一定要恭敬地对待他。如此一来，阳殷免不了要在他父亲面前为淳于意美言一番。公孙光的推荐，阳殷的美言，更重要的是淳于意喜爱医学，有深究的决心与厚实的基础，属于《灵枢·官能》"得其人乃传"的"其人"。三管齐下，淳于意自然如愿地拜师于公乘阳庆的门下，"受之三年，为人治病，决死生多验"，成长为前汉著名医家，与扁鹊同载史册。其中《史记》明确记载"庆子男殷"语，足见阳庆有儿子阳殷。

前说阳庆无子，其后不仅说阳庆有子孙，并且言之凿凿地记载阳庆的儿子名殷，反映《史记》所载前后缺乏照应的不足。与此相类，还有淳于意所说此语："臣意不闻师庆为方善也。意所以知庆者，意少时好诸方事，臣意试其方，皆多验，精良。"既讲未曾听说阳庆"为方善"，接着又说自己年轻时试用过阳庆所拟方剂，"皆多验，精良"，因此而"知庆"。在淳于意知还是不知阳庆善为方的问题上又犯了前后相左的毛病。

《史记》似此互相抵牾处并不鲜见，前人也曾有所指摘，如清代赵翼《廿二史劄记》卷一就举出七例（不含本文所述两例），题为"《史记》自相岐互处"。

（原载《中医药文化》2020 年第 5 期）

淳于意未违忤师嘱

淳于意曾先后拜公孙光、公乘阳庆为师。两位老师对淳于意都有过叮嘱,而实际上皆付之流水,不起作用。是淳于意有意违忤师嘱吗?不是,其中各有原故。

先看公乘阳庆的叮嘱:"慎毋令我子孙知若学我方也。"意思是千万不要让我的子孙知道你学我的方术。这是告诫淳于意于接纳为弟子后。而在这之前,淳于意是公孙光的门徒,还想进一步提高,公孙光说,我能教给你的就是这些了,你要深造,就去拜阳庆为师,说"其方甚奇,非世之所闻也"。正在公孙光拟推荐淳于意为阳庆的入室弟子的过程中,出现过一件事,《史记·扁鹊仓公列传》是这样记载的:"会庆子男殷来献马,因师光奏马王所,意以故得与殷善。"意思是恰好阳庆的儿子阳殷要向齐王献马,由于公孙光曾经向齐王献过马,因而阳殷特地过来请教,淳于意因此能够与阳殷交好。其间公孙光还叮嘱阳殷对淳于意要"谨遇之"。有这么一番交往,淳于意要转投门庭的事,阳殷自然不会不闻。阳殷知晓于前,阳庆叮嘱于后,就不能说淳于意违忤师嘱。

再说公孙光的叮嘱:"毋以教人。"意思是你在我这里学到的医术,不要再拿去教别人。汉文帝曾诏问淳于意:你的医术曾经教过哪些人,淳于意如实禀告,有朱邑、高期、王禹、冯信、杜信、唐安诸人。叫你不要教人,你却教了那么多人,是淳于意违忤公孙光的叮嘱了吗?似是而实非。为何如此说呢?从淳于意所授内容来看,有五色诊、经络腧穴、砭灸、药法、奇咳术等,这些医术都是阳庆所授。《史记》明确记载:"臣意即避席再拜谒,受其《脉书》上下经、五色诊、奇咳术,揆度阴阳外变、药论、石神、接阴阳禁书。"而公孙光传授给淳于意的主要是调理阴阳的方法以及口头流传的一些医理与经验。效果如何呢?太史公没有明说,但是在淳于意回答汉文帝诏问有"自意少时喜医药,医药方试之多不验者。至高后八年(前 180),得见师临淄元里公乘阳庆"语,暗示淳于意从前一位老师公孙光处没有学到什么有验的东西。再说阳庆在接纳淳于意为弟子时,劈头就加告诫:"尽去而方书,非是也。"要淳于意把原来学的不正确的知识全部丢弃。据此而言,淳于意向朱邑、高期等人传授的并非是公孙光所教,也便说不上违忤师嘱。

义妁与淳于衍

女子行医,始于西汉。其中医术高超者,或应诏担任宫廷医师。据史书记载,最早的女侍医名叫义妁,侍奉汉武帝的母亲王娡太后。王太后薨于元朔三年(前126),义妁的生活年代大致也在这个时期。其后一个女医淳于衍,专职妇产科,主要侍奉汉宣帝的许皇后。淳于衍死于地节四年(前66),与义妁前后相隔大致只有一个甲子。这是两人经历比较相似的一面。

在为人行事方面,这两个侍医却大相径庭。

《史记·义纵传》记载说"纵有姊妁,以医幸王太后"。义妁凭借医技得到太后的宠幸,可见其医疗水准非同一般,后人赞誉她为"巾帼医家第一人""女中扁鹊"。"幸"到什么程度?幸到王太后一心要任用义妁的亲属为官的程度。义妁有个弟弟义纵,年少时曾经入伙抢劫,因而义妁当即说出原因,表明态度:"有弟无行,不可。"说有个弟弟,品行不好,不可当官,一口回绝。可见义妁不仅医术精良,而且品行端正,不徇私情,无愧为我国首位女侍医。王太后却不依不饶,通过当皇帝的儿子任命义纵当上了中郎,又先后迁任南阳太守、定襄太守、右内史,成为汉武帝手下著名的酷吏。

"爱屋及乌"的成语用在这里倒是恰当。

《汉书》的《宣帝纪》《霍光传》《孝宣许皇后传》三处提到淳于衍，都说她谋杀许皇后事。其中《孝宣许皇后传》所载较详。这里便多说几句。

昭帝元平一年(前74)七月，宣帝继位，不久发生霍光女儿成君与许平君争夺皇后之位的宫廷事件，结果许平君取得胜利，被册封为婕妤许皇后。三年后，即宣帝本始三年(前71)，许皇后妊娠，淳于衍谋杀许皇后事就出现在此时。

暗杀的主谋是时任大将军、大司马霍光的夫人霍显。霍显与淳于衍多有交往，有点像所谓闺蜜的关系。淳于衍曾有求于霍显：淳于衍的丈夫本是掖庭户卫，看守宫门，一心想换个有油水的岗位，去当安池监，即管理安邑盐池的官员。淳于衍将此事告知霍显，言下之意自然是让霍显转托霍光办理。无巧不成书，正好此时许皇后临产在即，淳于衍将要入宫接生。霍显就屏退身边的人，直截了当地说："少夫幸报我以事，我亦欲报少夫以事，可乎？"淳于衍字少夫。意思是您要让我办事，我也要烦您办事，行吗。淳于衍回答说："夫人所言何等不可者？"表示您霍夫人所托还有什么不行的。霍显便打着霍光的旗号对淳于衍说："将军素爱小女成君，欲奇贵之，愿以累少夫。"意谓霍光期盼他所深爱的女儿成为皇后，希望淳于衍能实现他的心愿。并引诱说事成之后，与淳于衍共享富贵。接着就指使淳于衍投毒。淳于衍考虑再三，终究私欲占了上风，表示"愿尽力"。于是一场谋位害命的勾当拍板成交。淳于衍把捣碎的附子掺入御医所制"大丸"内。许皇后服后，头脑涨痛，胸中烦闷，遂致死亡，赐封共哀后。事发后，宣帝囚禁包括淳于衍在内的诸医。直到此时，霍显方才把事情的真相告诉霍光。霍光不得已而上奏宣帝，方才保住淳于衍的性命。

西汉刘歆《西京杂记》卷一记载，淳于衍害死许皇后，收到了霍显的特大红包，计有豪宅、黄金、钱币、珠宝、锦缎，外加"不可胜数"的奴婢。开创了医生收取红包的先例。淳于衍居然还不满足，抱怨说："吾为尔成何功，而报我若是哉！"

霍光死于宣帝地节二年（前68）。两年后，霍光子霍禹谋反事泄，牵出淳于衍谋害许皇后案，遂一并处死。淳于衍心性邪恶，贪得无厌，死得其所，只是亵渎了史载第二位女侍医的名声。

（原载《中医药文化》2007年第4期，题作"淳于衍"，今充实内容，并改题名）

异曲同工

医家治病，多有规章法度，所谓热者寒之、虚者补之之类。《金匮要略·呕吐哕下利病脉证治》有"病人欲吐者，不可下之"的告诫，即上病治上，因势利导，这属于常规治法。否则，上吐下泻的祸患旋踵而至。虽然如此，但是也有辨证得当，反用其法的。

《金匮》同篇有"食已即吐者，大黄甘草汤主之"条。一吃就吐，表明肠胃实热，浊气不降，以致食入即上逆而呕。大黄甘草汤清实热，并除肠胃积滞，实热、积滞一除，不治吐而吐自止。叶天士《临证指南医案·呕吐》有"呕吐，得小便通少缓"之说，故治呕每以苦辛降逆为主，酸苦泄热佐之。《金匮》与叶天士所说都属于上病下治法。

朱丹溪治小便不利，不用通下之常法，却用催吐的变法。《丹溪心法·痢》与戴良《九灵山房集·丹溪翁传》记载朱丹溪依据右手寸部脉象弦滑，诊为肺有积痰，而肺属上焦，膀胱为下焦，上焦闭则下焦塞，比如水滴（注水以供磨墨用的文具，也称水注），必定要上窍通畅，而后下窍的尿液方才能够泄出。这叫作"提壶揭盖"，属于下病上治法。

上病救下，下病救上，似出常规之外，而合乎情理之中，实有异曲同工之妙。

（原载《上海中医药杂志》2005 年第 8 期）

皇甫谧与寒食散的不解缘

　　皇甫谧(215—282)是著名的文史巨擘、医学大家。讲到文史著作,《帝王世纪》《玄晏春秋》以及"高士""逸士""列女"三传赫然在目,一提医学,《黄帝三部针灸甲乙经》震聋发聩。其实皇甫谧后半生患风痹,并一直同寒食散打交道,所撰一部有关寒食散的作品也是值得一说的。

　　《隋书·经籍志》记载"梁有……皇甫谧曹歙论寒食散方二卷"。所称"梁"指南北朝齐梁时期阮孝绪所著《七录》。"曹歙"之"歙",《三国志·魏书·武文世王公传》作"翕",系曹操之孙、东平灵王曹徽之子,承继乃父爵位,入晋封廪丘公。裴松之案:"翕撰《解寒食散方》,与皇甫谧所撰并行于世。"于此可见,皇甫谧曾撰有论寒食散方一类书籍。因未见确切书名,我曾署作"解服散说"(见史星海主编《皇甫谧遗著集》,商务印书馆,2007年)。此文虽然早已散佚,但在今传《诸病源候论》卷六第一《寒食散发候》、《医心方》卷十九与卷二十有关"服石"文中幸有明确引录。后者有部分引文未见于前者,二者不重复者,合计字数多达五千有余。以下凡未注明出处者,皆见于此二书所引。

综观这两部著作所引皇甫谧语，不仅论说寒食药的来历、盛行的缘由、服食的方法、服食后的注意事项，尤其是把寒食散症发作的证候归纳为五十一种，记述其具体的表现、发作的原因与对证疗治的方法，并提出防治寒食散症"六反""七急""八不可""三无疑"的要求，其中尤其是描述滥服寒食散导致身体与心灵上的严重危害，给后人留下难以忘却的印象，堪称有关寒食散的最早论述。

清人俞正燮《癸巳存稿》卷七《寒食散》说："皇甫谧深受其毒，故知之最详。"事实也确实如此。皇甫谧既曾目睹寒食散肆虐的酷烈状况，也有误服寒食散的惨痛教训，更是满怀防治寒食散肆虐的宝贵经验。皇甫谧曾经亲见误服寒食散的危害：有舌头缩入咽喉的，有痈疮发于背部的，有脊背肌肉溃烂的，有一家六人丧命的。皇甫谧本人也曾深受其害，导致"隆冬裸袒食冰，当暑烦闷，加以咳逆，或若温疟，或类伤寒，浮气流肿，四肢酸重"（《晋书·皇甫谧传》），甚至食物不能下咽，"对食垂涕，援刀欲自刺"。像这样的现象，竟然"岁有八九"。幸赖其兄皇甫士元从方书中捡得三黄汤方，服后大泻，方才转危为安。后来他强迫自己吃冷食，饮凉水，用冷水沐浴，病情逐渐得到控制。不唯如此，而且还救得"以药困绝"的姜姓患者一命。咸宁四年（278），平阳太守刘泰亦蹈此覆辙，向皇甫谧讨教解救方法。时年 64 岁的皇甫谧于是"求诸《本草》，考以《素问》"，把"皆吾所亲更"，即同寒食散症抗争的亲身经历加以记载,汇集成一书,交付刘太守。今之所传,或出乎此。

（原载《中医药文化》2006年第5期,题作"皇甫谧'三折臂'";原载《上海中医药杂志》2006年第11期,题作"寒食散"。今合改为一文）

王僧孺"佣书"出身

俗话说:"三百六十行,行行出状元。"在印刷术发明之前以及发明之初时,有一种职业叫"佣书",就是受雇替人抄书。从魏晋南北朝直至唐代,"佣书"这一行当非常盛行。从事"佣书"的人,在魏晋南北朝时又称为"经生",唐代便直白地呼作"抄书人"。

齐梁时期的王僧孺少时就曾经干过"佣书"这一行当。《梁书·王僧孺传》有这样一段记载:王僧孺五岁时读《孝经》,问老师这部书主要讲什么。老师说:"论忠孝二字。"王僧孺立即表示,如果是这个内容,我愿意经常读《孝经》。六岁便能写文章,再长大一些,更加好学。王僧孺的祖上本是累世望族,可是到了乃父这一代,家道中落,他就以替人抄书的收入来奉养母亲。一篇文章抄完了,也便能够通篇背诵。南齐明帝建武初,朝廷要地方官员推荐有才德的读书人,扬州刺史王遥光就举荐了王僧孺,除了说他德才过人外,还强调他"既笔耕为养,亦佣书成学"。王僧孺因此就穿上了官服。"佣书"的行当不仅是王僧孺进入仕途的助推器,也为他成为著名的学者奠定了坚实的基础。他同任昉、沈约系当时著名的三大藏书家,也整理编撰了不少书籍。

王僧孺同最早整理注释过《素问》的全元起曾经有过交往。《素问》多次提到"砭石"（今通行本有七次），全元起不甚明白，就去向王僧孺请教。

《南史·王僧孺传》记载说：

> 侍郎全元起欲注《素问》，访以砭石。僧孺答曰："古人常以石为针，必不用铁。《说文》有此'砭'字，许慎云'以石刺病也'。《东山经》'高氏之山多针石'。郭璞云，可以为砭针。《春秋》'美疢不如恶石'服子慎注云，石，砭石也。季世无复佳石，故以铁代之尔。"

畅达无阻地连用了三条书证，每条书证既有原文，又有注语，简要地说明了砭针的作用及其制作材料由石为铁的原因。

"佣书"生涯与渊博学识的关系竟然如此地紧密！

（原载《中医药文化》2018 年第 2 期）

《陈书》讳言姚僧垣"精医术"

　　姚僧垣(499—583),字法卫,是南北朝时期著名医家,历任梁、北周医官。梁武帝曾赞叹说:"卿用意绵密,乃至如此,以此候疾,何疾可逃?"《周书》卷四十七《姚僧垣传》载其医案十二则。姚氏曾撰有《集验方》十二卷,已佚,《外台秘要》《医心方》等收录其中部分佚文。

　　姚僧垣的长子姚察,历任南朝陈著作郎、吏部尚书等职。姚察之子姚思廉,系唐初著名史学家,撰就《梁书》五十卷、《陈书》三十卷。《陈书》撰于唐太宗贞观十年(636),其中卷二十七有《姚察传》,提到姚僧垣。文曰:

　　　　姚察,字伯审,吴兴武康人也。九世祖信,吴太常卿,有名江左……父上开府僧坦,知名梁武代,二宫礼遇优厚,每得供赐,皆回给察兄弟,为游学之资,察并用聚蓄图书,由是闻见日博。

　　李延寿于唐高宗显庆四年(659)撰就《南史》,其中卷六十九也有《姚察传》,同样提到姚僧垣:

姚察，字伯审，吴兴武康人也。吴太常卿信之九世孙也……父僧坦，梁太医正……僧坦精医术，知名梁代，二宫所得供赐，皆回给察兄弟，为游学之资，察并用聚蓄图书，由是闻见日博。

考察上引两段有关姚僧垣的文字，可以发现一个明显的不同：姚僧垣因何而"知名"，因何而"得供赐"？姚思廉所撰传文没有明说，而李延寿所撰传文则言之凿凿，因姚僧垣"精医术"。姚僧垣由于"精医术"而"知名"，由于"精医术"而"得供赐"！

由此不免令人顿生疑窦：《周书》称"僧垣医术高妙，为当世所推，前后效验，不可胜记，声誉既盛，远闻边服，至于诸蕃外域，咸请托之"，既得帝王赞叹，又有医著问世，效验卓著，中外闻名，其孙姚思廉为何置若罔闻，噤若寒蝉，只字不提？清人赵翼曾经给出答案："盖思廉耻以方伎轻其家世，故讳之也。"语见《廿二史劄记》卷九《萧子显姚思廉皆为父作传入正史》。

所"耻"者，非姚僧垣之"精医术"也，乃姚思廉之讳言姚僧垣"精医术"也。

无独有偶，薛生白可谓有清一代医学大家，高年不禄，其孙薛鳞（字寿鱼）所撰墓志，竟然无一字言及其祖医学成就，反而置其于理学圈内。文见袁枚《小仓山房文集》卷十九《与薛寿鱼书》。《礼记·乐记》有"德成而上，艺成而下"

语,姚思廉、薛鳞或拘执于德上艺下之说而有此矫情作为。

　　顺便说一下,《陈书》《南史》所言"姚僧坦"显为"姚僧垣"之讹。

（原载《中医药文化》2018 年第 4 期）

《辽史》两"敌鲁"

　　《辽史》载有两个名叫"敌鲁"的人,一个是萧敌鲁,一个是耶律敌鲁。

　　《辽史·列传》载萧敌鲁传,言其字敌辇,"膂力绝人,习军旅事",既是辽太祖耶律阿保机的功臣,也是他的大舅子,"日侍左右,凡征讨,必与行阵"。公元910年,萧敌鲁被拜为北府宰相,卒于辽太祖神册三年(918)。

　　《辽史·方技传》有耶律敌鲁传,谓其字撒不椀,"精于医,察形色即知病原,虽不诊候,有十全功"。并载有一则医案:"枢密使耶律斜轸妻有沉疴,易数医不能治。敌鲁视之曰,心有畜热,非药石所及,当以意疗。"即采用激怒情治法,翌日即愈,与华佗使郡守"盛怒则差"的病案有同工之妙。"统和初(983),为大丞相韩得让所荐,官至节度使","年八十卒"。

　　从以上简介可见,这两位"敌鲁"多有区分:

　　一是时代不同。萧敌鲁生活于公元九、十世纪,逝世于由耶律阿保机创建辽朝的第三年。耶律敌鲁约在世于公元十世纪中至十一世纪上半叶,比萧敌鲁要晚一百多年。

　　二是身份有别。萧敌鲁从事军政,担任过北府宰相,并由此而开创外戚为相的先例。耶律敌鲁尽管也曾担任过节度使等职，然而他的主要身份是医生，因而《辽史》把他放到"方技传"中。

三是姓氏不同。一个姓耶律，一个姓萧。有一种说法，认为在汉文语境中，辽朝契丹人只有"耶律"与"萧"两个姓氏，"耶律"是隶属皇族的姓氏，"萧"是归附后族的姓氏。《辽史·后妃传序》依据耶律俨所修《皇朝实录》，说"萧"姓的祖先为乙室、拔里氏，进而认为因辽太祖仰慕汉高祖，自称刘氏，把乙室、拔里比作萧何萧相国，遂为萧氏。此说唯作聊备而已。

按理来说，虽然两人都名叫"敌鲁"，但是"耶律"与"萧"姓氏迥别，更有上述三个方面的出入，后人通常不至于混淆二者的关系。其实不然。清人吴尚先《理瀹骈文》就有"非萧敌鲁之明医，讵能知病"之文，把"明医"之称由耶律敌鲁栽到萧敌鲁的头上。

杨云翼医事

　　杨云翼(1170—1228)，字之美，平定乐平(今山西昔阳)人。金章宗明昌五年(1194)进士第一，词赋亦中乙科，累官至礼部尚书、吏部尚书、翰林学士等职，谥文献。著有《大金礼仪》《续通鉴》《周礼辨》《勾股机要》《象数杂说》等，惜未传世。有《谏伐宋书》一文，收载于清人庄仲方所编《金文雅》。元好问所辑《中州集》卷四收录杨云翼诗作二十一首，小序称杨云翼"天资颖悟，博通经传，至于天文律历医卜之学，无不臻极"。可知杨云翼亦属明医之人。既是明医之人，则必有其医事可记。

　　《金史·杨云翼传》载其医事三则。

　　金宣宗完颜珣兴定三年(1219)，动用数万兵民修筑京师汴京(今河南开封)子城，时逢夏秋之交，病者枕藉。杨云翼时任礼部尚书。礼部尚书主管朝廷礼仪、科举、外交诸事，与救护伤病"浑身不搭界"，杨云翼却义不容辞，自告奋勇，"提举医药，躬自调护，多所全济"，甚得民心。

　　金哀宗(完颜珣之子完颜守绪)正大四年(1227)，国不安宁，哀宗心猿意马，进退维谷。杨云翼曾患风痹，此时稍愈。哀宗亲自询问愈病之方。杨云翼回答说："但治心耳。

心和则邪气不干,治国亦然。人君先正其心,则朝廷百官莫不一于正矣。"此言不唯深得《素问》遗篇《刺法论》"正气存内,邪不可干"的蕴旨,更是涉及《汉书·艺文志》"论病以及国,原诊以知政"的要义。哀宗闻言,顿感惊惧,悟知杨云翼乃以医事劝谏。此事亦见载于清代毕沅所著《续资治通鉴》卷一百六十三。

金朝前后有十个皇帝,存世一百二十年。末代皇帝完颜承麟在位不足一个时辰,是中国历史上在位时间最短的"陛下"。金哀宗为第九任,已属强弩之末,国势颓败,积重难返。《礼记·曲礼下》有"国君死社稷"语,明末崇祯皇帝朱由检如此,而早他四百多年的完颜守绪为其先导,当宋军与蒙古军先后杀入金朝都城蔡州(今河南汝南)时,完颜守绪自缢身亡。金哀宗执政期间,天怒人怨,各地冤狱迭发,河南又遭遇大旱。哀宗下诏委派官员去河南审理,而对其余地域置若罔闻。杨云翼以医为喻,进谏说:"天地人通为一体。今人一支受病,则四体为之不宁,岂可专治受病之处而置其余哉?"朝廷赞同他的看法。《庄子·齐物论》有"天地与我并生,而万物与我为一"语,明代王阳明有"以天地万物为一体"(《王阳明全集》卷二十六《续编一》)说,杨云翼此言与庄、王相类,皆可归属"万物一体论"。

(原载《上海中医药杂志》2019 年第 8 期)

南北二窦

公元十三世纪，中国医学历史上出现一南一北两个窦汉卿，都擅长针灸医术。

北窦（1196—1280）声名煊赫，既是理学家，更是针灸学家，医人皆晓的《标幽赋》即出自其手，又是元世祖忽必烈的重臣，历任翰林侍讲学士、昭文馆大学士，赠太师，封魏国公，谥文正。北窦名默，字子声，初名杰，字汉卿，广平肥乡（今属河北邯郸）人。虽更字子声，但仍以汉卿闻世。《元史》本传载元世祖曾三称其姓字：王文统任平章政事时，北窦曾上书称王文统不宜重用，并当着元世祖面痛斥王文统"学术不正，久居相位，必祸天下"，未被采纳。不二年，因牵涉李坛谋反事，王文统被诛杀。元世祖感叹地对近臣说："曩言王文统不可用者，惟窦汉卿一人。向使更有一二人言之，朕宁不为之思耶？"另有两次赞叹说："朕求贤三十年，惟得窦汉卿及李俊民二人。""如窦汉卿之心、姚公茂之才合而为一，斯可谓全人矣。"可见北窦终以"汉卿"行于世。

南窦则名不载史册，事不见经传。他所以留名于世，只是由于其子窦桂芳辑刻过《针灸四书》，包括《子午流注针经》《黄帝明堂灸经》《针经指南》《灸膏肓腧穴》。该书自序称"余先君汉卿公,以药与艾见重于士大夫",任"借补宪司官医助教之职",有"药室曰活济堂",落款为"至大辛亥建安后学静斋窦桂芳序"。可知南窦为建安(今福建建瓯)人,有活济堂药室,卒于至大辛亥即1311年前。清末叶德辉《书林清话》卷四《元时书坊刻书之盛》载燕山窦氏活济堂所刊书目,其中就包括上述四书,反映活济堂药室传到窦桂芳手中后迁往燕山,同时又兼作书坊。

本来南北二窦泾渭分明,互不干扰。孰料明代冒出个窦梦麟,编了本《疮疡经验全书》,原题"宋窦汉卿撰",又弄了篇申时行的序放在书端,内有"宋有窦汉卿者,以疡医行于庆历、祥符之间""裔孙楠续授太医院医士,其子梦麟,术业益工,声称籍甚,乃辑遗书,重增经验诸方,梓以行世"云云,又说"溯汉卿为合肥人,尝游江湖,遇一至人,而其术益神,则医业之精,信非偶然者矣"。

这一下就把本来清澈的水池搅浑了:其一,胡诌了北窦的行状。序文通篇所述窦汉卿皆指北窦。如前所述,北窦是广平肥乡人,这里说成合肥人。正史、野史均未见载北窦干过伤科医生的行当,怎么会"以疡医行"?"祥符""庆历"皆为北宋年号。前者为宋真宗赵恒年号(1008—1016),后者为宋仁宗赵桢年号(1041—1048),彼时北窦尚未诞生,何能"行于庆历、祥符之间"?其二,张冠李戴。"尝游江湖,遇一至人"语,取之于窦桂芳《针灸四书·序》。该序说"至元丙子以来,余挟父术游江淮,得遇至人,授以针法"。把窦桂芳"遇至人"之"冠"戴到北窦头上。

申时行是什么人？嘉靖四十一年（1562）状元，历任东阁大学士、首辅、太子太师等要职，何至于为一个本不相识的医人作序？且序中错误夥多而明显，学富五车的申时行也不至于如此大出洋相。干祖望《伪书话题之三》（《新中医药杂志》1955年第6期）集中剖析申时行此序系伪托，言之凿凿。

此书一出，涉及二窦的水面便泛起波浪。《四库全书提要》"疑其（指申时行）说出于附会"，余嘉锡《四库提要辨证》则否定附会之说，陈乃乾把南窦说成合肥人（《陈乃乾文集·窦汉卿考证》，国家图书馆出版社，2009年），如此等等。

（原载《上海中医药杂志》2019年第1期）

许国祯不畏权贵

　　司马迁在总结秦越人的医事活动后,提出著名的"六不治",将"骄恣不论于理"排为第一"不治",《后汉书·方术列传》记载针灸名医郭玉为贵人治病有"四难",把"自用意而不任臣"列为首"难",说的都是为权贵治病之难。吴师机在《理瀹骈文》中,据此而发出"慑于势者,必不能尽其意"的感慨。但是,也有名医对病不对人,并不畏惧权贵的,许国祯就是一个突出的事例。

　　据《元史·许国祯传》载,许国祯"博通经文,尤精医术",有两件医事可以说明他是一位梗直之士:一是元世祖忽必烈的伯撒王妃患目病,有位医师误针而导致王妃失明,世祖大怒,欲加以处死。"国祯从容谏曰:'罪固当死,然原其情,乃恐怖失次所致,即诛之,后谁敢复进?'世祖意解,且奖之曰'国祯之直,可作谏官'。"说许国祯"从容"地进谏,推求误治的原因,系"恐怖"所致,正印证了郭玉所言"贵者处尊高以临臣,臣怀怖慑以承之"。二是元世祖过分饮用马乳,导致足疾,又嫌许国祯"进药味苦",不肯服用。许国祯就说了一番"良药苦口利于病"的道理。不久忽必烈的足疾再次发作,召请许国祯,后悔地说:"不听汝言,果困斯疾。"

许国祯乘机进言："良药苦口既知之矣，忠言逆耳愿留意焉。"忽必烈是个豁达开明的君王，闻言后"大悦，以七宝马鞍赐之"。

许国祯就是这样一位精医敢言之人，后来累官为礼部尚书，拜集贤大学士、光禄大夫，曾主持编撰《至元增修本草》《御药院方》。

（原载《新民晚报》2009 年 2 月 6 日）

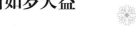

传人当如罗天益

近代中医院校建立以前,中医传人的培养几乎完全依赖于师承。综观自秦越人以来造就的无数弟子,毫无疑问,罗天益属于其中出类拔萃者。

据砚坚《东垣老人传》所载,李杲于公元 1244 年返回家乡真定(今河北正定),已然六十有五,医术传人问题摆上议事日程。仿佛上天安排一般,李杲将"艰其人"的烦恼告知友人周德父,后者便立即推荐罗天益。罗天益彼时行医不久,"尝恨所业未精,有志于学"。随后,周德父便陪同罗天益前往李府拜见。李杲一见罗天益就问道:"汝来学觅钱医人乎? 学传道医人乎?"劈面追问学医动机,拷问灵魂。罗回答说:"亦传道耳。"意思说只是为了传道。所谓传道,就是用医学解除病人的痛苦;所谓觅钱,就是把医学作为赚钱的手段。李杲所询,关乎价值取向的问题。一欲传道,一欲学道,自然是一拍即合。罗天益《卫生宝鉴》收录的一则"自启",实际上是写给李东垣的拜师信。信中既有对李杲精湛医术的倾慕,"问病而证莫不识,投药而疾靡不瘳";也有对李杲为人的崇仰,"谦以接物""忠于教人";更反映了他对拜师的热切向往,"使得常常之见,得闻昧昧之思",经常侍候在老师的身边,聆听您深沉的思想。

罗天益果然没有违背"亦传道耳"的承诺,潜心苦学,久而不倦,深得李杲赞赏。为此,李杲不仅在罗天益入门的第三年奖赏他白银二十两以养家小,更在临终前把平时所撰文稿分门别类地排列在桌上,谆谆叮嘱罗天益:"此书付汝,非为李明之、罗谦甫,盖为天下后世,慎勿湮没,推而行之。"(罗天益,字谦甫)李杲的非凡气度、未竟宏愿、殷切企盼,尽在言中!

李杲的著作主要有《内外伤辨惑论》《脾胃论》《兰室秘藏》各三卷、《医学发明》一卷、《东垣试效方》九卷。后二书是否应纳入其内,学界尚有不同的声音。上述诸书,《内外伤辨惑论》刊刻于李杲生前,除此以外,其余皆与罗天益不无关系。《脾胃论》虽然完稿于公元1249年,属李杲生前,但是既刊刻于至元丙子(1276),与《兰室秘藏》同时梓行,则在李杲逝世二十五年之后,再据刘因《静修集》卷二十三《答医者罗谦父》有"以缮写《脾胃论》见命"语,又有罗天益所作《脾胃论后序》,则此书之刊刻,乃至刊刻前的整理,宜经罗天益之手。其他三书更是成书、刊刻都在李杲身后。《兰室秘藏》有罗天益落款为公元1276年的序文,凡五百余字,内中九出"吾师"之称,足见其尊崇李杲的心意。《医学发明》有四篇序文,其中三篇都提到罗天益。如广名氏序二:"君之高弟罗君谦甫,惜其湮没,将镂板以传。"至于《东垣试效方》,清初倪灿《补辽金元艺文志》直接将此书题作罗天益撰。清代周中孚《郑堂读书记》对此有个评析："盖谦父为东垣弟子,编录其师之方成帙,故亦可以题其所撰也。"由此可见,罗天益对于发扬光大易水学派,厥功至伟。诚如砚坚所说:"君之学,知所托矣!"

罗天益跟从李杲习医多年,得其精髓,后为忽必烈征召,擢为太医,随军出征。他不仅悉心整理出版乃师的著作,在诊疗之余,也勉力总结临证经验,著有《卫生宝鉴》二十四卷,另有《内经类编》《药象图》《经验方》等作,已佚。

不唯如此,罗天益还奉养李杲的妻室王氏十多年,直至去世,"与嫡母无异"(见《医学发明》松岗老人序)。

《灵枢·官能》有"得其人乃传"之训,罗天益无愧于李杲心目中恰当其可的传人,也是历代传人中名副其实的佼佼者。

(原载《上海中医药杂志》2007 年第 2 期,题作"觅钱与传道";原载《中医药文化》2008 年第 1 期,题作"罗天益的拜师信"。今合改为一文)

"程门立雪"与"罗门拱立"

"程门立雪"是一则著名的尊师重道的典故。据《二程语录·侯子雅言》与《宋史·杨时传》载：杨时与游酢登门拜访程颐，正逢程颐瞑目静坐，杨、游二人不敢惊动打扰，就恭恭敬敬在门外侍立。等到程颐醒来，已经雪深一尺（约合今七寸，23厘米）。这则事典亦作"程门度雪""程门飞雪"。上海中医学院（现为上海中医药大学）的首任院长程门雪即名出此典。

杏林医苑有一则"罗门拱立"的佳话，说的是朱震亨拜师罗知悌，毫不逊色于"程门立雪"。

朱震亨，字彦修，号丹溪，著名的金元四大医家（刘完素、李杲、张从正、朱震亨）之一。《丹溪心法》所附元明之际宋濂《故丹溪先生朱公石表辞》与戴良《九灵山房集》卷十《丹溪翁传》载有朱震亨向罗知悌拜师事。1328年，朱震亨已然享有医名，他认为《和剂局方》是"操古方以治今病，其势不能以尽合"。中医讲究辨证论治，捧着成书于北宋的《和剂局方》，来一一对号地治疗朱震亨所处元末患者的疾病，是不能完全对证施治的。他深感医学的根基在于《内经》《难经》等中医学经典著作，但是他家乡浙江义乌没有精晓中医经典的人。为了求得真学问，朱震亨不畏路途遥远，遍游江浙一带，到处寻访名师。兜了一大圈，访知钱塘罗知悌是刘完素再传弟子，并广泛通晓李杲、张从正二家之说，学有根本，便决意投其门下。

罗知悌，字子敬，号太无，原是南宋理宗赵昀的近侍小臣。南宋灭亡后，闭户掩扉，潜心于医，得刘完素高徒荆山浮屠的真传，但是傲慢不驯，胸襟狭隘，由此而引发朱丹溪拜师的曲折过程。有关这段经历，每多不同版本。《丹溪翁传》唯言其屡尝闭门之羹，较为简略。"石表辞"则说得相对具体："先生谒焉，十往返不能通。"朱震亨多次登门求见，罗知悌都杜门不纳。朱震亨不惜甘受冷落，"志益坚，日拱立于其门，大风雨不易"，任凭风吹雨淋，都毕恭毕敬地站立在罗知悌门前。在《格致余论·张子和攻击法论》一文内，朱丹溪更是自言"蒙叱骂者五七次，趑趄三阅月，始得降接"。说甚至屡遭叱责叫骂，只能在门外徘徊，时间长达三个月之久。

幸得杭城士子私下再三劝导罗知悌，说您知道门外站着的是谁吗？那是有名的朱彦修啊，"君居江南而失此士，人将议君后矣"，意思是您居住在江南，却不接待这位读书人，人们要在背后议论您了，再加上为朱震亨笃诚之情感动，罗氏方才接纳。

罗氏南面收徒以后，尽其心力，传授刘完素、李杲、张从正的学术，而一概以《黄帝内经》为依据。朱震亨跟随罗知悌学医一年有余,果然医技倍增。元代著名理学家许谦是朱震亨早年的理学老师,半身不遂十多年,经朱震亨治疗,效果显著,从此朱震亨名声大增。有关朱震亨采用"倒仓"等法治愈许谦顽疾事,《格致余论·倒仓论》、楼英《医学纲目·腹痛》、魏之琇《续名医类案·痰》都有比较详细的记载,说发生在朱震亨从学罗知悌前,《丹溪翁传》这一叙述在时间上或属滞后。朱震亨还提出"阳常有余,阴常不足"的著名论断,成为滋阴学派的代表人物。

由于罗知悌没有著作传世,因而他传授给朱震亨的内容缺乏具体记载,在中医学术传承史上有所脱节。今有清代抄本《罗太无先生口述三法》,题作"朱丹溪先生述"。该书论述内科、妇科杂病证治,阐发已验而立新说,注重法随证出,方据法立,弥补了罗知悌、朱震亨学术传承史上的空白,丹溪之学由是获睹端绪。

"程门立雪"时,杨时不到40岁,游酢还是个二十来岁的小伙子,而"罗门拱立"时,朱震亨已经43岁;雪及小腿,杨、游二人仍侍立不顾,大风急雨,朱震亨犹拱立不怠。儒林医苑的为学佳话,堪可比肩。

(原载《上海中医药杂志》2006年第12期,题作"程门立雪")

读书宜具慧眼

　　"观书每得一义，如得一真珠船。"这是南宋学者王应麟《困学纪闻》卷八《经说》所引北宋王微之语。"真珠"就是珍珠。说看书每掌握一个要义，都如同获得一条珍珠船般的兴高采烈。靠什么来得义呢？那就要凭借一双慧眼。

　　北宋仁宗庆历（1041—1048）年间，曾经当过杭州书肆刻工的毕昇发明了活字印刷术，还没有来得及推广，毕昇去世，字模为沈括家人收藏。后来沈括晚年在所撰名著《梦溪笔谈》卷十八中记载了此事："庆历中有布衣毕昇又为活板。其法用胶泥刻字，薄如钱唇，每字为一印，火烧令坚。"南宋末印过活字本《毛诗》。清人彭元瑞在读这部书时，发现《唐风》篇有个"自"字横置，既肯定此本系活字本，也证实沈括《梦溪笔谈》所述可信。事载彭元瑞《天禄琳琅书目后编》卷二。彭氏敏锐的眼力令人钦佩。

　　北宋寇宗奭所著《本草衍义》有南宋本，每叶中缝的反面有楷书"京兆方塘文房朱记"八个字，清末民初孙毓秀称："因知古时刻书，有自造纸者。"（《中国雕板源流考·纸》）孙氏目光炯炯，力透纸背。

　　有关我国雕版印刷始于何时的问题向来纷纭众说，仁智迭现。叶梦得曾说:"唐以前,凡书籍皆写本,未有模印之法。"(《石林燕语》卷八)叶梦得是一位饱学之士,生活于南北宋之交,上距唐代还不算太远,其说或属可取。北宋司马光《资治通鉴》载:"(隋文帝下令)散写诏书三十万纸,遍谕江外。"(卷一百七十六《陈纪》十)。诏书内容是力数陈后主的罪恶,为讨伐陈叔宝作舆论准备。此事发生在开皇八年、陈后主祯明二年(588),亦即隋王朝建立的前一年。散发的是皇帝的诏书,数量是三十万,竟然还要一纸一纸地"写",足见彼时尚无雕版印刷。而隋朝是历史上的短命王朝,仅仅生存了三十年,也未见载其时有什么雕版印刷品。由此而言,《资治通鉴》所载此条可证叶梦得的说法对头。

以上所举都属于史事方面的,从文本校勘上来说,也需要具有通透的眼力。

《素问·奇病论》:"无治也,当十月复。《刺法》曰,无损不足,益有余,以成其疹。然后调之。"北宋林亿等新校正指出,《甲乙经》《太素》没有"然后调之"四字。南北朝齐梁时期的全元起曾对《奇病论》此句加以注释,其中有此四字,林亿等认为这是全元起的注文"误书于此",就把它从正文中删除。但是,"然后调之"四字依然出现在《素问》通行本正文内。从中可知《素问》在新校正后又曾出现改易本。清代孙星衍《平津馆鉴藏记》载宋神宗元丰本,《玉海》载宋徽宗政和八年(1118)本,彭元瑞《天禄琳琅书目后编》载宋理宗绍定本,这三种《素问》文本都出现在新校正后,今皆失传,可知新校正改易本的出现必与这几种文本相关。

《素问·痿论》:"心气热,则下脉厥而上,上则下脉虚,虚则生脉痿,枢折挈,胫纵而不任地也。"王冰串讲"枢折挈"为"膝腕枢纽如折去而不相提挈",用"不相提挈"训"挈",可知正文脱漏一个"不"字,"枢折挈"当作"枢折不挈"。

读书宜具慧眼,诚不虚也。

(原载《上海中医药杂志》2019 年第 11 期)

读文眼光

《绛洞花主》是陈梦韶根据《红楼梦》改编的话剧。鲁迅先生在 1927 年初为这部剧本写了篇《小引》，收在《集外集拾遗》内。其中说到，一部《红楼梦》，"单是命意，就因读者眼光而有种种：经学家看见《易》，道学家看见淫，才子看见缠绵，革命家看见排满，流言家看见宫闱秘事……"对一部作品、一篇文章，乃至一段文字的意思，由于读者的眼光不同，而每每各取其意。对于医书来说，也概莫能外。

如明代王纶有一名言："东垣，北医也，罗谦甫传其法，以闻于江浙；丹溪，南医也，刘宗厚世其学，以鸣于陕西。"这是在答问"东垣之法宜用于北，丹溪之法可行于南，如何"时说的。出处为《明医杂著》卷三《或问东垣丹溪治病之法》。这句话的本意，王纶在该篇下文有所阐述：虽然北方多寒，因而北人多生寒病，南方多热，因而南人多生热病，但并不是讲"北病无热，南病无寒"，大法是"治寒以热，治热以寒，则五方相同，岂有南北之异耶"。认为应根据患者体质，把握病因病机，辨证施治。王纶注目于治法。

上海中医药大学图书馆藏清代朱时进抄本《一见能医》卷三《医药辨》，几乎照搬王纶此文，其眼光自然也别无二致。

　　上海图书馆藏有清代徐镛所撰抄本《医宗便读》,其中卷二《时邪合论》引用王纶此语,然后加以发挥说:"四气之所以为人病,在人之自犯不自犯何如耳,不在四气遍不遍(按:两'遍'字皆宜为'偏')乃迩(按:宜为'尔')也。以犯而言,则东南之人何尝不病其东南之风寒,西北之人岂可不病其西北之暑湿?"又说:"何尝专东专西、执南执北?"从中引发出"故四气偏于南北之说亦不可拘"的结论。徐镛注目于四气之不偏。

　　万历四十一年(1613)刊行的朝鲜名医许浚《东医宝鉴》的"集例"内也曾引用王纶此说,而后言道:"医有南北之名尚矣。我国僻在东方,医药之道不绝如线,则我国之医亦可谓之东医也。"借"南医""北医"之名,说明"东医"称谓之理所当然。许浚注目于地域,而有所谓"东医"之名目。

(原载《上海中医药杂志》2018 年第 11 期)

金谷园

　　李时珍晚年，以衰弱多病之躯，不远数千里，携带五十二卷《本草纲目》，从家乡湖北蕲春跋涉至江苏太仓，谒见医学外行王世贞，"愿乞一言，以托不朽"。王世贞系何方神圣，值得李时珍如此孜孜以求？王乃明代著名文学家、戏曲理论家，早年与李攀龙同为后七子领袖。李死后，王独掌文坛二十年，"才最高，地望最显，声华意气笼盖海内，一时士大夫及山人词客、衲子羽流莫不奔走门下，片言褒赏，声价骤起"（《明史》本传）。

　　王世贞并未辜负李时珍的切盼之情，所作序文，不仅高度概括《本草纲目》的巨大价值，而且运用典雅的文学语言描绘其丰富、深邃、细微之特色："如入金谷之园，种色夺目；如登龙君之宫，宝藏悉陈；如对冰壶玉鉴，毛发可指数也。"

　　王世贞何以举金谷园比喻《本草纲目》的丰富内容？金谷园是西晋首富石崇的别墅，一名梓泽，遗址在今河南洛阳城郊。其他不说，只消见识《世说新语·汰侈》所载二事，便可知金谷园的华美、石崇的豪富：

　　金谷园的厕所。十多个衣着鲜艳的婢女环立侍候，名贵香料甲煎粉、沉香汁之类无所不具，厕毕即有新衣更换，乃至陈设绛纱帐床，铺垫齐备，致使有人以为误入了内室。

王、石斗富。晋武帝把一株高二尺许珊瑚树赏赐给他母舅王恺。王恺抬到石崇府上炫耀。石崇随手用铁如意击碎，遂"命左右悉取珊瑚树，有三尺四尺，条干绝世，光彩溢目者六七枚，如恺许比甚众"，让王恺随便挑选。

由此可见，以富甲天下的石崇所筑金谷园比喻《本草纲目》的绚丽多姿，洵为的当。

（原载《上海中医药杂志》2006 年第 8 期）

袁枚过从徐大椿父子

袁枚与徐大椿、徐爔父子有多次交往。

袁枚与徐大椿见过一面。何时会见,有两个版本,都出自袁枚。

一个是丙戌年,即乾隆三十一年(1766),事载《小仓山房文集》卷三十四《徐灵胎先生传》:

犹记丙戌秋,余左臂忽短缩不能伸,诸医莫效。乃拖舟直诣洄溪,旁无介绍,惴惴然疑先生之未必我见也。不料名纸一投,蒙参门延请,握手如旧相识,具鸡黍为欢,清谈竟日,赠丹药一丸而别。

另一个是庚寅年,即乾隆三十五年(1770),事载《随园诗话》卷十二第五十:

余弱冠在都,即闻吴江布衣徐灵胎有权奇倜傥之名,终不得一见。庚寅七月,患臂痛,乃买舟访之,一见欢然。年将八十矣,犹谈论生风,留余小饮,赠以良药。

这两则所载内容一致,都是袁枚因臂痛而雇舟到吴江请徐大椿诊治,季节皆为秋天,相处情景也相仿,唯独年份不一,前后相差四年。就徐大椿年龄来说,丙戌年74岁,庚寅年78岁。袁、徐二人究竟在哪年结识,学界因此而有不同的看法。

有人认为是前者。主要理据有两条:一是《徐灵胎先生传》是传记,信实程度要高于"随意性较大"的"诗话";二是徐大椿如果谢世于辛卯(1771),则前一年即庚寅年还"谈论生风",反映精神矍铄,而后一年便溘然而亡,未免凋衰过快,不合情理(参见杜桂萍《戏曲家徐爔生平及创作新考》,载《苏州大学学报》2007年第3期)。

也有人认为是后者。主要理据也有两条:一是袁枚早年订交苏州名医薛雪,袁枚与薛雪的诗文中每有薛雪救治袁枚疾病的记载,而薛雪正辞世于1770年,因而当袁枚此年"左臂忽短缩不能伸,诸医莫效"时,遂转延吴江名医徐大椿。二是《小仓山房诗集》卷二十二有《左臂痛》诗,说"两臂如双桨,无端弱一枝",其后紧接的一篇是《傅文忠公挽词》。傅文忠公即富察·傅恒,字春和,是清高宗孝贤纯皇后之弟,清朝名将,卒于1770年7月13日,谥文忠。《小仓山房诗集》是一部编年诗集,观其诗作排列,也当为庚寅无疑(参见郑幸《袁枚年谱新编》,载博士电子期刊2010年第5期)。

比较这两说,我倾向于后一说。还可以补上几条"理由":

要说袁枚所撰《徐灵胎先生传》信实程度较高，也不尽然。就拿该篇来说，至少还有另外两处令人疑惑：其一，说徐大椿两度被召入京都，一为乾隆二十五年（实际上是次年正月出行），一为"后二十年……先生已七十九岁"。徐大椿的生卒年分别是 1693 年与 1771 年，这在徐大椿、徐爔《徵士洄溪府君自序》中记载得清清楚楚。乾隆二十五年系 1760 年，"后二十年"就是 1780 年，此时徐氏业已亡故九载，怎么能"再召入都"？其二，说徐大椿"所著有《难经经释》《医学源流》等书，凡六种"。袁枚写传作为重要资料来源的《徵君洄溪府君自序》有明明白白的记载，徐大椿所著，仅拿医书来说就有七种，除上述两部外，另有《神农本草百种录》《伤寒类方》《兰台轨范》《医贯砭》《慎疾刍言》。袁枚是位诗文家，率性而为，有关事件发生的年代，不像小学家般注重考证，对计数似乎也并不怎么在意。倒是"年将八十矣，犹谈论生风"颇耐回味。"生风"用以比喻产生使人敬畏的声势或气派，近似于"虎虎有生气"之类。年岁将近八十，而具有旺盛的生命力，因而袁枚着一"犹"字，反映给他留下了深刻的印象。再者，人之衰老进程，并非一概与时日并驾齐驱。正如《红楼梦》第 52 回所称"病来如山倒"，当正气虚衰、邪气纷扰之际，有的何用一年半载，只需以周记、按日算，也便命丧黄泉。借此而言，年近耄耋的徐大椿一年之内由"谈论生风"到闭目长逝，也并没有什么突兀之处。

　　相比之下，袁枚与徐爔接触较多，不仅多次晤面，且有书信、诗曲往来。

　　徐爔（1732—1807），字鼎和，号榆村，别署镜缘子、镜缘主人、种缘子等，系徐大椿次子，两栖于杏林与菊坛。医学方面自少就得乃父传授。清代凌淦所辑《松陵文录》卷十六收录费振勋《榆村徐君墓志铭》，内云："（爔）亲承指授，穷力研深，久之尽得其父传。及长，遨游南北，名益高。"徐爔所著《写心杂剧》是一部具有自传性的作品。该剧《酬魂》中的徐爔年届六旬，自言"少年时节，专心医理，浪博虚名""四十年中，所看的病岂止数万"，表明徐爔从二十岁左右便已行医，而且患者不少。徐爔所著医书有《药性诗解》，附见于《徐灵胎医书三十二种》，书后载徐大椿《汤引总义》文。该书按汪昂《本草备要》的编次，以草、木、果、谷菜、金石、禽兽、鳞介鱼虫、人八部，药下撰诗，凡三百六十首，简述药物的功能、主治。如："党参主治补中宫，益气生津用不穷。脾胃调和诸病愈，兼除烦渴有奇功。""秦艽活血亦舒筋，燥湿祛风最有勋。去热能疏肝胆气，肠风黄疸服宜勤。"天头处着重补述药物效用。鉴于徐爔既有漫长的临证经历，又得相当的声誉，乃至"名益高"，还有医著传世，而当今医界往往有所忽略，医家辞典每常不录，为此而赘述如上。徐爔呈现在世人面前，更多的是剧作家的身份，有传奇《镜光缘》以及折子短剧十九种，总题《写心剧》或《写心杂剧》，在清代中后期戏剧界中具有较大的影响。此外，徐爔还著有《梦生草堂诗文集》四卷等。

杏林拾叶

袁枚与徐燨在乾隆甲寅年(1794)先后两度会面。第一次在八月。徐燨送其子垣秋试,途经袁枚的江宁随园,赠道情一首给袁枚,事载《随园诗话补遗》卷八第二十三。第二次在冬日。上海图书馆所藏袁枚致徐燨落款为"冬至后十日"的手札云:"日前小住吴江,蒙念八旬衰朽、两代交情,饫之以珍羞,贻之以缟纻,宠爱之心有加无已。"(《上海图书馆藏明清名家手稿》,上海古籍出版社,2006年)。次年,徐燨作《仙吕道情》一阕,以贺袁枚八十寿诞(见《随园八十寿言》卷六)。内有"燨是个愚戆疏狂,只堪耕钓,蒙先生不弃两世交情,一如子侄殷勤教"语,表达了他对袁枚的谦敬心情。同年四子徐垣中举,"以诗受业随园门下"(见《徐灵胎先生传》)。在徐燨的《写心杂剧》完成于嘉庆初时,袁枚也曾题写过三首七绝,赞誉徐燨"声名海外传""一管生花笔"(见蔡毅《中国古典戏曲序跋汇编第四编》,齐鲁书社,1989年),徐燨置于《写心杂剧》卷首。

在袁枚与徐燨的交往中,袁枚《小仓山房尺牍》卷十有一则《寄徐榆村》手札值得一提。据信端"前在吴江,蒙敦三代之交,隆情厚币,重叠颁来,感谢之忱,一言难尽"语,可知写于前述袁枚"小住吴江"后。接着就转入为徐大椿作传的正题:征集"救难扶危"的医案,"俾我铺张,教人传诵,亦可以启发后学,补救苍生""不料寄来节略,仅取尊公自记数端,而于奇难大证、活人方法一字不提"。徐燨"草草了事"如此,颇有点薛寿鱼在乃祖薛雪辞世后给袁枚所寄"墓志无一字及医"的意味。好在袁枚"得其《自述》《纪略》,又访诸吴人之能道先生者",终于为徐大椿写就传记《徐灵胎先生传》。而薛雪就没有得到这样的际遇,由于缺乏资料,袁枚百般无奈地"不为立传,仅作《祭一瓢文》,叙述交情"(《寄徐榆村》)。

一部抄本两"赓云"

　　《味义根斋偶钞》的编撰者是徐赓云,曾经王赓云收藏。这两位赓云的大名都出现在这一抄本上。

　　两位赓云有一些共同点:

　　都是清代人,徐赓云是清代乾隆嘉庆时期人,王赓云是清代光绪宣统期间人。

　　都是苏州人,而且皆属平江一带人。

　　都是知医善医者。

　　徐赓云的相关资料较为鲜见。徐赓云,字凤冈,号撷芸,《味义根斋偶钞》既有"徐赓云撷芸"的署名,也有"撷芸"的题记。他是一位学者,有嘉庆三年(1798)刻本《藏拙编》十卷与嘉庆十五年(1810)稿本《味义根斋偶钞》十八卷传世,还为顾炎武的《天下郡国利病书》题跋(见国家图书馆所藏清乌丝栏抄本),并且精通医理,因而能够整理编撰像《味义根斋偶钞》这样涉及内科、儿科、外科、伤科乃至咽喉、推拿、脉学、经络等的大型丛书。

　　有关王赓云的记载相对多些。《吴门医案医派五十家》《江苏历代医人志》《昆山历代医家录》《苏州老字号》等地域性书籍并载有王赓云的行状。王赓云,名祖庆,赓云是他的字，《味义根斋偶钞》钤有白方"王祖庆印"、朱方"赓云"。黄寿刚于1914年曾辑抄过一部医案，名为"七家诊治伏邪方案"，篇首说："高紫垣、曹沧洲、陆方石、鲍竺生、吕仁甫、王赓云、陈莲舫七君先后同看姑苏张越阶方案。"可见王赓云乃彼时苏州名医。黄寿刚在方案后还补述了七位名医的略传，其中介绍王赓云，名祖庆，绅富仙根先生之子，初为外科，后亦看内科，曾从马培之问业。后入仕途，出任广东罗肇观察使。

此外，王赓云有庆余书室，曾收藏过不少书籍，其中每多中医抄本。据《上海地区馆藏未刊中医钞本提要》（上海科学技术文献出版社，2017年）所载，除了《味义根斋偶抄》外，《秦越人难经剪锦》《诊脉要览》《秘授应验良方》《攒花经验方》《临证真铨》《麻疹折衷》《七段锦》《南翔宝籍堂外科秘本》等，正文书名下钤有白方"王祖庆印"、朱方"赓云"，书后有阳文"庆余书室主人"印，反映都曾经王赓云收藏。这些抄本今皆藏于上海交通大学医学院图书馆。

有关王祖庆的记载均未言及其生卒之年。兹补说一二：王祖庆有个弟弟名叫王祖珣，是著名文献学家王大隆（字欣夫）的父亲，系清末藏书家，有《蟫庐日记》等著作存世，生于1869年，则知王祖庆宜生于1868年之前。马一平主编《昆山历代医家录》（中医古籍出版社，1998年）"袁震寰"条，说他"民国十一年（1922），赴苏州西花桥巷从师王赓云学习外科3年"，可知王祖庆卒于1925年以后。

为了避免与本文所述事主混淆,附带提一下与王赓云、王祖庆相同姓名的古人:王赓云(1840—1895),字同甫,号春舫,朔州(今属山西)人,曾供职于刑部,为官清廉。王祖庆,华亭(今上海松江)人,乾隆十八年(1753)任台湾澎湖通判。另有一位王祖庆,宛平(今属北京丰台)人,光绪四至七年(1878—1881)任溧阳知县,曾编修《光绪溧阳县续志》,说见《甘肃省藏古代地方志总目提要》,甘肃人民出版社,2014年。

(原载《上海中医药杂志》2020年第12期)

医人中的学问家潘道根

孙思邈《备急千金要方》首卷首篇《大医习业》，开门见山地对大医提出须读之书、得具之识、必精之理、务备之德，要求之高，远非寻常。近读《潘道根日记》（潘道根著，罗瑛整理，凤凰出版社，2016 年），从道光四年（1824）记至咸丰八年（1858），内附《晚香书札》凡九十件，潘氏孜孜于文、医的精神令人折服。

潘道根（1788—1858），字确潜，另字潜夫，号晚香，又号饭香，晚号徐村老农等，江苏昆山人。潘道根是位医者，布衣以终。他曾自云"托迹于医"（《答吴银帆先生书》），"以医自给"（《与季菘耘书》），"卖药自给"（《答顾邵庵丈书》），"托一尘以蔽风雨，藉医药以糊其口"（《与陶若水同学书》），"非稍借医药自给，何以枝梧至今日乎"（1825 年 1 月 26 日记）。可见行医卖药是他谋生的主要途径。

潘道根更是位学问家。对于学问家，未见有确切的定义。杜甫名句"读书破万卷"或可取来一用。一般道来，既称学问家，其知识就不外乎"渊博"二字。读书万卷讲的是一个"博"字，读书破说的是一个"渊"字。读书所得知识广博深邃，自然可美其名为学问家。

潘道根的学问从哪里来？据日记所载，多半是由兀兀穷年、露钞雪纂而得。他可算是一个典型的"书痴"。七十诞辰时，其同里姻亲徐世畴贺寿诗有"速客有时开草径，钞书终日掩衡门"语。如果说这是书痴身形写照的话，那么，潘氏自云"学不古则无以探源，见不博则无以会归，识不高则无以折衷。三者非书莫赖焉"［道光二十一年(1841)四月十五日记］，则是书痴的内心写照。徐世畴所说"钞书"，意思是誊写书籍，包括写书、校书、抄书等文字工作。有关医方药物、经史子集、方志掌故、音韵文字等，潘道根一皆广泛涉及，精研深求。据《昆山历代艺文志》(郭秧全、蔡昆泉主编，江苏科学技术出版社，2012年)与《江苏地方文献书目》(江庆柏主编，广陵书社，2013年)记载，潘道根一生撰写著作四十余种，如《隐求草堂诗文集》《三礼今古文疏证》《潜夫文稿》《潜夫杂著稿》《顾亭林先生年谱》等文史著作、《读伤寒论》《外台方染指》《医学正脉》《临症度针》《饭香道人医案》等医学著作。由于家境清贫，缺乏资金刻印，几乎都是稿本。此外，仅据日记所载，唯就医书而论，经潘道根手目的便有一百多种。其中抄录的有《甲乙经》《外科内痈治法》《妇科入眼镜》《易氏医案》等四十多种，校点的有《伤寒论》《中藏经》《内经知要》《名医类案》等十多种。另有为之题写序跋、重新编辑装订者。上海图书馆藏有一部《吴又可温疫论节要》一卷，题"(清)潘道根删润，稿本"。

附带说件趣事：《潘道根日记》于道光十七年（1837）十一月十五日与十八日，先后有两条记载："始冰，钞《陈士兰医案》起。""钞《陈医案》毕。"潘道根的这一抄本今藏于上海中医药大学图书馆，书封有购书人所题小字"此陆行桥前买潘晚香先生手抄本，于道光十七年丁酉十一月十五日钞至十八日"云云。

不唯如此，潘道根笃尚儒学，以仁爱为本，具有高尚的医德。他虽然属于清贫乃至赤贫之士，但是"仆之为人治病也，未尝责人之酬。其贫者或返之，或赒之。诚以医虽贱技，乃活人之术，而非以自活者也。"（《与人札》）他的行为确实如同他的言论：或所得诊金旋即济助一个贫困的寡妇［道光二十四年（1844）六月廿二日记］，或偕子守拙（也是医者）去几个村子送诊［道光三十年（1850）五月二十日记］，或坚辞并退还丰厚的医酬（《与赵省翁札》）。

由此可见，潘道根其人无愧于医人中的学问家，谅可为孙思邈《备急千金要方》所称"习业""精诚"的"大医"。

蒋维乔与丁福保比寿

　　蒋维乔与丁福保多有共通之处：年齿相比（蒋生于1873年，丁生于1874年），籍贯相近（都是江苏人，蒋为武进人，丁为无锡人，相距甚迩），皆曾就读于江阴南菁书院（后更名为江苏高等学堂），并为沪上名流，同属医界中人，且共具佛缘（蒋著有《中国佛学史》《佛学概论》，丁编有《佛学大辞典》）。

　　蒋维乔，字竹庄，号因是子，自幼多病，瘦削骨立，头晕目眩，腰痛耳鸣，盗汗梦遗，咳嗽咯血，偶而出门，行未半里，便脚软胯酸，一派肺痨征象。延医服药，未见好转。后别居清室，日事静坐，习练气功，保健养生。虽然历任江苏省教育厅厅长、光华大学中文系主任、诚明文学院院长等职，公务、教务繁忙，居然直至耄耋，终年无病。

　　丁福保，字仲祜，又字梅轩，号畴隐居士，又号济阳破衲。他自有一套养生方法：每天的食谱是蔬菜、水果、牛奶、鸡蛋。有时早餐以数枚香蕉替代，认为香蕉不仅营养全面，而且富有润肠作用。尤喜喝粥，在粥汤中溶上一大块白脱油（彼时医学界尚未提出动物脂肪可导致血脂升高、动脉硬化的说法）。他曾发起创办一个粥会，每周一晚邀集诸多文人到他家中喝粥,佐食小菜无非花生、咸菜、油条、萝卜干之类,借此晤面叙谈,惠而不费。丁福保一生不服补药,而体健神旺。其时上海某人参店觅得他的一帧照片,便作为资料,登在报上,广告语为"丁老服参,精神矍铄"。可见广告造假,已有历史年头。

郑逸梅年龄小蒋、丁二十余岁,但与二老都结成忘年之交。一次三人谋面,说起养生之事,蒋老主张静坐,丁老坚信西医,各有其说,伯仲难分。蒋、丁遂请郑逸梅当见证人,看谁圆寂在前。丁福保卒于 1952 年,蒋维乔卒于 1958 年。静坐法终于占了上风,蒋老晚年每常引以为豪。

注:本文参见郑逸梅《艺海一勺》(天津古籍出版社,1994 年)之《我国气功先驱蒋维乔》《丁福保的饮食》两文。

(原载《中医药文化》2010 年第 6 期)

"一代完人"

"金无足赤,人无完人。"这一成语本于南宋诗人戴复古《寄兴》诗:"黄金无足色,白璧有微瑕。求人不求备,妾愿老君家。"比喻没有十全十美的事物,不能要求一个人没有任何缺点。万事万物,缺憾总是永存的。古人同时又把德行完美的人称为"完人"。这看上去似乎有点矛盾,其实也不尽然。因为事物得有个主次之分,判断一个人,观其行,察其德,宜执其荦荦大端,也就是大德大行。大德范正,大行无疵,赞之为"完人",也属情理之中。冯玉祥、陈毅皆曾分别赞誉彭禹廷、梅兰芳为"一代完人",即是其例。

由于汉语词义的丰富性,"一代完人"除了上述褒义外,还具有贬义。二十世纪二十年代末,正当废止中医的闹剧锣鼓喧天之时,有人不取"完"的完备义,而取其完毕义,送中医界"一代完人"四字,意思是中医唯此一代,就要完蛋,"等到西医普遍全国之日,便是中医寿终正寝之时"(见栾志仁《"一代完人"应如何奋斗前进》,《新中华医药月刊》第1卷第4期)。当此黑云压城城欲摧之际,中医界的志士仁人,斩木为兵,揭竿为旗,以赤心为笔毫,以热血为墨点,捍卫中医学术的尊严,更由于中医在中华文明史上的特殊地位,存废之争演变为社会、民族与文化的复杂问题,"一代完人"终于"完"不了。

时至今日,"一代完人"之音依然不绝于耳。寻觅其声源,主要来自两个方面:一是出于对中医不甚了了的唯"科学"是从的"名人"之口。因其"不甚了了",我们要有"不知情者不怪"的度量,给他们作一些入门的指点,也就罢了。一是发自名老中医的肺腑。他们终其一生地痴爱中医,奉献中医,视己为"完人",乃是隐忧所致,所谓"爱之愈深,痛之益切"。他们担心"一代完人"非由外因生发,而由内因导致。所谓亡六国者,非秦也,乃六国也。其心也正,其言也铮。这值得引起卫生部门的"顶层设计"者重视:倘若"未雨",宜作"绸缪";假使"亡羊",亦当"补牢"。唯此"绸缪"于前,"补牢"于后,则"一代完人"之"完"可望成为"完备"之"完",而非"完毕"之"完",中医事业完满之期可待。

(原载《中医药文化》2014 年第 1 期)

驳"废医存药"说的绝妙比喻

自从西方医学传入中国以来，什么"中医不科学""废医存药"的浊音不绝于耳，理所当然地不断受到理据充分的批驳。近来翻阅民国时期的中医期刊，看到1940年1月《复兴中医》杂志创刊号上有一篇佳作，系该刊主编时逸人撰写的《我要说的话》。其中用了一则比喻来批驳所谓"废医存药"的胡言，堪属妙喻："西医说，中医可废，惟中药尚有可用。此意实属任意诬蔑。譬如中国军队，抗战胜利以后，假使外人评判，谓中国士兵不良，惟枪械尚属可用，应当重赏枪械，不必慰劳士兵。其立意与此相等，岂非笑谈！"

古代医家多有"用药如用兵""任医如任将"之类的比喻，而时逸人先生却把中药比作枪械，把中医比作士兵，以中医使用中药，比作士兵使用枪械。中医治愈疾病，不只是中药的疗效，宜是中医善于运用中药的结果，犹如战争取得胜利，不仅仅是枪械精良的缘故，更是由于士兵善于使用枪械。战争取得胜利，"应当重赏枪械，不必慰劳士兵""岂非笑谈"云云，时逸人先生对"废医存药"歪论不屑一顾、嗤之以鼻的神情跃然纸上。

当抗日战争最为困难之时,在"废医存药"的邪说甚嚣尘上之日,上海中医界的杂志上有此绝妙比喻,实属难能可贵。

(原载《上海中医药杂志》2007年第12期)

"一举而三害并见"

　　《医界春秋》第一卷第九期有一篇朱良钺写的短文，题为"金钱与生命"。该文秉承孙思邈《大医精诚》的意旨，强调富贵不偏重，贫贱不歧视，辨症要详，以知疾病之轻重，用药须慎，用起沉疴于旦夕，"否则，差之毫厘，谬以千里，济世云何哉？杀人而已矣！"说有个医院为了谋求经济效益，以门诊量之多寡作为奖惩的依据，以致医生利令智昏，"不询病情，不诊六脉"，投药则轻描淡写，处方则随心所欲。其结果是"三害"并至：一者，但贪其速，不求其效，有害于患者的性命。仁术本意，荡然无存。二者，脑力耗尽，精力不济，有害于医生之健康。医家风范，何从谈起？三者，药石罔效，失信于人，有害于医界之前途。中医发展，一片迷茫。作者最后说道："一举而三害并见，殊非计之得也。故特论之，未知当局者以为何如？"

　　所述现象，在今日实属屡见不鲜。所云"三害"，也有其现实意义。所提"以为何如"的问题，也可供今日之为医者、医院的主管者，乃至卫生系统的当局者思考。

（原载《中医药文化》2014 年第 6 期，题作"一举而三害并至"）

医人心目中的"经"

《汉书·艺文志》分图书为六艺、诸子、诗赋、兵书、术数、方技六略,方技亦即医书,作为一级分类,六占其一。从西晋荀勖《中经新薄》、东晋李充《晋元帝四部书目》起,四部分类法逐渐成为我国图书分类法主流系统。在这个经、史、子、集分类系统中,医书归入"子部·医家类","地位"下降到第二级。

虽然如此,但是在医人的心目中,尤其是《内经》(或《素问》,或《灵枢》)《难经》一类经典医著,依然头顶着耀眼的光环,大凡引用其语,每多尊之以"经曰""经云"。如张元素《医学启源·制方法》"《经》曰:'味为阴,味厚为纯阴,味薄为阴中之阳……'"所引乃《素问·阴阳应象大论》。李杲《脾胃论·脾胃虚实传变论》:"《经》云'水谷入口,其味有五,各注其海。津液各走其道'。"所引出自《灵枢·五癃津液别》。《难经》称"经",多见于针灸类著作。如汪机《针灸问对》卷中"《经》曰:'知为针者,信其左;不知为针者,信其右……'"引文见于《难经·七十八难》。

以"经"命书的重要医著还有《脉经》《甲乙经》《中藏经》等,却未见有引用其文而号称为"经"的。这或许同《内经》

《难经》冠之以"黄帝""秦越人"的盛名不无关系。连鼎鼎大名的《神农本草经》，后人也多称为"本草经""本经"，唐代王冰所作《补注黄帝内经素问》引用《神农本草经》七条，称为"本草""古本草经""神农"，而未见有径直题作"经"的。这或许反映了前代医家对"内""难"二经的敬奉程度。元末朱丹溪弃儒习医之初，感叹"苟将起度量，立规矩，称权衡，必也《素》《难》诸经乎"（戴良《九灵山房集·丹溪翁传》），表明了这一心声。

相反，汉末问世的《伤寒杂病论》偶而也有被奉之为"经"的。上海中医药大学图书馆藏有一部《二经类纂》，系日本江户时期著名医家山田业广编撰，其弟子淳源氏抄写。这部和抄本按六经、气血、身体、九窍、饮食、二便、疾病、诸证、寒热、汗吐下、治法、方药、脉法十三门重新编排《伤寒杂病论》条文。书名"二经"明显指向《伤寒论》《金匮要略》。当今有些书目一见"二经"字样，就误认作《素问》《灵枢》，或是《内经》《难经》，而置放于"医经"类内。

（原载《上海中医药杂志》1984 年第 1 期，题作"'经曰'之'经'"）

古人明引"经"语

"十三经"是儒家的经典著作,《黄帝内经》是医家的经典著作。古代医人一般认为《黄帝内经》由《素问》《灵枢》组成,因而大凡明引这两部著作每多称"经"。所引"经"语,有一字不变而用的,也有变化其词而用的。按照所引对原文有否变化以及如何变化,前人明引"经"语,宜可大别有五:

一曰直引。即不改一字地照录原文。此法易晓,不烦引例。

二名脱引。即所引较原文减少若干文字。如清代吴又可《温疫论·原病》:"《经》谓'春气病在头',治在上焦。"所称之"经"宜为《素问·金匮真言论》。该文有"春气者,病在头"句,引文少一"者"字。《素问》同篇又有"春气在头"句,则引文又多一"病"字。

三是衍引。即所引较原文增多若干文字。如金朝张元素《医学启源·制方法》"《经》曰'……肾苦燥,急食辛以润之,开腠理、致津液、通气血也'。"所引之"经"宜为《素问·藏气法时论》。该文有"肾苦燥,急食辛以润之,开腠理、致津液、通气也"句,则引文多一"血"字。

四乃变引。明人赵献可《医贯·消渴论》:"《经》曰'膏梁之变,饶生大疗'。此之谓也。"《素问·生气通天论》有"高梁之变,足生大丁"句,赵献可变引原文的"高""梁""足""丁"四字,其中尤以改"足"为"饶"最是有趣。因王冰曾将此"足"字视作"手足"之"足",而作者认为当是"足以"之"足",为避后人因循王注,遂以"足"的同义词"饶"取而代之。

五为倒引。即所引较原文句子颠倒。如明代薛己《薛氏医案·疬疡机要·本症治法》:"《经》云'真气夺则虚,邪气胜则实'。"《素问·通评虚实论》有"邪气盛则实,精气夺则虚"句,薛立斋倒用原文语句。又,原文"精气"引作"真气","盛"引作"胜",又属变引。

上述脱、衍、变、倒引等法,亦有同时使用的。如明人李中梓《医宗必读·积聚》:"《经》曰,壮者气行即愈,怯者着而为病。"《素问·经脉别论》作"勇者气行则已,怯者则着而为病也"。变引"勇"为"壮","则"为"即","已"为"愈","着"为"著",脱引"则着而为病也"的"则""也"。缪希雍《本草经疏·治法提纲》:"《经》曰,五脏者,藏精气而不泻者也,故曰满而不能实。"《素问·五藏别论》作"所谓五藏者,藏精气而不写也,故满而不能实。"脱引"所谓",衍引"不泻者"的"者"、"故曰"的"曰",变引"藏"作"脏","写"作"泻"。元末明初医家王履《医经溯洄集·中风辨》:"如《内经》所谓'三阴三阳发病,为偏枯痿易,四肢不举',亦未必因于风而后能也。"所引《内经》语见于《素问·阴阳别论》,原文为"三阳三

阴发病,为偏枯痿易,四支不举",倒引"三阳""三阴",变引
"支"为"肢"。

有鉴于古人明引"经"文,有脱引、衍引、变引乃至倒引
的旧习,愚意今人引用前人文字不宜转引,须以原著为准,
而且得规规矩矩地采用直引法为好。

（原载《上海中医药杂志》1984 年第 7 期,题作"古人明引之法"）

　杏林拾叶

《素问》"261"

有宋一代,政府对中医古籍,尤其是《素问》,极其重视,从十一世纪二十年代起,二百年间,先后六次修订刊刻,其中唯有一种刊本流传于今,其余五种均告失传。二百年,六次修订,一种传世,故命其曰"261"。

在宋仁宗赵祯时期,政府曾先后三次组织人员校正《素问》。第一次是天圣四年(1026),由晁宗悫、王举正主持。第二次是景祐二年(1035),由丁度执掌。第三次是嘉祐二年(1057),由掌禹锡、林亿等五人参予,这就是著名的《素问》新校正本,也是流传于今的通行本。上述三次修订刊刻,说见南宋王应麟(1223—1296)《玉海》卷六十三。第四次是宋神宗赵顼元丰年间(1078—1085),清人孙星衍《平津馆鉴藏记》载有《新刊补注释文黄帝内经素问》十二卷,总目前有"本堂今求到元丰孙校正家藏善本,重加订正,分为一十二卷"云云,可证。第五次是宋徽宗赵佶政和八年(1118),说见《玉海》。第六次是宋理宗赵昀绍定年间(1228—1233),清代彭元瑞《天禄琳琅书目后编》载有《重广补注黄帝内经素问》一函十册,版心有"绍定重刊"四字,可知这三种刊本都是宋本,都出现在新校正后。

在这六次修订中,除第三次掌禹锡、林亿等整理而成的新校正本外,其余五种文本虽然没有流传下来,但是从现存《素问》文本中依然可以发现它们的蛛丝马迹,即前两次与后三次修订分别对王冰注本与新校正本有所改易,详见拙著《〈素问〉全元起本研究与辑复》(上海科学技术出版社,2001年)第一部分第三篇。

(原载《上海中医药杂志》2007年第3期)

正史方技传

　　《汉书·艺文志》称医经、经方、房中、神仙四种为方技，属于医药及养生之类技术，即所谓"生生之具"。

　　方技大致可归纳为宽狭二义：狭义指医药。如《汉志》"侍医李柱国校方技"，颜师古注"方技"为"医药之书"。宽义则泛指医、卜、星、相之术。如《新唐书·方技传》："凡推步、卜、相、医、巧，皆技也。"所列传主计21人，仅有甄权、许胤宗、张文宗3人为医家，其余都是占卜、看相者。《辽史·方技传》："孔子称小道必有可观，医、卜是已。"所列传主共5人，除直鲁古、耶律敌鲁属医家外，其余3人并事卜筮。正史凡列此类传记者，"方技"概属宽义。

　　"二十五史"（含《清史稿》）为医、卜、星、相合传者共有16史，而予以不同称谓：《后汉书》名方术传，《三国志》《北齐书》《旧唐书》《明史》曰方伎传，《晋书》《周书》《北史》《隋书》《清史稿》谓艺术传，《魏书》云术艺传，《新唐书》《宋史》《辽史》《金史》《元史》为方技传。方术、方伎、艺术、术艺、方技，名异而实同，都属于阴阳卜祝一类。

（原载《上海中医药杂志》2007年第4期）

官修医书

从可以考察的文献史料来看,在汉民族历史中,中医药文献整理研究工作至迟从西汉业已开展。由国家组织、且规模较大的中医药古籍整理工作主要有四次。

一是西汉成、哀时期。据《汉书·艺文志》所载,从汉成帝刘骜河平三年(前26)开始"求遗书于天下",由刘向主持整理国家藏书,直至汉哀帝刘欣建平元年(前6),"会向卒",刘歆"卒父业","总群书而奏其《七略》",前后经过整整二十年。其中中医药文献部分总校为李柱国。整理方式主要是校正,并作提要。内容有医经7部、经方11部、房中8部、神仙10部,共36部。相传除《黄帝内经》得以保存流传外,其余35部均告亡佚。

二是宋仁宗时期。据史籍所载,赵祯执政期间,曾先后三次组织编修、校正的医药学文献有数十种之多。主要校审人先后有刘翰、唐慎微、掌禹锡、林亿、苏颂等。整理方式主要是编修与校正。内容有《素问》《灵枢》等医经,《本草图经》《证类本草》等本草,《备急千金要方》《外台秘要》等方书,《甲乙经》《铜人腧穴针灸图经》等针灸著作。

三是二十世纪八九十年代。国家组织有关专家编著出

杏林拾叶

版《中医古籍整理丛书》，原计划包括《素问》《灵枢》《伤寒论》《金匮要略》《神农本草经》《难经》《中藏经》《脉经》《针灸甲乙经》《太素》《诸病源候论》，共十一部医学经典著作，后来《灵枢》因故未能整理。其中校注本九种，语译本七种，辑校本一种，凡十七种，均由人民卫生出版社出版。

四是 2010 年，国家财政部、国家中医药管理局设立"中医药古籍保护与利用能力建设项目"，资助整理校注四百多种中医药古籍，内容涵盖了医经、基础理论、诊法、伤寒、金匮、温病、本草、方书、针灸推拿、医案医话以及临证各科。

（原载《上海中医药杂志》2008 年第 5 期）

正史记载的刮骨疗毒

　　古代战事频仍，弓箭是重要的兵器之一，因而遭受弓箭伤害的现象较为普遍。箭头多用金属制作，称作箭镞。为增强杀伤力，有的还在箭镞上涂上乌头的汁液，名为毒箭。时间一久，毒性就会在体内弥漫深入，因而必须尽快根除。刮骨疗毒便是古人通常采用的根除之法，即拔出箭镞，刮去毒液，敷上愈创的药物。《韩非子·安危》就有"以刀刺骨"的说法，并把它与"以忠拂耳"对言：刺骨是为了治甚病，小痛在体，而长利在身；拂耳是为了救危国，小逆在心，而久福在国。

　　关于刮骨疗毒一事，正史中偶有记载。人所共晓的主人公便是关公。据《三国志·蜀志·关羽传》载：

> 羽尝为流矢所中，贯其左臂，后创虽愈，每至阴雨，骨常疼痛。医曰：矢镞有毒，毒入于骨，当破骨作创，刮骨去毒，然后此患乃除耳。羽便伸臂，令医劈之。时羽适请诸将饮食相对，臂血流离，盈于盘器，而羽割炙饮酒，言笑自若。

栩栩如生地描绘了关羽忍痛无畏的英雄本色。

杏林拾叶

为关羽刮骨疗毒的医生,在《三国演义》中便明指为华佗,或许与华佗曾经发明麻沸散有关。

除了大名鼎鼎的关云长外,新、旧《五代史·苌从简传》都载有刮骨疗毒事。苌从简为后唐人,唐庄宗率军与后梁对阵时,从简以勇夺后梁大旗而名闻三军。相较而言,新《五代史》所载尤胜一筹:

从简尝中流矢,镞入髀骨,命工取之。工无良药,欲凿其骨,人皆以为不可。从简遽使凿之。工迟疑不忍下,从简叱其亟凿。左右视者皆若不胜其毒,而从简言笑自若。

以旁人"皆以为不可""皆若不胜其毒"与从简"遽使凿之""言笑自若"两两对照,突显苌从简无惧皮肉剧痛的大丈夫气概。

（原载《中医药文化》2009 年第 4 期）

史书所载首例兔缺修补案

从广播中听到一则报道,说北京有家医院,每年为一百名兔缺患者免费修补,这真是令人欣喜的新鲜事、慈善事。兔缺患者痛不欲生的自卑情绪,在修补过程中的期盼心境,不免油然滋于脑中,同时联想到正史中所载首例兔缺修补。

《晋书·魏詠之传》:"魏詠之,字长道,任城人也。家世贫素,而躬耕为事,好学不倦,生而兔缺。"十八岁时,听说荆州刺史殷仲堪帐下有名医能够治疗兔缺,便不顾一切地赶去。殷仲堪"嘉其盛意,召医视之"。医生说:"可割而补之,但须百日进粥,不得笑语。"魏詠之回答很干脆:即使半生不能说话,我还有半生,也必定要治疗,何况只需一百天!病愈后,殷仲堪又"厚资遣之"。魏詠之于是迈入仕途,与后来成为南朝宋开国君王的刘裕交往,屡建战功,义熙初年(412),任征虏将军,接着又任荆州刺史,持节都督六州。史书赞扬他"初在布衣,不以贫贱为耻;及居显位,亦不以富贵骄人"。

魏詠之早年曾经说过:"残丑如此,用活何为!"试想如果没有殷仲堪的鼎力相助,也就不会有魏詠之后来的显达。须知官场上也讲长相的。明代余继登《典故纪闻》卷七就明确记载："永乐中兵部言,幼官袭职者有兔缺,例不当袭。"可证。殷仲堪也算半个医林中人,有《殷荆州要方》,能对素不相识、且贫又丑的魏詠之雪中送炭,也可算是医界的美谈。

（原载《上海中医药杂志》2008年第6期,题作"兔缺"）

凡　例

　　凡例是说明本书内容或编撰体例的文字。晋杜预《春秋经传集解序》："其发凡以言例，皆经国之常制，周公之垂法，史书之旧章。"

　　宋代以前的著作，凡例大都散在书中。顾炎武《日知录》卷二十《书家凡例》："古人著书，凡例即随事载之书中。《左传》中言'凡'者，皆凡例也。《易》乾坤二卦'用九''用六'者，亦凡例也。"《说文》亦多此类，段玉裁每加指出。如《说文·中部》："中，艸木初生也，象丨出形有枝茎也。古文或以为艸字。"段玉裁注："凡云古文以为某字者，此明六书之假借。"这是对许慎说明六书假借的发凡。

　　1955年人民卫生出版社影印的日本江户医学馆影宋刻本《备急千金要方》(亦即通行本)，书前有高保衡、孙奇、林亿撰写的《新校备急千金要方例》说：

　　　　《千金方》旧有例数十条，散在诸篇。凡用一法，皆宜遍知之，虽素熟其书者，临事尚虑有所遗失，况仓卒遘疾，按证为治，不能无未达之惑；及新加撰次，不可无法。今撮集旧凡并新校

　　杏林拾叶

之意，为例一篇，次于今序之末，庶后之施用者

无疑滞焉。

　　此段文字讲了两层意思：第一，《千金要方》原有几十条凡例分散在各篇，由于"凡例"谓大凡之例，不是对书中某个章节所涉问题的说明，而是全书皆须遵行的条例，"宜遍知之"，如果分散隐藏于各篇，就难以检索。第二，高保衡等校正时，又归纳提炼出新的条例，需要同孙思邈的"旧凡"合并一起。如此集中放在前面，冀图发挥"后之施用者无疑滞"的作用。反映至迟从北宋起，就把凡例集中在正文之前。

　　鉴于凡例也是医学著作的体裁之一，为扩大学生的视野，全面了解古代医书各种文体的特点，普通高等教育"十五""十一五"国家级规划教材《医古文》收入医书凡例三则。

（原载《中医药文化》2009 年第 4 期）

书名异同

　　除了"增补""重订""类编"等用来表明编纂方式的词语外,中医古籍的书名内含"要略""一得""金针""活法""经验"等不鲜,而命名为"秘传""秘方""秘书""秘本""秘要""秘诀"之类尤为夥见。今兹小文不涉编纂方式,也不说上述较为常见的书名,只举一些相对少见、文人与医人并用、书名部分相同而内容迥异的实例。

　　南宋吕祖谦编撰《东莱博议》,又称《左氏博议》,凡四卷,遴选《左传》之文六十多篇,用以"为诸生课试之作",其中每有其史学灼见。上海中医药大学图书馆所藏罗美《内经博议》两卷,也用"博议"之名,书成于康熙十四年(1675),专题阐发《内经》的旨意,多有其研究心得。

　　明代理学家陈建著有《学蔀通辨》十二卷,分前、后、续、终四编。"蔀"意为蔽障。作者认为儒佛混淆乃学术之最大蔽障,须全部加以辨明,因以名书。上海图书馆藏有清代唐宏所撰《医蔀通辨》,主旨是辨别类似证候之异同,现存后编、续编、终编三卷。据《学蔀通辨》分四编例,《医蔀通辨》原本应当有前编。

　　明代文人沈瓒撰有小说《近事丛残》四卷。"丛残"为零

杏林拾叶

碎义。上海中医药大学图书馆所藏清初无名氏《良方二五丛残》两卷，载方二百多首。

明末清初著名学者顾炎武撰有《日知录》三十二卷，设立条目千余。其《与友人论门人书》说："所著《日知录》三十余卷，平生之志与业皆在其中。"该书考据精辟，文辞博辩，更具经世价值，诸多名言如"国家兴亡，匹夫有责"概见于此。上海中医药大学图书馆藏有江梓所辑《时邪日知录》，不分卷，成书于清光绪十二年（1886），论述时邪的证候、病因及其所适宜方剂。

清人沈德潜《说诗晬语》两卷。为何称作"晬语"？沈氏自序有个解释："命曰'晬语'，拟之试儿晬盘，遇物杂陈，略无诠次也。"所谓"试儿"，据颜之推《颜氏家训·风操》说，旧俗小儿周岁日，用盘盛放纸笔弓矢或刀尺针缕等小件杂物，任其所取，以察其将来的志趣。亦叫试晬、抓周。此盛物之盘称为晬盘。据此，"晬语"宜为札记义，因而沈序说"略无诠次"。上海中医药大学图书馆藏有巢念修民国时期所撰《习医晬语》三卷，也属于札记一类。

明末清初李渔撰有《闲情偶寄》，其中多有养生内容。中国科学院上海生命科学信息中心图书馆藏有无名氏清抄本《随轩偶寄》一函六册，载方八百有余，广涉内、外、妇、儿各科。

上海中医药大学图书馆藏有清初沈明宗所撰医抄《客窗偶谈》，不分卷，其后清人吴炽昌著有笔记小说《客窗闲话》八卷。客窗指旅舍的窗户，借指旅次，言所撰书供旅途中人所阅。

清代康熙年间吴楚材、吴调侯叔侄编撰《古文观止》，具有雅俗兼赏的品格，流行于市井村塾，与清人蘅塘退士所编《唐诗三百首》齐驱并驾，成为学习传统文化的一部重要典籍，乃至一种知名品牌。今人仿此编撰了《清文观止》《中华古文观止》《中华古诗观止》《中华古词观止》《中华古曲观止》。据《新编中国中医古籍总目》记载，清代张对扬曾编撰《本草观止》两卷，有稿本、抄本存世。

以上所举既多文人著于前而医人笔于后的书例，也有医人早写而文人晚撰的书例。人们常说医儒相通，此书名之异同或可归入乎？

（原载《上海中医药杂志》2021年第2期）

惜墨与泼墨

太史公行文,根据文章旨意,时而惜墨似金,时而泼墨如雨。就拿医林中人熟知的《史记·扁鹊仓公列传》来说,便并有惜、泼二墨的典型实例。赵简子"不知人"一案,以"扁鹊入,视病,出"寥寥六字,完成扁鹊诊治赵简子疾病的全部过程,可谓如同黄金般惜墨。而扁鹊与中庶子在虢宫门前的一段对话,还只是扁鹊诊治虢国太子疾病的前奏,不计标点符号,竟达 402 字之多,可谓好似大雨样泼墨。

古代医家也每有惜墨、泼墨的风格差异。兹列举几位名家的医案、医论,以见其概。

从医案来看,叶天士常写短案。如《未刻本叶氏医案》所载案例绝少有超过一百字的,有的案例甚至不足十字,如"阴亏阳亢,大补阴汤""木郁泄之,越鞠丸""左脉弦,真武丸",唯有八、七、六字。该书系其门人周仲升所录。学者潘华信分析出现此类"案语过简,令后人难以意会"的原因,系其门人"随师门诊抄录,但定数病家,故病种不广,方药近似,以前后诊续而案语省略"(见《未刻本叶天士医案发微》第 33 页,江苏科学技术出版社,2013 年),讲得合乎情理。与之相反,喻嘉言则每作长案,所著《寓意草》收录以内科杂病为主的疑难病案六十余则。每案不唯记载发病概况、症状体貌、病情演变、治疗过程,而且剖析病因病机、详述治法方药,甚至还与门人探讨其中的关键疑难所在,叙事、对话、分析、评述,一无旁落。职此之故,其医案动辄千字以上,《详胡太封翁疝症治法并及运会之理剿寇之事》《详辨谏议胡老先生痰饮小恙并答明问》《论杨季蘅风发之症并答门人四问》诸篇多达两千余字。

就医论而言,徐大椿喜作短论,《医学源流论》每有一二百字的文章,如《病有不必服药论》《祝由科论》。张隐庵更是如此,《侣山堂类辨》随处可见百余字的论文。其中有一篇《奇恒论》,竟然惜墨到只有83字,却也言之成文,说得在理。而张介宾则好为漫论,著名的《大宝论》泼墨两千余字,连《类经·脉色类》为《素问·方盛衰论》"不失人情"句所加按语,字数也超过两千,后来李中梓对此文删削一半,并加润色,定名为"不失人情论",成为医德名论,收入《医宗必读》中。

(原载《中医药文化》2006 年第 6 期)

膏 药

　　膏药是中药丸、散、膏、丹、汤五大剂型之一。用膏药治病的历史悠久，早在《灵枢》中就有记载，如《痈疽》篇用豕膏疗治痈疽，《经筋》篇用马膏养筋治痹。所谓豕膏、马膏都属于动物脂膏之类的软膏。

　　正史中也有多处提到膏药的。《南齐书·刘瓛传》："瓛有至性，祖母病疽经年，手持膏药，渍指为烂。"可见彼时膏药可用以腐疽，且药力较猛，连持膏药的手指都因之腐烂。《旧五代史·王建传》说王建曾遭杖刑，手下有个名叫马涓的，未见其背有杖痕，叹曰："当时何处得此好膏药来？"反映膏药也可疗治杖伤。最著名的要算《后汉书·段翳传》所载。段翳字元章，广汉新都（今属四川）人，习《易经》，明占卜，善合膏药。有个后生从学多年，自以为"略究要术，辞归乡里"。段翳就为他合膏药，并写了信封于筒内，对后生说：遇到急难之事便看信。后生在葭萌渡口，与吏争渡，后生随从的头被打破，后生即开筒看信，信上说："到葭萌与吏斗，头破者，以此膏裹之。"后生依其言而行，创口立即痊愈。预言与事实竟然如此吻合，段翳的膏药竟然如此灵验，后生叹服不已，于是返回段翳处，直至卒业。

清代著名"膏药大王"吴师机在《理瀹骈文》中有语:"寄诸远道,偶同段翳之缄封。"既是对段翳先见之明的赞美,也是对自己膏药疗效的肯定。

(原载《上海中医药杂志》2008 年第 1 期)

古代笔记所载验方

　　古人所作笔记，有时也载有祛除病痛的方法。兹录三则，用见一斑。

　　苦苣疗痔。苦苣又名野苣、褊苣等，功用清热解毒，临床每多用于治疗湿疮和皮肤化脓性感染等。明代陆容《菽园杂记》卷五记有一则苦苣愈痔的实例。用苦苣菜（干、鲜皆可）煮油汤，以熟烂为度，连汤菜倒入盆中，上置一板，患者坐蹲其上，借热气熏之，等到汤温，即撩苦苣频频揉洗，汤冷即止，每日数次。陆容曾患痔疾，从太监弓胜处求得此法，遂依样画瓢，数日之后，果然见效。

　　鸡肉引蚰蜒出耳。蚰蜒是一种节肢动物，状似蜈蚣，体短而细，生活在阴暗处，喜脂油香，所以有时把人耳当作它的乔迁之居。治疗蚰蜒入耳的方法较多，有消灭法，如将石硇砂、胆矾各等分细研，用鹅翎管吹入耳中。或以醋调雄黄末滴耳，都能把蚰蜒杀死，化水流出；也有用引出法，即利用蚰蜒嗜好脂油香味的习性，以重油浓香之物诱它出耳。《菽园杂记》卷十五记载了鸡肉引蚰蜒出耳的两则验案，这里载录其一："同僚苏文简在山海关时，蚰蜒入其仆耳。文简知鸡能引出，急炒鸡，置其耳旁。少顷，觉有声淘然，乃此虫跃出也。"

驻车丸疗足疡。1261 年夏天,南宋周密外臁部生疮疡,初起微小,逐步增大,到冬天,痛痒难忍,行走不便,膏敷药洗,全不见效。其友俞和父向他介绍了一种治法:先用淡蘆水清洗疮口,俟干后,将驻车丸研得极细,加少许乳香,撒在疮口上。周密如法应用,只过了几天,疮疡就痊愈了。事载《齐东野语》卷四《经验方》。驻车丸系《和剂局方》方,由黄连、干姜、当归、阿胶组成,本用于治疗阴虚发热,血痢带下之症,而疮疡亦由阳热过旺,气血凝注而成。"医者,意也",为医用药,贵在举一反三,触类而旁通。

("鸡肉引蚰蜒出耳"原载《上海中医药杂志》1982 年第 5 期;"驻车丸疗足疡"原载《上海中医药杂志》1983 年第 2 期;"苦苣愈痔"原载《上海中医药杂志》1983 年第 9 期。今合改为一文)

石灰汁疗疮疡

《抱朴子·内篇》有《道意》一文,内载石灰汁治愈疮疡的趣事:洛阳西部有一大墓,墓中遍洒石灰,因年代久远,而穿坏多水。一年夏日,有一患疮的行人路经墓旁,感觉烦热难当,看到墓水清澈,就入水洗浴,疮便偶愈。消息传出,同病者纷至沓来。于是居住在大墓附近的人认为奇货可居,就开发出一项生意,在墓旁设立庙宇,布置住处,专门售卖墓水,并美之曰神水。从此以后,前来买水的人与日俱增,庙中酒肉不绝。等到墓水将要取尽,卖水者便趁夜晚偷窃他水灌入墓中,遂致大富。

从中既得见无知者之堪怜,尤能识奸诈者之可恶,然而石灰汁医治疮疡之说倒不是天方夜谭。石灰具有消炎、杀菌的作用,可用于皮肤炎症、疮疡、创伤的治疗,刺激皮肤组织再生,促进伤口愈合。《神农本草经》说:"石灰,味辛,温,主疽疡疥搔、热气、恶疮、癞疾、死肌,堕眉,杀痔虫,去黑子息肉。"石灰治疗疮疡之类皮肤疾患,医书每有载录。如《备急千金要方》曾多处记载石灰疗病的功效:卷五下第八《痈疽瘰疬》,说用石灰傅裹,可治小儿瘘疮;卷二十二第一《丁肿》,称石灰合用马齿菜能疗丁肿;同卷第五《隐轸》还记载

石灰汁淋洗用来治疗风瘙隐疹。如此等等,石灰及其汁的
作用确实不可小觑。

（原载《上海中医药杂志》1983 年第 9 期）

牛腹治箭伤

　　赵翼《廿二史劄记》卷三十,曾说到蒙古族有一种治疗重伤的土法。经查核,《元史》有四处记载:

　　布智儿"从征回回……身中数矢。太祖亲视之,令人拔其矢,血流满体,闷仆几绝。太祖命取一牛,剖其腹,纳布智儿于牛腹,浸热血中,移时遂苏"。(卷一百二十三《布智儿传》)

　　唐代郭子仪的后裔郭宝玉,"甲戌(1214)从帝讨契丹……宝玉胸中流矢。帝命破牛腹,置其中,少顷乃苏,寻复战"。(卷一百四十九《郭宝玉传》)

　　至元十一年(1274)九月,李庭从伯颜"进攻沙城,炮伤左右胁,破其外堡,复中炮,坠城下,矢贯于胸,气垂绝。伯颜命剖水牛腹,纳其中,良久乃苏。以功加明威将军"。(卷一百六十二《李庭传》)

　　谢睦欢(谢仲温父)从攻西京,"力战先登,连中三矢,仆城下。太宗见而怜之,命军校拔其矢,缚牛刳其肠,裸而纳诸牛腹中,良久乃苏"。(卷一百六十九《谢仲温传》)

　　李时珍《本草纲目》卷五十一"牛血"条"发明",说有感于牛血疗治箭伤,非读《元史》不能知晓,遂援引上述"布智儿""李庭"两则,以备缓急,在牛血的"主治"栏内特意写上"治金疮折伤垂死"。有关牛血的药用功效,李时珍之前的陈嘉谟《本草蒙筌》称它"补血枯",李时珍之后的张璐《本经逢原》更是大加赞赏说:"一切病后羸瘦,咸宜食之。"

从上引四则史料来看,病因相同,治法无异,都是中了箭伤,失血过多,导致昏仆,浸于牛腹热血中,出血止而苏醒。借助牛体的勃勃生气,以血止血,看来这是近古蒙古族疗治箭伤的常用方法。

(原载《上海中医药杂志》2005 年第 9 期)

清代的人参价格

有关清代人参价格问题，可以从下述三则资料中加以揣摸。

其一，清代赵翼《瓯北集》卷三十八载有一首五古《人参诗》，说他儿子身患重病，急需人参调补，由此而涉及人参的价格。其小序说："乾隆十五年，余以五经应京兆试，恐精力不支，以白金一两六钱，易参一钱。"又写道："（乾隆）二十八年，余病服参，高者三十二换，次亦仅二十五换，时已苦其难买。以今较之，更增十余倍矣。"所谓"今"，是他儿子"抱沉疴"时，即乾隆四十五年（1780），"白金三百两易一两，尚不得佳者"，所以说"更增十余倍"。清人梁章钜《退庵医话》卷十二对此段文字曾作转引。

其二，徐大椿的名著《医学源流论》写于乾隆二十二年（1757），其中一篇题为《人参论》，也讲到当时人参价格狂涨的情况："向日之人参不过一二换，多者三四换，今则其价十倍。"

其三，清人查慎行《敬业堂集》有两处讲到人参的价格：清初是"十两一斤"，到康熙晚年则为"十金易一两"。

这里先要弄清两个问题。一是"白金"的概念。《尔雅·释器》:"白金谓之银。"《说文解字》更进一步指出:"金,五色金也。"即黄金谓金,白金谓银,青金谓铅,赤金谓铜,黑金谓铁,统称为金。二是"换"的意思。一般指黄金与货币的比价,这里指白银与人参的比价。

根据上述资料加以测算:清初(十七世纪四五十年代)十两白银买一斤(十六两)人参,即 1 比 1.6,大约 0.6 换;过了八十年,到康熙晚年,十两白银买一两人参,为 10 换;又过 30 年,到乾隆十五年(1750),一两六钱白银买一钱人参,为 16 换;乾隆二十二年(1757),是一二换、三四换的十倍,取其中间数,则为 25 换;乾隆二十八年(1763),优质人参 32 换;乾隆四十五年(1780),则为 300 换,而且并非上佳的。从清初的 0.6 换到乾隆四十五年的 300 换,一百多年中,人参的价格猛涨五百倍!

(原载《上海中医药杂志》2008 年第 3 期)

药物别名谈趣

药物别名殊多。这些别名是怎么设立的？具有什么作用？我们举例说明。

文人学士饭后茶余，戏造于笔端，以娱闲暇，乃是致夥之一由。唐末五代时人侯宁极别出心裁，设立190味药的别名，写成《药谱》一卷。该书虽然未能传世，但是幸得陶谷《清异录》予以载入。其别名之设，大别有几：

或以功用立名。如：薄荷，功用疏风散热，治咽喉肿痛，别名冰喉尉。半夏，功用燥湿化痰，别名痰宫霹雳。

或以形态立名。如：蜂窠，形状像楼台，别名一寸楼台。鳖甲，身披黑色盔甲，别名黑龙衣。

或以字义立名。如：知母，那就要孝顺母亲，所以别名孝梗。白头翁，别名野丈。丈指老人，自然是白头翁了。

或以典故立名。即用别名影射正名。如：大腹皮，别名草东床。取用东床坦腹的典故。据《晋书·王羲之传》和《世说新语·雅量》载，太尉郗鉴遣门生向丞相王导求婿，王导让他到东厢房任意挑选。正聚集在东厢房中的几个子侄听说此事，大多手足无措，拘谨不已，只有一人无拘无束地坦露胸腹躺在东床上。郗鉴得悉此事后，竟然说坦腹者"正此佳婿"。一了解,乃是后来成为一代书法大家的王羲之。此后即以"令坦"或"东床"美称他人之婿。《药谱》名大腹皮为草东床,正得典故之意。

中药的别名有的可用以表情达意。如:

芍药,功用养血柔肝,在收获芍药时要切除根部,留取芽头,再加分割,随即种植。由于要分开根与芽,因而它就有"可离"(西晋崔豹《古今注·问答释义》)、"离草"(《韩诗外传》)、"将离"(《本草纲目》卷十四)等别名。古代人们分别时往往要送芍药。《诗经·卫风·溱洧》:"维士与女,伊其相谑,赠之以芍药。"江淹《别赋》末段就取《诗经》的意思:"下有芍药之诗……送君南浦,伤如之何!"叙述恋人间的离情别绪。

另外如:欲释怨便递青棠。青棠又称合欢,功用解郁理气和血。它的叶片是羽毛状的双数复叶,花蕾是不分瓣的,所以命名为合欢。送丹棘使人忘忧。丹棘即萱草,俗称金针菜、黄花菜,功用利水凉血,清代黄宫绣《本草求真》说它"止渴消烦,开胸宽膈,令人心平气和,无有忧郁",所以别名为忘忧草。三国嵇康《养生论》有"合欢蠲忿,萱草忘忧"语。相招引就赠文无。文无也叫当归,有补血、活血功用,而妇人以血为本,故有妇人第一要药之称。明清之际钱谦益《瑶台歌》有"相思难避如逃疟,一味文无是良药"句。

有的还借助句读来表达本意。如王不留行,功用行血通经,催生下乳。《世说新语·俭啬》载:晋代卫展为人悭吝,在寻阳(今江西九江一带)任官时,有故交投奔,他概不接待，只派人送一斤王不留行，即命动身。为什么？因为"王不留行"可以读为"王不留，行"。

有的还寓含历史故事。如远志，功用安神定志。《尔雅·释草》："葽绕，棘菀。"郭璞注："今远志也。似麻黄，赤华，叶锐而黄，其上谓之小草。"埋在土里的根部叫作远志，露在土地上的叶子叫作小草。东晋孝武帝时有个宰相谢安，入朝前隐居在会稽东山。后来就用"东山"比喻隐居的地方。他虽然志向高远，经常有"东山再起"的意思，朝廷也多次聘他为官，但是他仍然"高卧东山"。一直到四十多岁，方才应征西大将军桓温之邀担任司马，相当于兵部尚书，然而依然怀念隐居的东山。南朝宋刘义庆《世说新语·排调》记载：一日，谢安、参军郝隆等人都在桓温府中。有人送桓温药草，内有远志。桓温问谢安："此物又名小草，何一物而有二称？"谢未立即回答。郝隆应声答曰："此甚易解，处则为远志，出则为小草。"谢甚有愧色。"处则为远志，出则为小草"委实是副妙对。其妙有二：一是远志、小草同属一物而有部位之异。根埋土中为处，是处则为远志，叶冒地上为出，是出则为小草。二是对谢安加以讽喻。谢隐居时志向高远，出仕后每作东山之想，因而谢听后面露愧色。既合物情，又用以讥谢安，语意双关，故为妙对。

（原载《上海中医药杂志》1982 年第 12 期，题作"药名寓意"；原载《上海中医药杂志》1983 年第 7 期，题作"中药别名趣谈"；原载《上海中医药杂志》2005 年第 10 期，题作"远志与小草"。今合改为一文）

本草分类面面观

　　分类是对客观事物所属类别的反映。如书籍浩繁,须作分类。章学诚《校雠通义·互著》有云:"欲人即类求书,因书究学。"此为书籍分类的缘由。与此相仿,药物纷杂,宜加分类,欲人即类求药,因药究用,则为本草分类的原因。

　　本草如何分类? 就本草专著的一级分类而言,约有三端。

　　三品分类法　这是析本草为上中下三品的分类法。此法肇自《神农本草经》。其称"上药一百二十种为君,主养命以应天,无毒,久服不伤人""中药一百二十种为臣,主养性以应人,无毒有毒,斟酌其宜""下药一百二十五种为佐使,主治病以应地,多毒,不可久服"。因其为现知首部本草著作,创始者难为力,分类标准涉及功效、毒性两个方面,而此二者又不能浑束为一,多标准也便失却标准,主观随意易滋,错杂扞格难免,其后虽然也有沿用者,但是所见不多。如复辑的《名医别录》,另有后世解读《神农本草经》的某些作品,主要有张志聪与高世栻的《本草崇原》、徐大椿的《神农本草经百种录》、邹澍的《本经疏证》等。至于《新修本草》《日华子本草》《蜀本草》《证类本草》等,乃至《神农本草经》

　杏林拾叶

的述作——缪希雍的《本草经疏》,出于尊经的缘故,虽然也有三品分类,但是都没有列为一级分类法。

自然属性分类法 这是依据本草之间亲缘关系的分类法,也是古代本草专著中使用最为广泛的分类法。鉴于三品分类法"草石不分、虫兽无辨"(《本草经集注·序》),从陶弘景《本草经集注》起,大凡重要的本草著作,如上述《新修本草》《证类本草》以及《汤液本草》《本草品汇精要》《本草蒙筌》《本草纲目》《本草纲目拾遗》等,无不采用自然属性分类法。这一分类法的出现,或与受《尔雅》分释天、地、丘、山、水、草、木、虫、鱼、鸟、兽、畜的启迪不无关系。所分类别,由疏而密。如《本草经集注》载药 730 种,分为玉石、草木、虫兽、果、菜、米谷以及有名无用七类。到明代李时珍《本草纲目》,药录 1 892种,纲立十六部,即水、火、土、金石、草、谷、菜、果、木、服器、虫、鳞、介、禽、兽、人,其下又细析为六十类目。

功效分类法 人类之所以重视本草,因其有防治疾病的功效,正是由于这个原因,本草的功效分类法呈现出后来居上的态势,乃至为现代中药学教材的分类编写提供了参考仿照的模式。有关功效分类法,有两点宜可议论。

一是知行渐次深入。人们对事物的认识过程是"从现象到本质,从不甚深刻的本质到更深刻的本质的深化的无限过程",列宁《哲学笔记》的这一阐述,完全适用于历代医人对本草功效分类法的认识过程。

如前所述,《神农本草经》的三品分类法已然把药物的功效寓含其内。其《序录》还讲到"疗寒以热药,疗热以寒药,饮食不消以吐下药,鬼疰蛊毒以毒药,痈肿创瘤以创药,风湿以风湿药,各随其所宜",更是从功效的角度论述药物。

《本草经集注》尽管是自然属性分类法的首创者,但其《序录》载有治风通用、伤寒、大热、劳复等81种病症的主用药物,展现出功效分类的端倪。后世诸多本草,如《蜀本草》以及宋代几部本草都在《序例》内沿用之。

唐代陈藏器所撰《本草拾遗》,因袭的是自然属性分类法,其《序例》却勾勒了功效分类法的大致面容:

> 诸药有宣、通、补、泻、轻、重、涩、滑、燥、湿,此十种者,是药之大体,而《本经》都不言之,后人亦所未述,遂令调合汤丸有昧于此者。至如宣可去壅,即姜、橘之属是也;通可去滞,即通草、防己之属是也;补可去弱,即人参、羊肉之属是也;泄可去闭,即葶苈、大黄之属是也;轻可去实,即麻黄、葛根之属是也;重可去怯,即磁石、铁粉之属是也;涩可去脱,即牡蛎、龙骨之属是也;滑可去著,即冬葵、榆皮之属是也;燥可去实,即桑白皮、赤小豆之属是也;湿可去枯,即紫石英、白石英之属是也。只如此体,皆有所属,凡用药者,审而详之,则靡所遗失矣。(《证类本草》卷一所引)

明代许宏《湖海奇方》八卷撰于永乐二十年（1422），刊刻于宣德四年（1429），有黄炫所撰后记。据此可知黄炫为明代早期人。今上海中医药大学图书馆所藏《春庄肤见本草发明》，卷前题"建阳春庄黄炫编集"。该书按诸风、外感、四肢厥冷、大便不通等三十种病症分类，宜为较早专用功效分类法的本草著作。

二是分类称名多样。功效分类法既不似上中下三品法般地统一，也不像自然属性法样地唯是分类多寡有所不同，而是各有侧重，从不同角度予以命名，呈现出风姿各异、花样繁复的特色。

或从药物作用的角度分类。如清人黄宫绣认为"药品补泻，或阴或阳，或气或血，或燥或润，原自有别"，而"遍绎诸书，无有实载"，以致"补不实指，泻不直说"（《本草求真·凡例》），所撰《本草求真》收药 520 种，分为补剂、收涩、散剂、泻剂、血剂、杂剂、食物七个大类。清代江诚增补苹香居士《本草诗三百首》而成的稿本《本草诗补》，将 330 种药物分为宣、通、补、泻、轻、重、滑、涩、燥、湿、寒、热十二门。无名氏《本草精义类编》将 526 种药物分为辛凉轻表、苦寒涤热、息风、止血、辟祟、杀虫等 52 类。清代顾以恢所撰《药达》更是将 126 药，分益精固脱、明目止嗽、消导开郁、杀虫燥湿、散疡解毒、利水消瘀六类。

或从针对病症的角度分类。除上述《春庄肤见本草发明》外，他如清人尤乘在贾所学《药品化义》基础上增广而成的《药品辨义》，把144种药品分为气、血、肝、心、脾、肺、肾、痰、火、燥、风、湿、暑、寒凡十四类。清代凌奂增补乃师吴古年《本草分队》，"补入药之害于病者，逐一加注，更曰《本草害利》"(《本草害利·自序》)。该书分心、肝、脾、肺、肾、胃、膀胱、胆、大肠、小肠、三焦十一部药队，各部之下又分补、泻等猛将、次将，分列药物于后，述其"害""利""修治"。

或从药性效用的角度分类。如明末蒋仪《药镜》共载药555种，清初蒋居祉《本草择要纲目》所收356种药，都判为寒、热、温、平四性。

或从病机角度分类。如清抄本《本草抄》，将从《本草纲目》中抄录的药物，按风、热、火、气、湿、燥、寒、血、杂九门分类。

无论是《本草求真》之类的药物作用分类，还是《本草害利》之类的针对病症分类，抑或《药镜》之类的药性效用分类以及病机分类，皆可纳入功效分类法的范畴。

除此之外，有的本草专著因其独特的撰写目的而有"另类"的分类法。如曾经明清之际医家汪昂珍藏的抄本《国药出处》，载药283种，按药物的产地分为关东、广东、江南、外洋诸类。

还有不加分类的，如明代杜文燮《药鉴》两卷，第二卷罗列药物137种，不做分类，言其药性、功效、配伍、禁忌等。又如相传为清初陈士铎编集的《本草新编》(又名《本草秘录》)，载药271种，虽然按宫、商、角、徵、羽五音判作五卷，实际上未做分类。本草类书籍不加分类的，多见于稿抄本，即以《上海地区馆藏未刊中医钞本提要》为例，就有载药246种的吴江王德爵稿本《药引杂考》（又名《补读轩药名杂考》）、载药136种的也溪抄本《本草正》等八种。

古人名号漫议

世间万物,通常有名,既利于指称,也便于区别。人类亦然,有名,有字,甚而还有号。

古人何时起名,何时冠字(表字)?为何既有名又有字?对于这些问题,《礼记·檀弓上》"幼名,冠字",孔颖达疏说得明白:"名以名质,生若无名,不可分别,故始生三月而加名,故云幼名也。冠字者,人年二十,有为人父之道,朋友等类不可复呼其名,故冠而加字。"说出生三个月要起名,二十岁时要冠字,起名是为了分别,冠字是表示成人。

北齐颜之推《颜氏家训·风操》有"字以表德"的讲法,是说字要阐发名的含义。其中提示了两个意思:一是名与字之间应当有一定的关联;二是名可以是单名,而字为了便于"表德",通常用双字。就从著名医家中举几个例子说明。

北宋儿科学家钱乙,字仲阳。"乙"为十天干第二,"仲"是伯、仲、叔、季的仲,排行也是第二;天干与地支相较,天干属阳。据此,则"乙"与"仲阳"多有关联。

李时珍字东璧。曾经看到一本书上把李时珍的字"璧玉"的"璧"写成"墙壁"的"壁",如果我们懂得古人名与字的

杏林拾叶

关联性，就容易发现这样的错误。

清代医家徐大椿，字灵胎。"大椿"一语出于《庄子·逍遥游》："上古有大椿者，以八千岁为春，八千岁为秋。"一万六千年竟然当作一年来过，岂不得助于神灵的胎气？

主持编纂《医宗金鉴》的吴谦，字六吉。"谦"是六十四卦之一。《周易·谦》有云："初六，谦谦君子，用涉大川，吉。"《周易》每卦六爻，第一爻为阴爻者，称为"初六"，表明事物处于开始变化的阶段。此条内含"六""谦""吉"三字，则始阴之谦让而有吉象之意隐现于名字之内。

他如陶弘景字通明、严用和字子礼、张元素字洁古、赵良仁字以德、张介宾字会卿、李中梓字士材、吴勉学字肖愚、薛雪字生白、俞震字东扶、王之政字献廷、王士雄字孟英、张秉成字兆嘉等，细加琢磨，名与字之间的关联也就突显于前。

古人有的还有号，即别号，那要到五十岁时才可以，表示已届耆艾之年。

《周礼·春官·大祝》有所谓"辨六号"的记载，郑玄注："号为尊其名，更为美称焉。"但两汉以前取号者，每每属于隐逸之人的"专利"。如范蠡离开越国后，曾自号陶朱公、鸱夷子皮、海滨渔夫，《后汉书·方术列传》记载针灸名家郭玉的老师叫程高，程高的医术又得之于一老父。此老父"不知何出"，因常在涪江（嘉陵江支流）渔钓，故号涪翁。魏晋以降，取号之风渐盛，在士人中蔓延起来。

古人取号,常殿之于"人",如道人、山人、散人、主人等。如:明代赵开美号清常道人,刻印过《仲景全书》;清末著名思想家郑观应曾著有医书《中外卫生要旨》四卷,还辑有《备急验方》二卷,号罗浮山人;有《伤寒法眼》二卷传世的清代医家麦乃求号飞驼散人;清人袁句,别号双梧主人,撰有《天花精言》六卷,传本甚多。

"老人"是尤为常见的号,这或许与年届知命方可取号有关。也举一些号作"老人"的例子。元代的如:《济生拔萃》的作者杜思敬,号宝善老人;《寿亲养老新书》的作者邹铉,号敬直老人;《原机启微》的作者倪维德,晚年自建别墅于敕山,因号敕山老人。明代的如:撰有《家塾事亲》的郭晟,曾任龙江参军,因号龙江老人;张志聪的老师张遂辰撰有《张卿子伤寒论》《张卿子经验方》,号西农老人;撰有《伤寒会通》(已佚)的沈贞号绝听老人。清代的如:有《张氏医通》存世的张璐,号石顽老人;有《沈氏尊生书》存世的沈金鳌,号尊生老人;有《医学薪传》《饲鹤亭集方》等存世的凌奂,号折肱老人;有《存存斋医话稿》存世的赵晴初,号存存老人、寿补老人;有《陈莲舫医案秘钞》存世的陈莲舫,号乐余老人;有《补缺山房医案》存世的金清桂,是柳宝诒的高足,号冬青老人。近代的如:曾任上海中医专门学校教务长的曹颖甫,号拙巢老人;上海医务总会创办人之一的李平书,号耳顽老人;主编《中国医学大辞典》的谢观,号澄斋老人;著有近代首部医史学著作《中国医学史》的陈邦贤,号红杏老人。

　　号与名、字并不要求关联，但有些医家取号时，仍然考虑到与名、字的关联度。如金元医家李杲，字明之，号东垣老人。"杲"的字形是阳光洒到树木上，自然是明亮的意思，《诗·卫风·伯兮》就有"其雨其雨，杲杲出日"句，而太阳又是从东方升起，首先照到的自然是东墙，"东垣"便是东墙，与"杲""明之"当然有关联。此外，李杲是真定（今河北正定）人，真定曾名东垣邑、东垣县，至汉高祖十一年（前 196）更名为真定。李杲号东垣老人，与其里籍之古称或也有关。

　　取名用字往往要受家族、行辈等限制，而号是号主自行取用的，可以自由地反映个人的志趣。如"初唐四杰"之一卢照邻，虽然不是医家，但撰有《释疾文》三篇，也曾拜孙思邈为师。他因中风而手足挛废，为穷病所困，不堪其苦，五十来岁即投颍水而死。他自号幽忧子，乃其压抑哀伤心情的真实写照。明末清初著名思想家傅山，坚决不与清廷合作，康熙中征举博学鸿词科，他以死拒不应试，又特授中书舍人，仍托老病辞归。他自号朱衣道人，因明朝皇帝姓朱，而朱红又有明亮之意，以此寄寓对明王朝的眷恋之情。

　　先秦时贵族有姓有名，而平民只有名，没有姓。汉代以后，平民方才具有姓的权利。先秦有的平民用的是单名，不便于称呼，就往往在名前加上他的特长。比如春秋时秦国有两位名医，一个叫缓，一个叫和，就分别称为医缓、医和。又如擅长制作车轮的轮扁、精通棋艺的弈秋、能歌善舞的优孟、烹饪佳肴的庖丁等，这是大家都知道的。

在医界中，每有以医家的特点、专长，甚至疗效而赋以美称。例如：南宋医家王继先，曾校订《证类本草》而成《绍兴本草》。据南宋岳珂《桯史》卷九记载，其祖父治病以黑虎丹闻名，因号"黑虎王家"，王继先承续家传，治病多效，人称"黑虎王医师"。南宋时开封有个姓刘的医家，通晓《难经》，因称"刘难经"。明代福建莆田有位方文谟，治病多一剂取效，有"方一剂"之称。明代的张介宾处方常用熟地，世称"张熟地"。明代海盐张晖善治伤寒，药一服而愈，人唤"张一帖"。明末蒲州冶城（今山西永济）人杨炳曾治愈藩镇重病，赐金一笏，人称"杨一笏"，其后人多有业医者，州人呼之"药丸杨氏"。清末严康甫善用大黄攻除积滞，有"严大黄"之称。近代名医余无言崇尚经方，擅长使用石膏、大黄，赢得"石膏大黄先生"的佳号。秦伯未著作等身，于《内经》用力尤深，而被誉为"秦内经"。清代名医何其伟著有《救迷良方》，删定戒鸦片烟方，为林则徐所赏识，并广为制备推行，世称"林十八"。即以十八味药逐渐递减戒除烟毒。

中医凭借三个手指按压寸关尺的脉象，以诊察病情，因而对擅长诊脉者，美其号曰"三点"。江西曾出现过三个"三点"：一是刘开，南宋医家，著有《刘三点脉诀》《脉诀理玄秘要》等，严用和曾从其学，人称"刘三点"。二是严三点，南宋医家，真名已佚，曾著有《脉法撮要》一卷。三是刘岳，元代医家，曾任太医院院使，也因擅长脉诊，而被呼为"刘三点"。

更有奇特的，据《旧唐书·邓玄挺传》记载，唐代有个名叫邓玄挺的人，一向罹患消渴病症，人们就叫他邓渴。既然谈到消渴，自然地想起西汉大名鼎鼎的司马相如，因其素患消渴，后来就用"相如渴"作为消渴病的典故。如北宋梅尧臣《魏文以予病渴赠薏苡二丛植庭下走笔戏谢》诗有"愧无相如才，偶病相如渴"句，明代高启《赠医师王立方》诗有"诗人亦有相如渴，愿乞丹砂旧井泉"句。

古人作文，讲究对偶、排比，有时为了求得句子的整齐一律，不惜采用节略名字的方法。

清代王子接《绛雪园古方选注·自序》："余制举之余，从事于医，力学者二十余年……上绍轩黄，下开来哲，犹马迁之于文，子美之于诗，平原之于书。"王子接的口气着实不小，居然说自己的医道可以比同于司马迁的文章、杜甫的诗作、颜真卿的书法。此与本文所说无涉，姑且不论。要说的是，他为了求得三句五字的排比，把司马迁节略为"马迁"，这是节略人姓。

冯士仁在为明代医家许宏《金镜内台方议》所作序中有这么一组对偶："《素问》起于轩黄，《难经》起于秦越。""秦越"应当指秦越人，即扁鹊，相传《难经》为其所作，实际上系托扁鹊的大名。秦越人姓秦，名越人，把秦越人节略成"秦越"，属于节略人名。

他如把陶弘景节略成"陶景"（见李昉《开宝重定本草·序》），是人名的节略，王叔和节略为"王叔"（见尤乘《增补诊家正眼·自序》），则属于表字的节略。

如果说节略上述名姓还不至于产生歧义的话，那么，有些名姓是万万不可节略的，不然会与起名的本意相违，如汉代名将霍去病，竟有称其为"霍病"的，南宋著名词人辛弃疾，也曾被称作"辛疾"。

古人称谓还有以"某"表示者。此类称名，多由失其名所致，前人对此曾有说解。如《公羊传·宣公六年》："（灵公）于是使勇士某者往杀之。"何休注："某者，本有姓字，记传者失之。"西汉石奋与其四子皆官至二千石，因而汉景帝称石奋为万石君。《史记·万石君传》："奋长子建，次子甲，次子乙，次子庆。"颜师古注："史失其名，故云甲乙耳，非其名也。"

与医人相关的亦有其例。如顾景星《白茅堂集》卷三十八《李时珍传》："李时珍，字东璧，祖某，父言闻，世孝友，以医为业。"李时珍曾从顾景星曾祖父顾阙之兄顾问就读。据此，顾景星为李时珍的同乡后辈，此"某"字宜为不能确知其名而用。沈德潜《归愚文钞余集》卷五《叶香岩传》："君少从师受经书，暮归，阳生翁授以岐黄学。年十四，翁弃养，君乃从翁门人朱君某专学为医。朱君即举翁平日所教教之，君闻言即彻其蕴，见出朱君上。"叶天士的医学启蒙老师乃其父阳生翁，第二任老师是其父的学生姓朱，沈德潜因失其名，故以"某"代之。

古人称谓还有以假名表示者。这里说的假名，既非假借名义,也不是虚名、化名之义,更不同于佛教、日本所称假名,而是指假借名字。南宋朱弁《曲洧旧闻》载有"张王李赵"的说法,清代顾炎武《日知录》卷二十三《假名甲乙》讲的就是名字假借的问题。《汉书·魏相传》:"中谒者赵尧举春,李舜举夏,兒汤举秋,贡禹举冬。""中谒者"为汉代官名,替国君掌管传达,所说同时担任此项官职的四人之名依次为尧、舜、禹、汤,不应如此巧合,显属假名。南朝齐梁时期的《神灭论》,在讨论到思虑之本寄托于人体何处的问题时,范缜也使用了假名:"苟无本于我形,而可遍寄于异地,亦可张甲之情寄王乙之躯,李丙之性托赵丁之体。然乎哉? 不然也!"张王李赵、甲乙丙丁分别组合成张甲、王乙、李丙、赵丁。

此外,又可表示不便悉数之意。《论语·卫灵公》记载有个名叫师冕的盲人乐师来见孔子,孔子指引他登上台阶、入席而坐,并介绍在座之人:"某在斯,某在斯。"用"某……某……"表示不便一一举出。《左传·襄公三十年》:"书曰,某人某人会于澶渊。"《春秋·襄公三十年》载晋、齐、宋、卫等十余国会于澶渊。此属不能悉数之辞。

(原载《上海中医药杂志》2008 年第 10 期,题作"名姓节略";原载《新民晚报》2009 年 3 月 2 日,题作"假名与称某";原载《上海中医药杂志》2009 年第 3 期,题作"人名称呼一隅";原载《新民晚报》2009 年 4 月 15 日,题作"古人的名、字、号"。今合改为一文)

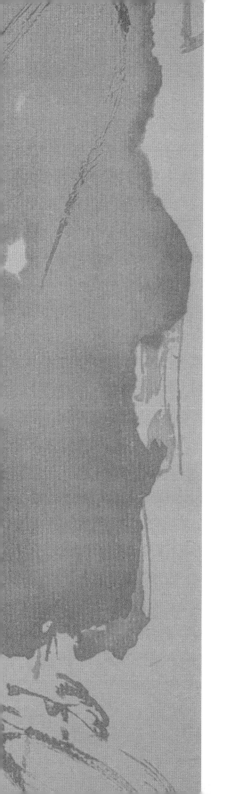

井泉润物

"安百姓"与"生生"

孔子无愧于一位伟大的政治家。《礼记·礼运》记载了他所提出"天下为公"的"大道"思想,描绘了令人向往的理想世界"大同"社会的美妙景象:民举公选,关爱和谐,安居乐业,货尽其用,人尽其力。怎么实现"大同"社会? 孔子没有说明,倒是《论语》在记载孔子与他的学生探讨"君子"的问题时讲到过。有关君子的语录,《论语》记有一百多次,给我印象最为深刻的是《宪问》中的一条,不仅从道德修养,而且从人生目标的高度提出要求,规划了一幅实现这一理想的蓝图:

子路问君子。子曰:修己以敬。曰:如斯而已乎? 曰:修己以安人。曰:如斯而已乎? 曰:修己以安百姓。修己以安百姓,尧舜其犹病诸!

此条首先探讨君子是怎么炼成的,是通过"修己"即自我修养炼成的,把自己修炼成为人格高尚、品行兼美、满怀仁爱之心的人,用以逐步实现所设定的三个人生目标:一是"敬",二是"安人",三是"安百姓"。

具体来说,在"修己"的基础上,第一个目标便是"敬"。什么叫"敬"?朱熹在对《论语·学而》"敬事而信"的注解中,把"敬"训作"主一无适"。"主一"就是精神集中,"无适"就是心无旁骛。朱熹的这一诠释,得到梁启超的赞赏。他在1922年8月14日所作《敬业与乐业》演讲中说:"敬字""惟有朱子解得最好","用现代的话讲,凡做一件事,便忠于一件事,将全副精力集中到这事上头,一点不旁骛,便是敬。"第二个目标是"安人"。这个"人"指身边的人,如家族、亲族之类,要让他们过上安定的光景。如果每一个君子都能通过"修身以敬",让自己身边的人过上宁靖的日子,那么就可以达到"安百姓",即让老百姓过上幸福生活的终极目标。

在孔子的学生当中,子路是很直率的一个。当孔子讲到"敬""安人"两个层次时,他马上提出"如斯而已乎",仅此而已吗,好像太容易了。而当孔子揭示了最高层次"修己以安百姓",让老百姓都过上安定的生活,并且特为指出,要达到"安百姓"的最终目的,连唐尧、虞舜那样的圣人都难以做到。直到此时,子路方才感到老师的识见果然高不可及,因而不再置喙。

孔子"安百姓"的崇高目的,与作为群经之首的《周易》所说"生生"思想未谋而切。《周易·系辞上》有云"生生之谓易",认为易理的本原在于"生生"二字。所谓"生生",即生而又生,万物恒生不息。《周易》里用到"生"的词语很多,

井泉润物

比如"自生""化生""大生""广生"等，尤其是《系辞下》说到"天地之大德曰生"，实在是鞭辟入里。我们不妨设想一下，人类生存所需空气、水分、食物、燃料，哪一样不是天地给予的，所以宋明理学家把天地的大德看作宇宙的根本法则。马克思、恩格斯共同撰写的《德意志意识形态》指出："全部人类历史的第一个前提无疑是有生命的个人的存在。""一切人类生存的第一个前提，也就是一切历史的第一个前提，这个前提是：人们为了要'创造历史'，必须能够生活。但是为了生活，首先就需要吃喝住穿以及其他一些东西。"马克思主义的这些论述与中华优秀传统文化具有高度契合性。

由此更可联想到《汉书·艺文志》的一句话："方技者，皆生生之具。"所说"方技"为医学。认为医学是使生命生长不息的工具，能够保护人民生存，并且有质量地生存。"易"是"生生"之易，医是"生生"之医，这是由于二者在"生生"这个核心价值上具有同源性，因而从古至今就有"易医同源"的说法。

宇宙因生命的出现而绚丽光彩，文化因人类的诞生而丰富多样，对生活、生命的关注是人类发展史中的永恒主题。在中华优秀传统文化的诸多子文化中，具有深厚人文精神的中医药文化集中地展现其母文化的价值，关注主体是百姓的生活，研究对象是鲜活的生命，呵护健康是不让的己任，"安百姓""生生"自然应当成为言行的宗旨，发挥统率的作用。

"放心"须"求"

孟子有"求其放心"的名言，见载于《孟子·告子上》：

> 仁，人心也；义，人路也。舍其路而弗由，放
> 其心而不知求，哀哉！人有鸡犬放，则知求之，
> 有放心而不知求。学问之道无他，求其放心而
> 已矣。

转成现代译文是：仁是人的心，义是人的路。舍弃了义路
而不走，丢失了仁心而不找，非常可悲啊！家里有鸡与狗走
失了，就晓得去寻找，有仁心丢失了，却不知道去寻求。学
问之道没有别的，就是把丢失的仁心找回来罢了。

对《孟子》这一条文加以解释的文字很多，比较而言，还
是程颐说得透彻："圣贤千言万语，只是欲人将已放之心约
之，使反复入身来，自能寻向上去，下学而上达也。"程老夫
子强调一个"约"字，要约束失散的心，确实是抓到了关键。

孟子认为人性本善。"放心"就是心被放逸了，视至贵
的仁心不如至轻的鸡犬。被谁放逸的？是因为各种原因被
自己放逸的，有的为金钱，有的为名声，有的为权力，有的为

井泉润物

女色等。《素问·灵兰秘典论》说："心者,君主之官,神明出焉。"眼耳口鼻五官都是心君的臣仆,受到心君的制约。在正常情况下,眼睛追求美色,耳朵追求美声,嘴巴追求美食,鼻子追求美嗅,是很自然不过的事情,但是不能过头。怎么才能适当其可呢? 那就要靠心君的制约。如果"放心"了,心被放逸,没有神明,那么,五官的贪求就没有节制,各种造假、不端的行为就会泛滥。所以必须寻求被放逸的心,"约之,使反复入身来",待人处事方才有主心骨,也才能专心于学问上。

《孟子》同篇载"弈秋诲二人弈"事,其中"一人虽听之,一心以为鸿鹄将至,思援弓缴而射之",这就是"放其心而不知求"的画像。顾炎武《日知录》卷七《求其放心》曾引此以说明之,并认为"求放心"是做好学问的第一步。医家也每有"求其放心"事例。据《晋书》记载,皇甫谧二十岁前"不好学,游荡无度",后在其叔母的痛切教育下,幡然悔悟,求得放心,"带经而农""勤力不怠""始有高尚之志",终成一代大家。

(原载《上海中医药杂志》2019 年第 7 期)

勿施甚欲

"己所不欲,勿施于人"语,两载于《论语》:一见于《颜渊》篇,为答弟子"仲弓问仁"语;一见于《卫灵公》篇,弟子子贡问"有一言而可以终身行之者乎",孔子答以"恕",进而解释为"己所不欲,勿施于人"。"恕"与"仁"意思相近。《孟子·尽心上》就有"强恕而行,求仁莫近焉"语。《说文·心部》:"恕,仁也。"段玉裁还据《孟子》之意发挥说:"为人不外于恕。"认为此二字"浑言之则不别"。众所周知,儒家思想的核心就是一个"仁"字,而"己所不欲,勿施于人"则是其中的重要支点,也是求仁的重要方法。

自己不愿意的,不要加给别人,将心比心,待人宽容,对人尊重,"己所不欲,勿施于人"无疑是正确的为人处世之道。那么,自己所愿意、向往的,可以加给别人吗? 也不一定。"己所甚欲",有时候也要"勿施于人"。你喜欢刀枪棍棒,也要让嗜好琴棋书画的人接受,绿茵场上的喧嚣声浪,你感到是一种享用,也要让沉浸于书室茶香氛围的人消受,行吗? 世上万物各有其长,各有其短,也应有其长,应有其短。野鸭的腿很短,能嫌它太短,给它接长吗? 白鹤的腿很长,能嫌它过长,把它割短吗? 《庄子·骈拇》说得好:"长者不为有余,短者不为不足。是故凫胫虽短,续之则忧,鹤胫虽长,断之则悲。""断鹤续凫"的傻事是千万做不得的。

混迹于官场,每每是古代读书人梦寐以求的事,但是也有嫌衙门腐败,而回到家乡学医看病去的。清代乾隆年间的医家王廷瑞就是这样的人,并有刻本《伤寒易简》三卷、抄本《温热病论》一卷传世。

名闻遐迩的陶弘景更是视众所好若敝屣者。据《南史·隐逸传》载,名士沈约任南齐东阳(今属浙江金华)郡守时,"高其志节,累书要之,不至",说沈约仰慕陶弘景的志向与节操,多次写信邀他出来当官,但都被拒绝。尤为著名的是梁武帝萧衍曾"手敕招之","屡加礼聘",而陶弘景"并不出"。陶氏还以画明志:画中两头牛,一牛散放在水草间,一牛戴金笼头,有人牵绳,以杖驱赶。武帝看了笑着说:"此人无所不作,欲学曳尾之龟,岂有可致之理?"所谓"曳尾之龟",取之《庄子·秋水》中的寓言。说楚王委派两个大夫邀庄子任官。庄子问他们,我听说楚国有个神龟,已经死了三千年,现在藏在巾箱里,供奉在庙堂上,你们说龟愿意这样"尊贵"地死而留骨,还是拖着尾巴在泥地上爬行呢?

"学而优则仕",当官或是读书人的"甚欲",但也请"勿施"于如陶弘景之类大隐头上。

(原载《中医药文化》2019 年第 4 期)

春秋政界两"扁鹊"

《韩非子·喻老》《史记·扁鹊仓公列传》都载有扁鹊所言疾在腠理、肌肤、肠胃可治,一旦病入骨髓则不可治的话。所谓腠理之疾,指极其轻微之恙。国家有还未显露的祸乱,犹如人身有尚处腠理之疾患。春秋时期,政界出了两位诊治于腠理的"扁鹊":一位是虞国大夫宫之奇,一位是郑国大夫叔瞻。

前者说的是虢、虞唇亡齿寒事。鲁僖公二年(前658),晋献公曾向虞国借道伐虢,宫之奇谏阻未成,晋国夺取虢国下阳(今山西平陆北)。三年后晋献公再次借道于虞。宫之奇向虞国君进谏说:"虢,虞之表也,虢亡,虞必从之。晋不可启,寇不可翫。一之为甚,岂可再乎?谚所谓辅车相依、唇亡齿寒者,其虞、虢之谓也。"前几句的意思是:虢国是虞国的外围,虢国灭亡,虞国一定跟着沦陷。晋国的贪心不能引发,敌人的军队不可轻视。借路一次已经过分,怎么可以有第二次?吴楚材、吴调侯叔侄在《古文观止》评点所引谚语说:"言虞如牙车,如齿在里,虢如颊辅,如唇在表。虢存,则辅车相依;虢灭,则唇亡齿寒。此言灭虢正所以自灭,应'虢亡,虞必从之'句。"虞国君则信奉虞与晋同宗,都是姬姓,

"岂害我哉",又一次借道。结果信然不出宫之奇所料,晋军以灭虢之兵灭虞,生擒虞国君,虞国就此从地图上抹去。此事载于《左传》之僖公二年(前658)、僖公五年(前655)与《史记·晋世家第九》《国语·晋语二》。

后者说的是或礼或杀重耳事。因父王晋献公妃骊姬作乱,重耳曾被迫流亡十九年。鲁僖公二十三年(前637)途经郑国,郑文公不以礼相待。叔瞻规劝说:重耳乃晋国的贤公子,您要厚待他。郑文公以"诸侯亡公子过此者众,安可尽礼"为由,不听。叔瞻又规劝说:若不厚待,那就干脆杀了他,以免后患。郑文公又不听。后来重耳返晋,夺取王位,是为晋文公,举兵伐郑,占领八座城池,并成为春秋五霸之第二霸。此事载于《国语·晋语四》《史记·晋世家第九》。

《韩非子·喻老》在记载扁鹊见蔡桓公事之后说:"故良医之治病也,攻之于腠理,此皆争之于小者也。夫事之祸福亦有腠理之地,故曰圣人蚤从事焉。"又进而评论道:"此二臣者皆争于腠理者也,而二君不用也。然则叔瞻、宫之奇亦虞、郑之扁鹊也。"

《吕氏春秋·审分》认为治身与治国系"一理之术",《汉书·艺文志》故有"论病以及国,原诊以知政"之说,医道通于政道,洵不虚妄。《淮南子·说山训》:"良医者,常治无病之病,故无病;圣人者,常治无患之患,故无患。"良医能及时诊断人身的腠理之疾,真贤能尽早发现国家的腠理之患,以此而言,大凡有识见、多远虑,能"争于腠理",防患于未然、消灾于萌芽的政界中人,像宫之奇、叔瞻这样的人,都可以赞扬为"扁鹊"。

(原载《中医药文化》2022 年第 4 期)

　井泉润物

扁鹊的"另类"作用

　　扁鹊的事迹在先秦著作中每多记载,不仅称述其神奇的医技,还由此推论到治国理政方面。其后更在激烈的辩论中,把扁鹊作为攻辩的依据,发挥其"另类"作用。

　　西汉昭帝始元六年(前81)二月,以各郡国荐举的"贤良""文学"六十余人为一方,以御史大夫桑弘羊作代表的公卿为另一方,就"民间所疾苦"的问题,集中于盐、铁、酒垄断专营的政策,展开了为期长达四个多月针锋相对的论争。汉宣帝在位(前74—前49)期间,官至庐江太守丞的桓宽根据会议存留的"议文"加以"推衍、增广",整理成《盐铁论》一书,以对话的形式较客观地记录了这场唇枪舌剑的辩说,使之成为后世研究汉代经济思想和经济政策的重要文献。

　　在《盐铁论》一书中,"贤良""文学"与公卿大夫为了论争的需要,大凡《诗》《书》《易》《礼》《春秋》等经书中的故实,《管子》《老子》《论语》《孟子》《韩非子》等子书内的言论,无不旁征博引,以为卫护己方的盾牌、攻讦对方的矛刺。此外,全书还每多借助医学说事,如《周秦》第五十七,针对桑弘羊的繁文缛节、严刑峻法,"文学"摆出古代礼教之历历可取,当今刑罚的种种弊端,而以"故吏不以多断为良,医不以多刺为工"作决。

扁鹊作为历史上最为著名的医家,自然更在直接征引之列。全书借扁鹊论说事理凡七次。其中《非鞅》第七、《轻重》第十四、《相刺》第二十、《大论》第五十九,"文学"引扁鹊六次;《轻重》第十四,大夫引扁鹊一次。就借光扁鹊来说,《轻重》第十四最为集中,计"文学"三次、大夫一次。

在《非鞅》第七这一篇里,针对大夫所说国家施行盐铁专营,既"佐百姓之急",又"足军旅之费",因而"有益于国,无害于人","文学"则一针见血地指出,盐铁的百倍之利"不从天来,不从地出",而是"一取之民间",名义上是"为秦开帝业",实际上是"为秦致亡道",最终导致二世而亡,据此得出"故扁鹊不能肉白骨,微、箕不能存亡国也"的结论。所说"微"指微子,即微子启,乃商纣王的长兄,"箕"即箕子,名胥余,为商纣王的伯父,任职太师,辅助朝政。微子、箕子、比干系殷商三贤,都曾直谏商纣王而未果。

尤其是在《大论》第五十九中,大夫与"文学"借用医理与扁鹊,有一轮就运用刑罚还是礼教来治理国家问题的争辩,委实精妙得很。大夫认为当今既无唐虞时代的淳朴之俗,又乏许由般的高尚清节之士,不用武力来扭转,而是讲什么礼数,这就如同无能的医生妄想用短针治疗藏于肌肤深处的毒疮似地难以奏效。"文学"则从"治未病"的根本上予以驳斥。说依赖糟蹋木材来建筑房屋的不是良匠,要像鲁班一样地顺着木形来制造器具,凭借残杀百姓来治理国家的不是良吏，圣人不会干那些违背人性的蠢事。如同扁鹊当疾病浅在腠理之际，便驱退邪气，"故痈疽不得成形"，"砭石藏而不施"，圣人在动乱尚未形成之时，就摒绝祸源，"故乱原无由生"，"法令设而不用"。接着更是毫不掩饰地讥讽说："断已然，凿已发者，凡人也；治未形，睹未萌者，君子也。"落到最后，"大夫抚然内惭，四据而不言"，意思是大夫深感失望、惭愧，以手据地，用以示敬，沉默不语，无言以对。

　　盐铁官营、酒榷专卖等一系列国家干预经济的政策是一把双刃剑。当汉武帝时期，在桑弘羊的主持下实行的这一专营措施，为解决讨伐四夷、抗击匈奴的军费，减轻中央政府财政危机，抑制地方势力发展，确实曾经发挥过不可小觑的作用，但同时也加重了商人的赋税，导致估客破产倾家，市井一蹶不振。随着时间的推移，官营、专卖的弊端越加突出，以致汉武帝于征和四年（前89）下《轮台诏》，反省自己的执政问题，强调"当今务，在禁苛暴，止擅赋，力本农"。一系列的史实表明，盐铁、酒类的买卖政策务须加以调整，而直到召开盐铁会议时，桑弘羊却一意孤行，依然故我，坚持内兴聚敛、外征四夷的方略，妄图以此完成汉武帝未竟的事业，其一败涂地的下场自然可想而知。果然不出所料，盐铁会议的次年，桑弘羊即被卷入一场谋反事件，牵连被杀。这是后话。

墨翟的医喻

在战国诸子中，墨翟可说是一位伟大的悲情人物。他所率领的墨者身穿粗陋的衣服，脚踏草编的鞋子，借暴雨沐浴，任疾风梳发，以自苦为极，以天下为家，赴汤蹈刃，死不旋踵。所倡"兼爱"，亦即无差等之爱、一律平等之爱，因不合先亲后疏、重亲轻疏的人伦常道，虽曾一度成为显学，终至难为世道所容。虽然如此，墨翟以及墨家学说在中国思想史上留下的浓墨重彩，集中反映在墨子及其门徒陆续增补而成的《墨子》内，其中每有合理的成分可为后人吸收。今撷取其以医为喻之片裘吉光，略示一二。

《非攻下》载：喜好讨伐的国君非难墨子说，齐、晋、楚、越建国时，地方皆不过数百里，如今通过兼并而四分天下，不是很好吗？墨子回答说："此譬犹医之药万有余人，而四人愈也，则不可谓良医矣。"《吕氏春秋·用民》有"当禹之时，天下万国"语。以医事为喻文，说明兼并的结果是个别国家获益，而绝大多数国家遭殃，好比医生治疗一万多人，只有四人痊愈，就不是良医一样，用以证实攻伐之不可取，而非攻之必要性。

《兼爱》更是借医喻起兴，论述治理天下的道理。墨翟

井泉润物

所见社会的顽症是强执弱、富侮贫、贵傲贱、诈欺愚，"饥者不得食，寒者不得衣，劳者不得息"。以治理天下为己任的圣人，要治理如此颓败的社会，就必须知道病因所在，"譬之如医之攻人之疾者然，必知疾之所自起，焉能攻之，不知疾之所自起，则弗能攻治"。其中的"焉"训作"于是"。接着指出病因："今诸侯独知爱其国，不爱人之国，是以不惮举其国以攻人之国；今家主独知爱其家，而不爱人之家，是以不惮举其家以篡人之家；今人独知爱其身，不爱人之身，是以不惮举其身以贼人之身。""人与人不相爱。""天下之人皆不相爱，凡天下祸篡怨恨，其所以起者，以不相爱生也。"最后开出处方"以兼相爱之法易之"，代之以一个"强不执弱、众不劫寡、富不侮贫、贵不傲贱、诈不欺愚""天下之人皆相爱"的理想社会。症状、病因、治法齐备，堪为治理天下弊病的一则医案。

战国诸子中的医人，墨翟堪称也。

（原载《上海中医药杂志》2020 年第 5 期）

"答非所问"有深意

《灵枢·外揣》记载黄帝问针道,岐伯答以"非独针道焉,夫治国亦然。黄帝曰:余愿闻针道,非国事也。岐伯曰:夫治国者,夫惟道也。非道,何可小大深浅杂合为一乎?黄帝曰:愿卒闻之。"岐伯就讲了一通日与月、水与镜、鼓与响的道理。黄帝听后开窍说"远者司外揣内,近者司内揣外",表示要珍藏于"灵兰之室"。

黄帝明明问的是针道,岐伯回答的却是治国之道,既感到有点突兀,更有点答非所问的味道。每每读到这里,仿佛成了丈二和尚。

近期检阅有关战国中期术士詹何的资料。詹何是一位生活时代或略早于庄子的道家人物,诸多古籍如《列子·说符》《吕氏春秋·执一》《淮南子·道应训》《文子·上仁》都记载了他同楚王的一段问答。楚王问詹何怎么才能治理好一个国家。詹何回答说,我只知道修养自身,不明白如何治理国家。接着说道:"臣未尝闻身治而国乱者也,又未尝闻身乱而国治者也。故本在身,不敢对以末。"发了一通身治则国治、身乱则国乱的议论,并认为治身与治国属于本末关系。

井泉润物

细思了詹何这些似乎也属于答非所问的材料，对上述《灵枢·外揣》所载岐伯治国之喻好像摸着点头脑。

詹何的身国喻与岐伯的针国喻，运用类比思维方式来说明问题。西汉刘向《说苑·善说》引善辩的惠施语："夫说者，固以其所知谕其所不知，而使人知之。"认为比喻就是用人们所知晓的来说明人们所不知晓的。

身与国相较，国深奥而难知，身浅显而易晓，詹何即"以其所知"之身"谕其所不知"之国，"而使人知之"。

针与国相较，对于黄帝来说，前者深奥于后者。诚如黄帝所言，针刺的道理精微宏博，小而无内，大而无外，深而无下，高而无盖，因而提出用什么来统系这既极小又极大、既极深又极高的九针之法的问题，岐伯随即以治国之喻作答。黄帝对此表示出"余愿闻针道，非国事也"的质疑，岐伯告知说："夫治国者，夫惟道也。非道，何可小大深浅杂合为一乎？"意思是唯有道方能治国。此处的"道"所指为何，愚以为指的是君道。《荀子》有"君道"篇，内云："道者何也？曰君道也。"《正名》篇更进一步解释说："道也者，治之经理也。"唐人杨倞注："言道为理国之常法条贯也。"因而能把"小大深浅"的事理杂合条贯为一。黄帝是华夏部落联盟的首领，治理天下本来就是他所熟知之事。高保衡、林亿等《重广补注黄帝内经素问序》有"在昔黄帝之御极也，以理身绪余治天下"语。由此一想，《灵枢·外揣》出现治国之喻也就不觉得有什么突兀，岐伯回答的正是黄帝所问。

刘邦忌医

一说起讳疾忌医，人们自然地就会联想到齐桓侯。《史记·扁鹊仓公列传》记载，扁鹊曾每隔五日，先后四次拜见齐桓侯。前三次分别直陈齐桓侯的疾病"在腠理""在血脉""在肠胃"，并告诫"不治将深"，齐桓侯或"不应"，或答曰"寡人无疾"，甚至阴斥扁鹊"好利"，"欲以不疾者为功"。第四次，扁鹊"望见"齐桓侯病已深入骨髓，遂不复请治。前后不到一个月，齐桓侯由腠理之疾而导致一命呜呼！《韩非子·喻老》也有相关记载，但讳疾忌医的是蔡桓公。

其实，还有一位家喻户晓的人物，虽然并不讳疾，却忌医尤甚，那就是汉高祖刘邦。《史记·高祖本纪》记载：

> 高祖击布时为流矢所中，行道病，病甚。吕后迎良医。医入见，高祖问医。医曰："病可治。"于是高祖嫚骂之曰："吾以布衣提三尺剑取天下，此非天命乎？命乃在天，虽扁鹊何益？"遂不使治病，赐金五十斤罢之。

《汉书·高祖纪》也有类似叙述。平定淮南王英布谋反

井泉润物

后,刘邦曾到家乡沛县,"悉召故人父老子弟纵酒",酒酣之时,叩琴自歌:"大风起兮云飞扬,威加海内兮归故乡,安得猛士兮守四方。"冲天豪气,无以复加。似乎区区箭伤,无足挂齿,早已置之脑后。

英布谋反至被擒杀,事在高祖十二年(前195)七月至十月。谁知半年后,刘邦即崩于长乐宫,年届五十有余。《老子·七十一章》:"夫唯病病,是以不病。"说把病当作病,认真对待,积极治疗,就不至于达到病入膏肓、难以救治的地步。刘邦因何而死,虽然史书没有明载,不得而知,但有两则资料,可供联系考虑:其一,《三国志·蜀志·关羽传》载:"羽尝为流矢所中,贯其左臂,后创虽愈,每至阴雨,骨常疼痛。医曰:'矢镞有毒,毒入于骨,当破臂作创,刮骨去毒,然后此患乃除耳。'"于是关羽便请医师施行刮骨疗毒手术,日后未见发作。刘邦则不以病为病,拒绝治疗,或许矢镞之毒潜伏体内,终成后日之累? 其二,《史记》与《汉书》的叙述大有耐人寻味之处:紧接上述忌医的记载后,吕后就提出"陛下百岁后"的人事安排问题,正印证了刘邦中箭后"病甚"的意蕴。这是无意编排,还是太史公隐隐地采用春秋笔法,曲折其意? 可以留给史学家去探讨。但是,无论是前者抑或后者,刘邦谩骂良医,"不使治病",说他忌医总是可以成立的。

(原载《新民晚报》2008年12月9日)

《七发》与"一檄"

　　清代赵翼《接西庄书知目疾已霍然》诗有"《七发》能起病，一檄可愈风"句，提到收载于萧统《昭明文选》中的两篇名作，讲了两则凭借言辞、文句祛病的故事。

　　前句说西汉著名辞赋家枚乘《七发》，假设楚太子患病，吴客往探，认为"今太子之病，可无药石针刺灸疗而已，可以要言妙道说而去也"，遂以音乐、饮食、车马、游观、田猎、观涛、论道七事启发太子。太子听后，"据几而起曰：'涣乎若一听圣人辩士之言。'涩然汗出，霍然病已。"旨在说明养尊处优的生活是危害身心健康的主要原因，而"要言妙道"是祛除疾病的最好药石，自然是属于心理疗法的范畴。顺便补说一意：《七发》为汉代大赋的先驱。此赋一出，东汉、魏、晋诸多文人采用这种体裁，接踵仿作了近二十篇作品，如傅毅《七激》、张衡《七辩》、马融《七广》、崔骃《七依》、王粲与曹植各有《七启》、徐幹《七喻》、张协《七命》等，形成了一种名为"七体"的辞赋文体，简称为"七"。

　　后句说建安七子之一陈琳所作《为袁绍檄豫州》，即讨曹操檄文。此文还见于《后汉书·袁绍传》，主旨是历数曹操的罪行，揭露其篡位的野心。罗贯中《三国演义》第二十二回也全文收载，并且添补了如下情节："檄文传至许都，时曹操方患头风，卧病在床。左右将此檄传进，操见之，毛骨悚然，出了一身冷汗，不觉头风顿愈，从床上一跃而起。"倒还有点华佗运用触怒法使郡守"吐黑血数升而愈"的况味。

情志疗法在古代医家著作与文人杂记中每有记载，兹举两则比较著名的案例。张从正《儒门事亲》卷七《惊》，说有一女子因受惊吓而情志异常，作者认为"平常见之必无惊"，便用《素问·至真要大论》"惊者平之"的方法使其"收神"而告瘳。唐代李华《李遐叔文集》卷四《言医》，说晋平公打算侵犯秦国而担忧不能取胜，竟郁郁成疾，医和"不发药石，请以词痊"，用楚国围秦受挫的前鉴作为比喻，从而使晋平公抛弃伐秦的谋划而去除心头之疾患。引而申之，病由情乖而致，疾因理违而生，则当动之以情，晓之以理，情通理顺，何患二竖不遁？"医者意也"，其此之谓乎！

（原载《上海中医药杂志》1984 年第 10 期，题作"词痊"；原载《上海中医药杂志》2005 年第 9 期，题作"七发"。今合改为一文）

染须发与政治行为

　　为了追求时尚与个性，现在很多人热衷于染发，尤其是年纪较轻的女士。这可以看作个人爱好，姑且勿论。而在古代，染发包括染须，有时还是一种政治行为。染须发是政治行为？风马牛！风马牛？非风马牛也。有历史记载为证：

　　据《汉书·王莽传》，公元八年，王莽改制，建立新朝，当时五十四岁，"欲外视自安，乃染其须发，进所征天下淑女"。为显示精力充沛与淡定，就染黑已经花白的须发，同时招纳从各地选出的贤良美好的女子。这岂非为稳定新政权的政治行为？

　　史天泽是元世祖忽必烈的著名将领，累官至枢密副使、中书左丞相等，赠太尉、太师、镇阳王，谥号"忠武"。此人低调涵弘，知时度势。史称其"出入将相五十年，上不疑而下无怨"。元代陶宗仪《南村辍耕录》卷二有《染髭》文，讲的就是史天泽事：

　　　　中书丞相史忠武王天泽，髭髯已白，一朝忽尽黑。世皇见之，惊问曰：史拔都，汝之髯何乃更

　　井泉润物

黑邪？对曰：臣用药染之故也。上曰：染之欲
何如？曰：臣揽镜见髭鬓白，且伤年且暮，尽忠
于陛下之日短矣，因染之使玄，而报效之心不异
畴昔耳。上大喜。

以胡须变白为黑来表明对皇上的忠心不减当年，岂非也是
一种政治行为？

古代东亚一些国家实行一种名为内禅的君位传承制
度。所谓内禅，就是在世的皇帝传位于其后人，自己则被称
为上皇或太上皇。南宋的孝宗、光宗、宁宗都曾被内禅过。
有时太子年岁已长，而皇帝还无退位之意，太子就会想方设
法暗示皇帝逊位。比如后来继位称为宋光宗的赵惇，二十
五岁时被立为太子，到了四十出头，还未继承皇位，有点急
不可耐，就私下对乃父宋孝宗赵眘说：有人送我乌髭药，儿
臣还不敢用。言下之意，我胡子已经花白了，您还不逊位，
让我当皇帝。谁知赵眘回答说：这正好向天下人显示你老
成，用得着什么乌髭药！因为当时老皇帝，也就是赵眘的养
父宋高宗赵构还颐养于德寿宫。直到赵构仙逝，方才内禅
于赵惇。此时赵惇已经四十三岁。事载南宋叶绍翁《四朝
闻见录》乙集《乌髭药》。以佯称变白为黑来谋求皇位，岂非
政治行为？

为了政治的需要，古代还有反其道而行之，变黑为白
的。李昇是南唐政权的建立者，他在辅助南吴之初，还不到

四十岁,认为不显得老成,就难以威慑、制服百官,就服用药物,一夜之间,髭鬓成霜。事载北宋郑文宝《南唐近事》首条。历代本草、方书每载染白为黑方,还未见有内服白须发方的,不知李昇所服何药。

由上可知,有时染须发与政治确乎有其关联之处,并非不相及。

皇甫隆与曹操的交集

　　皇甫隆善养生，寿达百余岁，与曹操有过交集。有三则记载可资说明。

　　一是西晋张华《博物志》卷五《方士》。该文载青牛道士封君达向皇甫隆传授养生法："体欲常劳，食欲常少，劳勿过极，少勿过虚。去肥浓，节酸咸，减思虑，捐喜怒，除驰逐，慎房室。春夏施泻，秋冬闭藏。"皇甫隆又转授给魏武帝曹操，"武帝行之有效"。

　　二是唐代孙思邈《备急千金要方》卷二十七《养性》载魏武帝曹操《与皇甫隆令》。其文曰："闻卿年出百岁，而体力不衰，耳目聪明，颜色和悦，此盛事也。所服食、施行道引，可得闻乎？若有可传，想可密示封内。"既用表示亲热称呼的"卿"，又用商量口吻的"可得闻乎"。曹操一生出令甚多，无有如此客客气气、和颜悦色的，这或许与曹操面对的是百岁老人，又要讨教问题有关。接着载录皇甫隆上疏之文，向曹操推荐活到178岁的传说寿星蒯京道人的"练精"之法。其要有二：一者"朝朝服食玉泉"。所谓玉泉，指口中津液。二者"琢齿二七遍"。后人所编《曹操集》也收载曹操《与皇甫隆令》，除了"道引"作"导引"外，其余皆同，但是没有皇甫隆的上疏。

三是孙思邈《千金翼方》卷十第七载青牛道士将务成子萤火丸传于皇甫隆，皇甫隆又传于曹操事。说该方"主辟疾病恶气、百鬼虎狼、蛇虺蜂虿诸毒、五兵白刃、盗贼凶害"，由"尹公"传授给东汉冠军将军武威太守刘子南，青牛道士从刘子南处得到此方。

另外，《备急千金要方·养性》还载有蒯道人传授皇甫隆服食天门冬延年益寿事。因未涉及曹操，就不多说。

从这些记载，尤其是曹操《与皇甫隆令》来看，皇甫隆应当是个历史人物，而不是虚构的传说人物。再者，曹操其人也是颇晓或是很想把握养生法的人。《三国志·魏武纪》裴松之注，说他"又好养性法，亦解方药"，能行气导引的甘始、晓房中术的左慈、善辟谷的郗俭等"无不毕至"其帐下。在曹操的诗文中对此也有所反映。比如他所作四言乐府诗《龟虽寿》，内云："盈缩之期，不但在天；养怡之福，可得永年。"说寿命的长短，一在天，一在人。在天，是说先天的基础；在人，是说后天的保养。为何说是"养怡"呢？养的是身，怡的是心，也就是身心要和乐。由此而言，他向寿星皇甫隆讨教养生方法也便顺理成章。

有关皇甫隆其人，除了与曹操有所交集外，北魏贾思勰、南朝宋裴松之还说他曾担任过敦煌太守，教人以耧犁来替代人、牛，"所省庸力过半，得谷加五"。耧犁又叫耧车、耙耧，是一种农具，即畜力条播机。又教人改重重叠叠，"挛缩如羊肠"的妇人裙,节省布料。详见《齐民要术·序》与《三国志·仓慈传》注。前者没有说明是何时的事,而后者交代"至嘉平中,安定皇甫隆代(赵)基为太守"。这就有疑问了:嘉平是魏齐王曹芳的年号,公元 249—公元 254。曹操殁于公元 220 年,生前已说皇甫隆"年出百岁",至嘉平年间,少说也要有 130 岁了,怎么还能当太守?是裴松之记错年代了?还是跟曹操交集的皇甫隆与当过敦煌太守的皇甫隆并非同一个人?目前尚乏资料确证,姑且存疑。

(原载《上海中医药杂志》2020 年第 11 期)

危　语

　　魏晋时期的读书人每常喜欢清谈。刘义庆《世说新语·排调》载：曾著有《殷荆州要方》的殷仲堪与桓玄、顾恺之诸人闲聊，先作了语，复作危语，即使人害怕的话。桓曰："矛头淅米剑头炊。"殷说："百岁老翁攀枯枝。"顾云："井上辘轳卧婴儿。"殷有一参军在座，插了一嘴："盲人骑瞎马，夜半临深池。"殷仲堪谓参军此言"咄咄逼人"。《晋书·殷仲堪传》有云："父病积年，仲堪衣不解带，躬学医术，究其精妙，执药挥泪，遂眇一目。"今参军语带"盲人"，殷仲堪故发此感。

　　比较而言：用矛头洗米、剑头烧火，并无实质性的危险，不过虚张声势而已；攀登枯枝，势必坠地，辘轳转动，定然落井，可能伤及皮骨，但未必会戕害性命；而人是盲人，马是瞎马，时为夜半，境为深池，如此典型的人、马、时、境集中一起，无疑是危语之最。张介宾《景岳全书》卷三《病家两要说》"废四诊者，犹暝行之瞎马"，就暗用这一危语，以喻不明诊断而妄加疗治的危险后果。

　　兹效颦取用《伤寒论·伤寒例》"桂枝下咽，阳盛则毙；

承气入胃,阴盛以亡"意,应以"阳盛服桂枝,阴盛饮承气",
或可为中医之危语。

（原载《上海中医药杂志》2005 年第 10 期）

竹头木屑

　　有的老年人舍不得丢掉一些琐碎的物品，哪怕一根绳，一片纸，以备不时之需。有时这些小东西倒真能派上大用场。就拿竹头与木屑来说，可谓微之又微、贱之又贱了，却对兵家、医家都发挥过相当作用。

　　陶侃任荆州刺史时，嘱官府造船就收藏木屑，用竹便贮存竹头，人皆不解其意。后来积雪初晴之日召开会议，厅前地上湿漉，即以木屑铺地；桓温为伐蜀造船，陶侃便提供竹头作钉。《世说新语·政事》《晋书·陶侃传》并载其事。木屑之类对于医家来说，也自有其用。比如《备急千金要方》每有用檀香、松木之类入方的记载。

　　自从陶侃用木屑铺地、桓温以竹头作钉后，"竹头木屑"便逐渐成为熟典，为人所用。《旧唐书》卷一百五十一载史臣曰："至若竹头木屑，曾无弃遗，作事有程，俭而足用，则又士君子之为也。"以"竹头木屑"比喻高崇文、伊慎、朱忠亮、刘昌裔等文武大臣皆各有其用。明代医家张介宾在《类经·序》中，也曾以"即壁影萤光，能资志士；竹头木屑，曾利兵家"，谦逊地说明所作《类经》虽然微不足道，但是或许有助于学习《内经》。

（原载《中医药文化》2010 年第 2 期）

冷　眼

　　《晋书·皇甫谧传》记载，皇甫谧堂姑有个儿子名叫梁柳，与皇甫谧的关系，既是外弟，也是发小。两人从童年到青少年，一起玩耍长大。梁柳后来先后担任过城阳、弘农、平阳太守，一直做到镇西将军。梁柳将要赴任城阳太守时，有人劝导皇甫谧给梁柳饯行。皇甫谧大不以为然，发了一通不同凡响的言论：梁柳没有当官的时候来探望我，我不出门迎接，走了，我不出门送行，吃的不过是咸菜，贫穷的人不用酒肉招待。现在他当了太守，就要我郑重其事地为他饯行，这是看重了城阳太守而轻贱了梁柳，不符合古人万物齐等、贵贱无别的待人之道，会让我心神不宁。这一番话，确实有点振聋发聩，反映了皇甫谧刚正不阿的品质。

　　近读明代文学家陈继儒（字仲醇，号眉公）的小品，其中有一篇《冷眼看炎凉》（见《陈眉公小品》，文化艺术出版社，1996 年），说到两件同上述皇甫谧相仿的事例。

　　一个在皇甫谧之前，讲的是前汉主父偃。主父偃是齐地临淄人，大半生穷困潦倒，在家乡备受亲属鄙视、儒生排斥。后来他给汉武帝上书献策，得到重用，拜为郎中等职,又被任命为齐相,回故乡上任,就以怨报怨,把他的兄弟、宾客等召集到一起,给众人散发了五百两银子后,接着责备说:我以前饥寒交迫时,兄弟不资助我衣食,宾客不让我进门,如今我当了国相,你们有的跑到千里之外来迎接我。从此以后,我同你们绝交了,不要再跨进我相国门庭!这个散金断交的故事,《史记》《汉书》所载主父偃传都有记载。

另一个在皇甫谧之后,说的是南朝宋何尚之。何尚之,字彦德,在升迁为吏部郎后,告假回家乡庐江(今属安徽合肥)探亲,满朝文武官员为他送行。到家后,其父何叔度询问说:"听说你回家乡,倾朝送别,大约有多少人呢?"何尚之回答说:"大概有几百人。"何叔度笑道:"这是送别吏部郎罢了,同你何彦德没有什么关系。"事载《南史·何尚之传》。

何叔度此语绝妙!何尚之与吏部郎何尚之本是同一人,梁柳与城阳太守梁柳也是同一人,主父偃与齐相主父偃还是同一人,而在世俗眼里,却是大有区别:何尚之、梁柳不过是平平常常、普普通通的读书人,主父偃更是不屑一顾的穷光蛋,而吏部郎何尚之、城阳太守梁柳、齐相主父偃真个是炙手可热、八面威风的大人物,自然要摆出前倨后恭的丑态。正因为如此,何叔度一语揭示,人家送别的是吏部郎,同你何尚之毫不相干。

陈继儒叙述主父偃、何尚之的事情后,表明自己的看法，建议有识之士不必显露主父偃的"刚肠"，而要具有何叔度的"冷眼"。这话说得合情在理，因为肠刚易断，何况主父偃生就一副睚眦必报的鼠肚鸡肠，冷眼则源自冷静而智慧的头脑、平和而无私的心态。

萧绎聚书与焚书

"万般皆下品,惟有读书高。"这是北宋汪洙《神童诗》中的话,说得过于偏激,但强调读书,激励世人,尤其是学子,倒也有其可取之处。书籍是人类的结晶,是国家与民族历史、人文的载体。具有讽刺意味的是,书籍在中国历史上屡遭厄运。前人所称书厄,即指大量书籍亡佚毁损的历史劫难。隋朝秘书监牛弘上表《请开献书之路》称"五厄"(见《隋书》卷四十九《牛弘传》),明人胡应麟《少室山房笔丛》卷一《经籍会通一》屈指为"十厄",说"牛弘所论五厄,皆六代前事","书至六朝之后复有五厄","通前为十厄矣"。再往后,更有人累增至"十五厄""十六厄""十八厄"的。这些书厄的发生,几乎都同帝王脱不了干系。不管核算为多少厄,萧绎焚书都是其中的一大厄。

萧绎(508—554)是梁武帝萧衍的第七子,552—554 年在位,是为梁元帝。称帝之前,抄书、聚书、看书、听书(萧绎早年盲一目,后来视力不济,令侍者轮番朗读)、写书,几乎成了他生活的全部。《梁书·元帝本记》说他"既长好学,博综群书,下笔成章,出言为论,才辩敏速,冠绝一时",著述甚丰,有《周易讲疏》《老子讲疏》《孝德传》《忠臣传》等,凡二十

　井泉润物

种,四百余卷。又擅长作画,有宋人摹本《职贡图》传世,今藏于国家博物馆。萧绎聚书繁富,搜集、抄写书籍,经史子集,无所不容,也包括不少医书,计有八万卷之多。所著《金楼子》卷二有《聚书》篇,就记载有个名叫孔昂的人,为他抄写的书中《肘后方》。他在《聚书》篇内总结说:"吾今年四十六岁,自聚书来四十年,得书八万卷,河间之侔汉室,颇为过之矣。"所说"河间"指汉景帝刘启第二子河间王刘德,一生搜罗缮写古籍,所聚书可与汉室藏书相仿,而萧绎的八万卷超过梁室藏书,故云"颇为过之"。在这些方面,萧绎可以说是历代帝王的第一人。可惜的是,他品性不堪,为了争夺帝位,大施诡计,屡开杀戒,攻弟灭侄,在位不足三年,都城江陵(今属湖北荆州)为西魏所破。据《资治通鉴·梁纪二十一》所载,萧绎听闻江陵城破之时,命人将其聚书连同梁室藏书共十四万卷尽行焚毁。有人问他为何焚书,他回答说:"读书万卷,犹有今日,故焚之。"真是奇谈怪论! 王夫之《论梁元帝读书》有云,"未有不恶其不悔不仁而归咎于读书者","元帝所为,至死而不悟者也"。

十四万卷是个什么概念? 我们可以拿几个数字比较一下。前述牛弘上表中说:"宋秘书丞王俭依刘氏《七略》撰为《七志》,梁人阮孝绪亦为《七录》,总其书数三万余卷。"《隋书·经籍志》说刘歆《七略》载书"大凡三万三千九十卷",后经王莽之乱,魏秘书监荀勖著《中经新簿》,"大凡四部,合二万九千九百四十五卷"。《七略》《七志》《七录》《中经新簿》

等都属于综合性的国家藏书目录,所载书也不过二三万、三四万卷,而萧绎的一把火就烧掉其数的好几倍。就此而论,江陵焚书是继秦始皇逆行后最大的文化厄运,萧绎是中华文明的千古罪人,丝毫都不为过。

(原载《上海中医药杂志》2020 年第 10 期)

井泉润物

笔谏与医谏

唐代中后期，京兆华原（今陕西铜川）有著名的两兄弟，兄名柳公绰，弟名柳公权，既同是书法翘楚，也皆有声于政坛，而且都曾进谏过帝王。

柳公绰（763—832），字宽，小字起之，历任户部、刑部、兵部尚书，谥号元，世称柳元公。柳公绰为人庄重严谨，书法端肃浑厚，古朴自然，有《蜀丞相诸葛武侯祠碑》传世，立于成都武侯祠内。此碑高 367 厘米，宽 95 厘米，厚 25 厘米，唐宪宗元和四年（809）所立。因系宰相裴度撰文、柳公绰书写、名匠鲁建雕刻，故有"三绝碑"之誉，为国家一级文物。

柳公权（778—865），字诚悬，官至太子少师，世称柳少师。柳公权书法骨力遒劲，民间有"柳字一字值千金"之说，与颜真卿齐名，并称"颜柳"，后世有"颜筋柳骨"的美誉，又与颜真卿、欧阳询、赵孟頫合为"楷书四大家"。传世碑刻有《金刚经刻石》《玄秘塔碑》《神策军碑》《冯宿碑》等。

清代小说《说呼全传》第四回说："古人云'伴君如伴虎'，刻刻要当心。"伴君尚且如此，更何况谏君。劝谏失当，轻则罢黜，甚者脑袋搬家，这在历史上是数不胜数的。因而进谏必须要讲究艺术,要谏于宛若无意之时,要谏于看似无形之际,此乃"进谏学"的最高境界。柳氏哥俩可谓深得个中三昧。

柳公权曾以笔谏唐穆宗李恒。李恒系唐宪宗第三子,原本轮不着他接班,有赖其母郭贵妃及其母舅郭钊广结党羽,而侥幸登上金銮殿。孰知继位之后,饱食终日,不理朝政,纵情享乐,毫无节制。李恒曾问柳公权"笔何尽善",柳公权回答说:"用笔在心,心正则笔正。""帝改容,悟其以笔谏也"。虽然一时动容,明了柳公权以笔劝谏其心须归正,但是过后即忘,依然故我,更且滥服金石药物,在位四年,便一命呜呼。事见新旧《唐书》之《穆宗纪》与《柳公权传》。

柳公绰曾以医谏唐宪宗李纯。从总体上来说,李纯倒是一位勤勉的皇帝。但是刚登大位时,崇尚武功,每常出游打猎,操练队伍,甚少过问政事。柳公绰便进献《太医箴》一篇,加以劝谏。内云:"天布寒暑,不私于人。""气行无间,隙不在大。""畋游恣乐,流情荡志。驰骋劳形,咤叱伤气。""气离有患,气凝则成。""医之上者,理于未然。患居虑后,防处事先。心静乐行,体和道全。然后能德施万物,以享亿年。"从身心健康入手,指出凡事都不能过度,既有针对李纯素喜武功游猎而有"劳形""伤气"之虑,更多防病于未然之论。其中"气行无间,隙不在大"八字,意谓人体的正气容易耗散,尤为至理名言。李纯览阅《太医箴》后,第二天就派内使嘉奖柳公绰说:"卿所献之文,云'气行无间,隙不在大',何

井泉润物

忧朕之深也。"并且把此语写了放在座位旁边,作为座右铭。过了一个月,将柳公绰由吏部郎中升迁为御史中丞。事见新旧《唐书》之《宪宗纪》与《柳公绰传》。

明代杨慎《丹铅摘录》卷七曾引此"笔谏""医谏"之说:"柳公权心正笔正之对,穆宗知其以笔谏也。柳公绰进《太医箴》曰,气行无间,隙不在大。宪宗曰,卿爱朕深者。盖以医谏也。"

(原载《上海中医药杂志》2019 年第 2 期)

唐朝君王服丹药

据《旧唐书》纪传所载,唐朝的太宗、宪宗、穆宗、敬宗、武宗、宣宗六个君王的死因与服食丹药有关,正应了"服药求神仙,多为药所误"的古语。

唐太宗李世民晚年服石,贞观二十二年(648)五月,太宗"使方士那罗迩娑婆于金飙门,造延年之药",次年五月,遂致暴疾不救,"崩于含风殿",时年五十二。(《旧唐书·太宗本纪》)

唐宪宗十五年(820)正月,宰相皇甫镈与金吾将军李道古遵奉宪宗诏令,荐举山人柳泌、僧大通等待诏翰林。唐宪宗李纯服柳泌药后,日增燥渴。裴潾上书谏曰:"金石皆含酷烈热毒之性,加以烧制,动经岁月,既兼烈火之气,必恐难为防制。"宪宗不听,燥渴益甚,不到一个月,暴崩于大明宫的中和殿,年仅四十三。(《旧唐书·裴潾传》)史臣蒋係曾评价唐宪宗:"睿谋英断,近古罕俦。""惜乎服石过当。"(《旧唐书·宪宗本纪》)

唐穆宗李恒即位,诏柳泌、僧大通付京兆府,施以杖刑处死,反映唐穆宗本来就知道金石不可服食。孰料后来听从僧惟贤、道士赵归真的邪说,也饵服起金石,以致即位第

四年（824）便崩于寝殿，时年方届而立。（《旧唐书·穆宗本纪》）

唐敬宗李湛即位，下令将惟贤、赵归真流放到岭南。这表明唐敬宗晓得金石不能服用。但是不久有道士刘从政，向他宣扬长生久视之术，请于天下访求异人，冀获灵药，李湛还是被迷惑，于是任用刘从政为光禄少卿，号昇玄先生，又遣使往湖南、江南及天台采药，后来又竟然起用赵归真。继位两年（826）即亡，年仅十八。（《旧唐书·敬宗本纪》）后人或认为其死与服饵有关。

唐武宗李炎早年在藩邸时，便喜好道术修摄之事，及即位，又召来道士刘玄靖、赵归真等修法箓，炼丹药。之后药性发作，身体燥甚，发肤枯槁，"喜怒失常，疾既笃，旬日不能言"，会昌六年（846）三月二十三日崩，年三十三。（《旧唐书·武宗本纪》）

唐宣宗李忱恣意宠幸后宫，为了济助精力，召太医李玄伯合治丹剂。唐宣宗服用后，疽生于背。崩年五十，时在大中十三年（859）。（《新唐书·毕诚传》）

参见清人赵翼《廿二史劄记》卷十九《唐诸帝多饵丹药》。

（原载《上海中医药杂志》2006年第11期，题作"唐代七君服丹药"）

二程论医

　　"二程"指北宋著名理学家明道先生程颢、伊川先生程颐兄弟俩,有程门诸弟子记录、朱熹编次的《二程遗书》二十五卷并《附录》一卷传世。此遗书偶有涉医条文,有的颇具见解,有的或属"无稽",有的借以说理。今择选并论说数条。

　　《周礼·天官冢宰·医师》有"十全为上,十失一次之,十失二次之,十失三次之,十失四为下"文。对于"十全",东汉郑玄注:"全犹愈也。"唐代贾公彦进一步解释说:"谓治十还得十。"因此后世一般理解为治病十治十愈,或有十分把握。《二程遗书》则说:"《周官》医以'十全为上',非为十人皆愈为上。若十人不幸皆死病,则奈何? 但知可治不可治者十人皆中,即为上。"(卷一《端伯传师说》)认为《周礼》所讲"十全"并非谓"十人皆愈",而是判定十人中谁可治,谁不可治,都能说准,是从诊断上来讲的。其理据是有的病本来就属于预后不佳的"死病"。《素问·汤液醪醴论》有云:"帝曰,形弊血尽,而功不立者何? 岐伯曰,神不使也。"接着岐伯解释什么叫"神不使",即"精神不进,志意不治",为何导致"神不使",是由于"嗜欲无穷,而忧患不止,精气弛坏,荣泣卫除,故神去之而病不愈也"。此外,司马迁在《史记·扁

　　　　　　　　井泉润物

鹊仓公列传》也曾总结过"病有六不治"。这或可作为二程此说的佐证。与二程同时代的王安石也曾依据郑玄注文对此有过申述:"郑氏谓'全,犹愈也'。人之疾,固有不可治者,苟知不可治而信,则亦全也,何必愈?"(《周礼新义》)反映二程的说法站得住脚。

自古以来,就有"神农尝百草"的说法。《淮南子·修务训》说:"(神农)尝百草之滋味、水泉之甘苦,命民知所辟就,当此之时,一日而遇七十毒。"神农果真"尝百草""一日而遇七十毒"吗? 二程对此提出疑义:"神农作《本草》,古传一日食药七十死,非也。若小毒,亦不当尝;若大毒,一尝而死矣,安得生? 其所以得知者,自然视色嗅味,知得是甚气,作此药,便可攻此病。须是学至此,则知自至此。"(卷二下《附东见录后》)认为神农并非口尝,否则遇到大毒草,如断肠草之类,"一尝而死",如何能续尝? 而是通过"视色嗅味",得知草木的药性。这是由于他的学识达到如此地步,因而一"视"一"嗅"便知。神农尝百草本属古代神话传说,究竟是借助舌尖还是眼睛、鼻子来了解性味,似无讨论的必要。二程此条乃属"多余的话"。

《二程遗书》中的涉医之文最精彩且丰富的莫过于程颢的"万物一体"之仁。现择其要:

学者须先学仁。仁者浑然与物同体,义、礼、智、信皆仁也。

医书言手足痿痹为不仁，此言最善名状。仁者以天地万物为一体，莫非己也。认得为己，何所不至？若不有诸己，自不与己相干。如手足不仁，气已不贯，皆不属己。

医家以不认痛痒谓之不仁，人以不自觉、不认义理为不仁，譬最近。

——卷二上《元丰己未吕与叔东见二先生语》

说仁者与万物同体，万物都属于自身的一部分，因而要施仁于万物。如果认为万物与自己不相干，就是不仁。好比患了医家讲的痿痹，四肢不仁，失去知觉。这是借医家"手足痿痹为不仁"，来说明漠视万物为不仁的看法，成为二程，尤其是程颢"万物一体论"的一个重要组成部分。

（原载《上海中医药杂志》2020 年第 2 期）

井泉润物

"四休"

北宋著名诗人黄庭坚,号山谷道人,有《四休居士诗》三首。诗中有"太医诊得人间病,安乐延年万事休"句。其序云:"太医孙居昉,字景初,为士大夫发药,多不受谢。自号四休居士。山谷问其说,景初笑曰'粗茶淡饭饱即休,补破遮寒暖即休,三平二满过即休,不贪不妒老即休'。"(见《黄庭坚全集》,四川大学出版社,2001 年)

对其中的"三平二满",南宋陈昉《颍川语小》卷下有个解释:"俗言'三平二满',盖三遇平二遇满,皆平稳得过之日。"南宋辛弃疾《鹧鸪天——登一丘一壑偶成》词有"百年雨打风吹却,万事三平二满休"句。明代郑瑄《昨非庵日纂》卷七"三平二满"作"三平四满",都是平稳度日的意思。

粗茶淡饭,吃饱就行;衣被残破,暖和就行;生活平淡,过得去就行;不贪不妒,活到老就行。这就是著名的"四休"诗。"四休"诗好在哪里? 黄山谷点评为"此安乐法也",并在他的《四休居士诗》中作出回答:"借问四休何所好,不令一点上眉头。"心中无虑,则眉头舒展。随遇而安,知足常乐,是这首诗的主旨所在。

明代石天基曾有一首《却病歌》:"人或生来气血弱,不会快活疾病作。病一作，心要乐。心一乐，病都却。心病还将心药医，心不快活空服药。且来唱我《快活歌》，便是长生不老药。"一诗一歌，养生旨趣，异曲同工。

（原载《中医药文化》2012年第2期）

　　井泉润物

李清照的写本情结

　　说到李清照，大家都知道她是创作长短句的高手，较少晓得她协助乃夫赵明诚写作《金石录》的贡献，更加鲜闻她偏爱写本的情结。赵明诚亡故后，李清照将其有关金石收藏、研究的手稿，整理成《金石录》三十卷，于绍兴四年（1134）五十一岁时作《金石录后序》（见《李清照集》，中华书局，1962年。以下引文凡未引出处者并见于此），介绍夫妇俩搜集、整理金石与撰写《金石录》的过程以及该书内容。这是一篇带有自传性的散文，从所述抄书、购书、校书，尤其是运书等细节中，得窥易安居士非常注重写本。

　　李清照十八岁时嫁与赵明诚。赵明诚之父赵挺之累官至尚书右仆射兼中书侍郎，谥清宪，《宋史》载其传，有山东青州归来堂藏书楼。崇宁四年（1105）六月，赵挺之因党争而乞致仕，获准于宋徽宗，两年后病逝。大观元年（1107）秋，赵明诚因丁父忧去官，偕妻李清照由京城汴梁回到他的出生地青州，从此，这对伉俪在归来堂居住达十余年之久。早在汴梁时，因"丞相（指赵挺之）居政府，亲旧或在馆阁，多有亡诗逸史、鲁壁汲冢所未见之书，遂尽力传写，浸觉有味，不能自已"。这是说抄书。到了青州，更是节衣缩食，四方收集书册，"食去重肉，衣去重采。首无明珠翡翠之饰，室无涂金刺绣之具。遇书史百家，字不刓阙、本不讹谬者辄市之，储作副本"。这是说购书。"竭其俸入，以事铅椠""每获一书，即同共勘校，整集签题"。这是说校书。通过多年的苦心经营，"归来堂起书库大橱，簿甲乙，置书册"，成为彼时北方收藏最富之地。归来堂所藏每有涉医文本，如《金石录》卷三载"梁陶隐居碑"、卷六录"唐养病坊碑""唐养病坊敕"等。

无奈生于南北宋之交的乱世，屡遭折腾劫难，所藏散失殆尽。兹举两番避难运书之事。

靖康元年（1126），金兵围攻汴京。次年三月，赵明诚母死于建康（今南京）。赵氏夫妇虑及青州难保，遂借奔丧之机，由赵明诚携带贵重物品南下。因多余之物不能备载，于是四目寻寻觅觅，归来堂冷冷清清，内心凄凄惨惨戚戚，"乃先去书之重大印本者，又去画之多幅者，又去古器之无款识者，后又去书之监本者、画之平常者、器之重大者，凡屡减去，尚载书十五车"。一连四"去"，除了古器与画作外，书籍则是卷帙厚重的印本与监本。国子监是中国封建社会的教育管理机关和最高学府。一般认为监本的出现始于五代后唐明宗时期，《旧五代史·唐书·明宗纪》有"（长兴三年二月）辛未，中书奏请依石经文字刻《九经》印板，从之"的记载。至于写本，则片纸未去。其实，不要说宋代人，即使到了明初，也并不怎么把宋刻本当作一回事。上海图书馆所藏《金匮要略方》洪武二十八年（1395）吴迁抄本，就抄录在陈尧道所著《中庸五十义》《大学会要》两种宋刻本的背面。这是第一次避难运书。

建炎三年（1129）八月，赵明诚病逝于建康。其时李清照尚有书二万卷、金石刻二千卷，知赵明诚妹夫任兵部侍郎，驻守于洪州（今江西南昌），遂先遣人携带部分书卷、石刻往投之。"独余少轻小卷轴书帖，写本李、杜、韩、柳集，《世说》《盐铁论》，汉、唐石刻副本数十轴，三代鼎鼐十数事，南唐写本书数箧"。看来李清照对遣人所带与留下的也经过一番苦心挑选。不料四个月后，金兵攻陷洪州，所携行李复散为云烟。幸亏所留包括写本之类，乃日常所珍惜，"偶病中把玩，搬在卧内者，岿然独存"。这是第二次避难运书。

其后，"岿然独存"者，又先后遭"官军""取去"、盗贼窃去，"十去其七八"。对于所藏与所失，李清照曾痛惜地说："何得之艰而失之易也。"复又以似偈之语释怀云："有有必有无，有聚必有散，乃理之常。人亡弓，人得之，又胡足道。"

从对书籍的抄、购、校、运，可见李易安对写本之偏爱，也反映了时届两宋之交，写本已属珍稀之品。

（原载《中医药文化》2020 年第 4 期）

高启的"赠医序"

　　高启,字季迪,自号青丘子,苏州人,后隐居于上海吴淞。此人文才十分了得,有诗集《缶鸣集》《娄江吟稿》《姑苏杂咏》等,后人推许他为有明三百年诗坛巨擘,洪武二年(1369)曾参与编修《元史》。这里不论他的诗集,也不评他的史学,只说他的文集《凫藻集》,共五卷,其中有"赠医序"五篇。

　　《赠何医师序》说何朝宗大胆用热药治愈王仲元痔疮事,赞扬王仲元之智足以信医,何朝宗之能足以自信。医人之自信与患者之信医,两"信"相合,乃"收全功"。《赠王医师序》感叹王复初医术精湛而"不得大闻于时"。《赠医师龚惟德序》述龚惟德乘扁舟,冒风浪,从京口(今江苏镇江)到瓜洲(今属江苏扬州),治愈周克恭小儿危疾而不求酬报事。

　　值得一说的是《赠医师何子才序》与《赠医士徐仲芳序》。前者曾收录于全国高等医药教材《医古文》。这两篇侧重论述医德,其中提出两个问题,或许能给我们一些启示。

　　一是病家的愧意。

　　《赠医师何子才序》述何子才"日来视之,疗治周勤",治

　　　井泉润物

愈赵子贞阖家老小数口重病。赵子贞称"仆有惭心，而子才无倦色"。《赠医士徐仲芳序》讲小儿科医生徐仲芳"视疾必谨，与剂必良，婴稚之赖以不殇者盖众矣"，并且不收取读书人与贫困人的诊金，致使"人至有愧心，而仲芳无倦色"。从中我们是否能够感悟到，医生德尚术精到让病家顿生惭愧之心的程度，则医患矛盾何愁不解，医患关系怎能不融？

二是义利的辨别。

唐人柳宗元曾经写过一篇《宋清传》，赞扬药商宋清不为"市道交"，"与券""积券""焚券""远取利"的经营作风。此文对后世影响很大。

《赠医士徐仲芳序》开篇就说到此事：

　　昔柳子传宋清，言清居善药，有就清求药者，虽不持钱，皆与之。积券如山，度不能报，辄焚券。余固疑清之未善也。苟不责报，尚何以券为哉？又言清取利远，故大，而卒以富，是知清犹未免于利耳。

认为既然宋清留下欠款单据，得远取之实，就摆脱不了一个"利"字。而徐仲芳既不留券，更不考虑日后的大利，之所以不收馈赠，是由于"士大夫吾所敬，贫者吾所悯，义皆不可取，吾非为诡也。彼资雄而仕达者，固又何辞"。认为徐仲芳不收取有声望读书人的医疗费用是出于敬重，不收取贫穷人的医疗费用是出于怜悯，那些有钱有势的则照收不误，没有一点虚假的成分。由此相较，高启得出宋清言利、徐仲芳言义的结论。

义利之辨，亦即道德行为与物质利益关系的问题，属于伦理学中道德评价标准的命题，自从孔子提出"君子喻于义，小人喻于利"（《论语·里仁》）之说，自古及今，争辩不绝。此系大题，显非短篇小札所能承载。唯能简要说上一二：宋清本属市道中人，而不作市道交，"虽不持钱者，皆与善药"，对失权柄、遭冷落者也一视同仁。据此而论，所谋虽为利，义在其中。至于徐仲芳，则"义"字当头，区别对象，或取义，或取应得之利，也属义利兼顾。药商宋清、医人徐仲芳并宜表彰。今之医药界人或可从中悟得行医、售药之道。

竹　疗

　　竹子的功用很多，它不仅可以用来治疗身体上的病患，如竹叶就是药方上所用的淡竹叶，有清热利尿的功用，竹沥就是竹汁，有镇惊利窍的功用，而且还能用来治疗思想上、习气上的病患。苏东坡曾经写过一首竹诗，题为《於潜僧绿筠轩》："可使食无肉，不可居无竹。无肉令人瘦，无竹令人俗。人瘦尚可肥，士俗不可医。旁人笑此言，似高还似痴。若对此君还大嚼，世间哪有扬州鹤？"顺便带说一下，后两句的意思是：如果面对竹树，仍然大吃大喝，既想博取清高之名，又要获得滋味之乐，世上哪有这等鱼和熊掌兼得的美事呢？"扬州鹤"通常用以指代十分如意的事情。根据其中的"不可居无竹""无竹令人俗"语句，明代吴宽借题发挥，写了一篇《医俗亭记》，收在《家藏集》卷三十一，论述了"竹疗"，即用竹子治疗俗病的问题，颇为新奇可喜，悦目清心。

　　作者说种竹、培竹，乃至蔚然成林，接着筑亭其间，"食饮于是，坐卧于是，啸歌于是，起而行于是，倚而息于是，倾耳注目，举手投足，无不在于是"。竹林的清净淡雅一扫脑中的邪念、胸中的尘浊。文章从竹子的形态、质性、用途等方面，归纳了疗治俗病的八大功效：竹子内部空虚能容，可以疗治气量狭隘的俗病；竹子挺直不弯，可以疗治行为乖戾的俗病；竹子通彻有节，可以疗治散漫放纵的俗病；竹子纹理明晰，可以疗治待人混同无别的俗病；竹子笔直向上，可以疗治志向卑下的俗病；竹子经冬不凋，可以疗治气节不坚的俗病；竹子潇洒可爱，可以疗治拘泥不化的俗病；竹子用途广泛，可以疗治浅陋无能的俗病。作者还进一步希望将"竹疗"推而广之，"使人人皆用之，天下庶几无俗病与?"表达了荡涤天下俗病的美好愿望。

在俗不可耐的言行举目闻见的时日，读读此类饱含清逸之风的短文，尝试一下"竹疗"，益矣！

（原载《上海中医药杂志》2008 年第 1 期）

井泉润物

读黄省曾《射病赋》

　　赋属诗之流变,不入乐而可诵读,求铺陈而见才志。历代作赋者济济,流传至今的赋文洋洋,而其中涉医者寥寥。前汉枚乘所作《七发》可谓首篇涉医赋文。言楚太子有病,吴客往访,以音乐、饮食、车马等七事启发太子,于是太子"霍然病已"。黄省曾的《射病赋》仿效《七发》的范式,也是涉医的赋文。二者相较,前者名声响亮,学人皆知,而后者显得有点"门前冷落车马稀"的凄凉,甚至不能进入当今选编历代名赋者的法眼。平心而论,《七发》是汉代大赋的发端之作,开创了赋中的"七体"之文,刘勰《文心雕龙·杂文》言"枚乘摛艳,首制《七发》,腴辞云构,夸丽风骇",固然可赞,但黄省曾《射病赋》也每有可取之处,不宜漠视。

　　黄省曾(1490—1540),字勉之,号五岳山人,吴县(今属江苏苏州)人,明代中期著名学者,曾从游于王阳明门下,《习知录》载有其所录问学内容。黄氏流传于世的重要著作有《五岳山人集》三十八卷、《西洋朝贡典录》三卷、《申鉴注》五卷、《拟诗外传》一卷等。他还是一位出版家、藏书家,曾刻印过王逸《楚辞章句》、嵇康《嵇中散集》、郭璞《山海经传》、郦道元《水经注》等。

《射病赋》见于《五岳山人集》卷一。说晋昭公患病，邀扁鹊诊治。扁鹊诊脉、察色后，断定晋昭公的病症“其成也非一症，积也非一日”，接着借详析病情的名头，揭露晋昭公奢侈淫逸、搜括民财、忠奸不辨等诸种“病症”。

此赋值得称道，约有如下三端：

其一，“有隐”。

“射”者有所指。署题为“射病”，说的是身病，实际上影射的是国乱。说的是春秋时期扁鹊对晋昭公病情的分析，实际上是作者对明王朝理政弊端的指摘，晋昭公身体上的疾病就是明代社会疾病的集中反映。《文心雕龙·隐秀》：“文之英蕤，有秀有隐。”有隐则“玩之者无穷，味之者无厌”。《射病赋》便属于刘勰所说“有隐”之赋。

其二，病因、病名、证候，乃至处方悉具。

扁鹊指出晋昭公身患“煎厥”“虫蚀”“痞膈”“筋瘛”“风消”“飧泄”“痿痹”“鬼疰”“膜胀”九种病症，不仅列举病名，而且逐一地说明证候与病因。比如：“目睆不睹，耳闭不闻，溃乎若坏，汩乎罔停，其名曰煎厥，得之薰莸邪正，淆浑黑白，嘉言谠谟，孔贬以黜，大小近丧，内奰（音 bì，愤怒貌）中国。”所述都是有来历的：《素问·生气通天论》有“……使人煎厥。目盲不可以视，耳闭不可以听，溃溃乎若坏都，汩汩乎不可止”语，可见《射病赋》所述煎厥的证候、病名取之于此。以上是从医理上说。有关病因几句的意思是：不分香臭、邪正，混淆黑白，美好的言论、确当的谋划大受贬斥罢黜，大事小事都办不好，激怒了国内的老百姓。《诗·大雅·荡》有"小大近丧，人尚乎由行，内奰于中国，覃及鬼方"语，可知《射病赋》所述煎厥的病因部分取自此。如此论说病因，明显地推论到治国理政上。

晋昭公听了扁鹊的一番分析后，感慨地说："寡人之苦，一如先生之言，天苟不弃，寡人得从先生以治，南面有日矣。"扁鹊认为"君王之病非汤液酖醴之所及、镵石案熨之可施"，于是开出处方："征五臣于虞廷，借九人于周室，寄以调燮，委之融和，庶几其可瘳也。"意思是从虞舜、周武王那里借用诸多贤臣来治理国事，调和社会矛盾，从而让百姓过上安定的生活。

其三，治病与理政之衔接斗榫合缝，了无痕迹。

扁鹊所述晋昭公病况，先列证候，次定病名，末陈病因。前二者皆从医理上叙说，后者转论为政弊端。其间过渡自然顺畅，一无突兀。比如：证候是寄生虫盘踞肠胃，病名为"虫蚀"，病因是搜括民财。证候是上下不通，病名为"痞膈"，病因是仁贤摈野。证候是下利不止，病名为"飧泄"，病因是营役不休。

从比喻的角度来说，《射病赋》所列证候、病名属于喻体，病因属于本体，喻体与本体宜具有相似点。如上举寄生虫吸食宿主的营养，与不良官吏搜括百姓的钱粮之类何其相似乃尔，而这正是《射病赋》以身喻国、以治病喻理政殊为恰当的原因所在。

"圣心嘉赏"《暴证知要》

明代万历年间,苏州有位落魄文人,姓沈,名野,字从先。此人著作不少,有《印谈》一书传世。另有《卧雪》《闭门》《榕城》诸集,惜已散佚。医著有《诊家要略》也已佚失。现存《暴证知要》,上海中医药大学图书馆藏有巢念修抄本,中华医学会上海分会图书馆藏有日本抄本。另据郑金生、张志斌《海外中医珍善本古籍丛刊提要》(中华书局,2017年),日本国家公文书馆内阁文库藏有明万历三十一年(1603)刊本与抄本各一部。

该书上下两卷,一册。上卷列中风、中寒、中暑、霍乱、绞肠痧等二十八证,下卷设痈疽、疰、蛇虫兽毒、鲠、难产等四十九证(该书排序为七十八证,缺第六十六证),皆属重危急证,故题书名为"暴证"。沈野也颇晓医药,书中每有评述。卷端题"长洲沈从先辑,吴江顾自植公立校"。顾自植系万历二十年(1592)进士,曾任职于刑部、礼部。

书首附载顾自植"与沈从先书",内告一奇事:"旧岁携来《暴证知要》,偶以数卷悬之长安市上,中贵人购去,达之圣览。圣心嘉赏,遂命中书科缮写十帙,以奉圣母,并赐太子、诸王弟。"说"圣心嘉赏"《暴证知要》,命中书舍人誊录十

井泉润物

部,用来孝敬皇太后,并赏赐给太子以及诸王弟。

沈野一生布衣,穷困潦倒,生平资料甚为鲜少。清乾隆十三年(1748)刻本《苏州府志》载:"沈野,字从先,为人孤僻寡合,不能治生,傲庬吴市傍,教授里中,下帘卖药,虽甚饥寒,人不得而衣食之也。曹能始见其诗,激赏之,延至石仓园,题其所居之室曰吴客轩。"另有内部发行的《吴中名医录》也载有沈野资料。

所幸《苏州府志》提到曹能始,为了解沈野其人其事提供线索。曹能始可谓名闻遐迩:曹学佺(1574—1646),字能始,号石仓,侯官(今福建福州)人。万历二十三年(1595)进士,历任南京户部郎中、四川按察史等职。藏书万卷,有《汗竹斋藏书目》。著书多达三十多种,如《野史纪略》《周易可说》《诗经质疑》《春秋阐义》《蜀中人物记》《一统名胜志》等,并辑有《石仓十二代诗选》,系明代著名文学家,闽中十子之首,曾首倡纂修《儒藏》。又精音律,擅度曲,世称闽剧始祖之一。清兵入闽,自缢殉节。《明史·文苑列传》载其事。

《苏州府志》说曹学佺看到沈野的诗,非常赞赏。现举沈野《采莲曲》为例:"解道芙蓉胜姜容,故来江上采芙蓉。檀郎何事偏无赖,不看芙蓉却看侬!"此诗采用民歌风格,抒发少女的心理活动:有人说芙蓉比自己娇美,就跑到江边采芙蓉,欲比试一番,率真而自信。窥见一美貌青年男子正注视自己(西晋潘安小字檀郎、檀奴,世称天下第一美男),

心中喜悦,嘴上却责之以"无赖",既羞且喜的心态、胜于芙蓉娇姿的满足,表露无遗。沈野《印谈》提出治印"自然天趣说",这首《采莲曲》与其治印的主张实属殊途同归。据此而言,曹学佺"激赏"沈野诗,也可谓惺惺相惜。

曹学佺有《戏沈野》联:"半夜号咷常索酒,一生眊矂自圈诗。"眊矂(音mào sào),意为烦闷。说沈野嗜酒成性,每常半夜呼叫索要,而怀才不遇,矜重其诗,自圈自点,不轻易示人。虽为戏题,且寥寥十余字,将沈野内衷苦闷、借诗酒浇愁之心态尽现联间,如见其人,如闻其声,实为旧时落魄士子的生动写照。

《苏州府志》还说曹学佺邀请沈野到石仓园(该园为石家故园,在今福州仓山洪江),并题沈野所居之室曰吴客轩。此事宜在万历二十八年(1600)。万历三十六年(1608)秋,沈野卒,曹学佺有诗哭之。见陈庆元《曹学佺年表》(《福州大学学报》哲学社会科学版,2012年第5期)。

明神宗朱翊钧在位长达四十七年(1573—1619),所用年号唯万历一称。据上所述时代可知,"嘉赏"《暴证知要》的当是明代这位皇帝。

(原载《上海中医药杂志》2019年第5期)

印书还愿

　　囊中羞涩的求财神，膝下冷清的拜观音，身体衰弱的叩寿仙……求愿时得许愿，心想事成后须还愿。求愿、许愿、还愿是民间的一种信仰行为。中医界、出版界也有其事。

　　清代嘉庆、道光年间，上海县有一位著名的藏书家，名叫李筠嘉，收购了明代朱察卿的慈云楼古宅作为藏书处。胡道静先生在《清代的上海藏书家》（《上海历史研究》，上海人民出版社，2011 年）一文中把他列为首位。李筠嘉聘请彼时目录校雠家周中孚核定藏书，编就《慈云楼藏书志》，收书凡四千七百多种。后来周中孚在此基础上，整理成《郑堂读书记》三十卷。李筠嘉不仅收藏书籍，还编辑、刻印了一些著作。有一部中医书《痘证宝筏》，作者是雍正、乾隆年间的强行健，后更名为强健。此书就是李筠嘉为了还愿而刊印的。

　　在编成《慈云楼藏书志》前，李筠嘉还编有一部《古香阁藏书志》稿本，现藏于南京图书馆。其中记载了李氏刻印《痘疹宝筏》的事因：

《痘疹宝筏》六卷，原稿定本。国朝强健撰……

嘉庆乙丑，余得此书原稿，时因子女四人痘发，

> 不觉有动于中,谓如获安痊,必将此书刊行,旋
> 竟如愿。于丙寅冬校梓之。

说"嘉庆乙丑"即 1805 年,李筠嘉得到《痘证宝筏》稿本,当时由于四个子女罹患痘疹,就照书疗治,并许下愿:如子女痊愈,就一定"将此书刊行","如愿"后,即于次年还愿"校梓"。

因还愿而刊印中医书籍,使其得以流传至今,倒不失为中医界、出版界的一则美谈。

(原载《上海中医药杂志》2018 年第 6 期)

"俞荫甫拼命著书"

俞樾《春在堂随笔》卷一记载:"湘乡公喜谐谑,因余锐意著述,戏之曰'李少荃拼命做官,俞荫甫拼命著书。吾皆不为也'。余闻而自愧,亦以自喜。"

曾国藩出生于湘乡市(今属湖南湘潭),因称湘乡公。说到曾国藩的门生,那是扳着手指点不过来的,遍布于军、政、文化、教育各界。其中李鸿章(字少荃)、俞樾(字荫甫,号曲园居士)自可厕列得意门生。李鸿章系晚清重臣,位至直隶总督兼北洋大臣,武英、文华二殿大学士,人所皆知。俞樾虽然比李鸿章年长一岁有余,但是进入曾门却要晚上多年。

曾国藩将俞樾同李鸿章并列,戏称二人皆能"拼命",戏谑中既有赞美二人之意,也流露出文正公的自得之态。而就俞樾而言,不唯得到先生的赞赏,而且能够同赫赫有名的李中堂比肩,其口称"自愧"、心实"自喜"的状貌显露无遗。

其实俞曲园也有其非凡之处。卸任河南学政后,遂定居于苏州,潜心于学术长达四十余载,著作繁富,汇刻为《春在堂全书》四百九十卷。《群经评议》《诸子评议》《古书疑义举例》乃其代表作。后者对古书中具有疑义的文句归纳综合成八十八种条例,内容涉及语法、修辞、校勘等,字数虽然不到八万,但是影响极其深远。是书一出,仿效者纷纷,且多为名流。若刘师培《古书疑义举例补》、杨树达《古书疑义举例续补》、马叙伦《古书疑义举例校录》、姚维锐《古书疑义举例增补》等,今人徐仁甫也有《广古书疑义举例》。《春在堂全书》中还有一部涉医著作《读书余录》,是清代《素问》考据名著,有校记四十八则,考证确切,多为今人采纳。后经俞鉴泉改定,更名为《内经辩言》,近人裘吉生收入所纂《三三医书》。

俞樾不仅有《春在堂随笔》以及前述《春在堂全书》,而且把苏州寓所的主室命名为"春在堂",有曾国藩书写的匾额。曲园老人因何对"春在堂"情有独钟?个中自有缘故。原来在道光三十年(1850)进士系列考试的复试中,俞樾一反花落情愁的思维定式,以"花落春仍在"句开篇,主考官曾国藩对此深加激赏,将其名次摆到第一。为感恩,为纪念,始有"春在堂"的后话。

(原载《中医药文化》2006 年第 2 期)

李鸿章奏折与嘉定秦氏

奏折是有清一代重要的官文书,也称折子、奏帖或折奏。素有"晚清第一重臣"之誉的李鸿章一生撰有诸多奏折。开始是为曾国藩写奏折,后来是为自己写奏折,也有别人为他写的奏折。

从咸丰元年(1851)至同治三年(1864)太平天国运动期间,尤其是后期,清王朝为镇压太平军,战事频仍,进而由李鸿章招募组建淮军,耗费大量财力,因而不断地要各地富户捐输银两。从李鸿章的筹饷奏折中可见其大概。如:"从咸丰七年六月起至十一年年底止,商船捐户各官生四百一名,共捐银一十七万七千九百四十七两五钱。"细大不捐,毫发不爽,计量单位直至几两几钱。其中捐输者中还会出现中医的大名,在"奏为上海商船第七次续报捐输各户,核明例案银数,恭折悬恩给奖,以昭激劝事"所附"恭呈御览"的清单中载:"秦冠瑞,嘉定县人。由候选员外郎加随带一级捐银二千两,请赏戴蓝翎,仍留加随带一级。"以上并见于《李鸿章全集·奏议一》之《奏请奖叙上海商船捐输各户折》[同治元年(1862)十一月初一日]。蓝翎系清朝官员服饰,六品以下者所戴。所谓"随带"者,乃清朝吏部奖叙制度,"随带一级"即准许所加一级可随带到新任。

所举"捐银二千两"的秦冠瑞(1840—1895),字偶松,古
暶(今上海嘉定)人,擅长书画,兼精医术,撰有《寄梦庐伤寒
述注》稿本八卷,成书于光绪十六年(1890)。该书仿清包诚
《伤寒审证表》之纲目,补以各家注文之要。卷一为《伤寒
例》《辨脉法》《平脉法》,卷二至卷五分设六经病篇,卷六列
汗、吐、下证之可与不可,末两卷统属方解。书内有圈点,悉
依徐大椿《伤寒类方》。现藏于上海中医药大学图书馆。

秦冠瑞属嘉定秦氏望族之一员。唐文治《茹经堂文集
第三编》卷八有《秦佩鹤先生墓志铭》。秦佩鹤名绶章。
内云:

> 嘉定为吾娄属邑,俊彦风从,为同乡所莫能
> 及。乾嘉之际,钱竹汀先生大昕崛起,以经学闻
> 当世,兄弟子侄相继迭兴,号为"九钱",厥后科
> 第之盛复甲全省。二徐二廖先后骞腾。迨其季
> 也,乃独钟于秦氏。

墓志铭所及钱大昕、"二徐"即徐郙与徐致祥、"二廖"即
廖寿丰与廖寿恒两兄弟,都是清代乾隆以降的嘉定著名人
物。说到了清末,"独钟于秦氏",主要因秦绶章而言。秦绶
章(1849—1925),字佩鹤,光绪九年(1883)进士,历任内阁
学士、福建学政、工部右侍郎、兵部左侍郎等职。

秦氏迁居嘉定之始祖为元代秦辅之。秦辅之撰有《练川志》，系嘉定历史上首部志书。嘉定境内有条练祁河，横贯东西，又称练川、练渠、祁江，因"流水澄清如练"而得名。清代王鸣盛、王鸣韶兄弟以及钱大昕、陆遵书等并有《练川杂咏》诗。秦辅之卒于至治元年（1321）。据《嘉定秦氏支谱》，从秦辅之到秦绥章，其谱系略为：秦辅之—秦良—秦世进—秦铦—秦尔达—秦荷—秦凤辉—秦溯萱—秦兆兰、秦兆甲。秦冠瑞系秦兆兰长子，秦绥章系秦兆甲仲子，两人为堂兄弟。

相传秦辅之为秦观七世孙。秦观（1049—1110），字少游，号淮海居士，宋神宗元丰八年（1085）进士，曾任秘书省正字、国史院编修官等职，为"苏门四学士"之一，有《淮海集》《淮海居士长短句》等。能攀附上这么一位名人作为家族的远祖，自然是荣耀不过。秦绥章却认为此说乏据："自始迁祖以上七世之系，名讳无考，谱牒难通。与其诬也，毋宁阙也。"（见上海图书馆藏《嘉定秦世善堂家谱》）说"名讳无考，谱牒难通"，与其有蒙人之嫌，还不如缺而待考。当今有热衷于标榜自己为某某伟人之后者，不管名讳之有考与无考，谱牒之易通与难通，哪怕是毫无关联的，也要捧将出来。其"拉大旗作虎皮"之虚诈，较之于秦绥章不妄攀名人之实诚，实在有壤天之别。

嘉定秦氏中不乏医家，除了秦冠瑞外，还有秦世进、秦铦、秦尔达。尤其是秦铦，著有《济生录》八卷，惜未见流传。

校书养性

世人每谓抚琴弈棋可以养性,写字作画可以养性,吟诗填词可以养性,赏花弄草可以养性,鲜说读书校勘也可养性。明代高濂辑纂的《遵生八笺》是一部养生专著,大凡涉及养生者,几乎无所不容,诚如弢光居士屠真父序评介该书,"居室运用,游具品物,宝玩古器,书画、香草花木之类,颇亟烦冗",然亦未曾提及校书养性。

近日再度检阅清代叶德辉氏《藏书十约》,该书立购置、鉴别、装潢、陈列、钞补、传录、校勘、题跋、收藏、印记十目。其中校勘目中,列举校书有"八善":

> 习静养心,除烦断欲,独居无俚,万虑俱消,一善也;有功古人,津逮后学,奇文独赏,疑窦忽开,二善也;日日翻检,不生潮霉,蠹鱼蛀虫,应手拂去,三善也;校成一书,传之后世,我之名字,附骥以行,四善也;中年善忘,恒苦搜索,一经手校,可阅数年,五善也;典制名物,记问日增,类事撰文,俯拾即是,六善也;长夏破睡,严冬御寒,废寝忘餐,难境易过,七善也;校书日多,

井泉润物

源流益习,出门采访,如马识途,八善也。

　　此"八善"均得养性之三昧。概括来说,所养之性,有心性、德性、智性、书性四途:"习静养心"竟然达到"除烦断欲""万虑俱消""长夏破睡,严冬御寒,废寝忘餐,难境易过"的境界,此属养心性;"有功古人,津逮后学","传之后世",此属养德性;"一经手校,可阅数年","记问日增","俯拾即是","源流益习,如马识途",此属养智性;"不生潮霉",此属养书性。

（原载《上海中医药杂志》2008年第11期）

银行业的藏书家——谢光甫

历来藏书家多为学者。比如《梁书·昭明太子》载传主萧统"有书几三万卷",所撰《昭明文选》三十卷系现存最早的一部诗文总集,因而《梁书》赞其"名才并集,文学之盛,晋宋以来,未之有也"。他如著有中国现存第一部博物学著作《博物志》的西晋张华、著有《贞观政要》的唐代吴兢、著有《避暑录话》《石林燕语》《石林诗话》等的宋代叶梦得、著有《庄氏藏书目》《艺经》等的元代庄肃、著有《澹生堂集》《两浙著作考》等的明代祁承㸁、著有《金石录补》《仪顾堂集》等的清代陆心源、著有《双鉴楼善本书目》《双鉴楼藏书续记》等的民国傅增湘,不仅都是响当当的藏书家,而且也是著名的学者。

为了提高藏书的质量,增加藏书的数量,藏书家淘买珍稀版本,或雇人抄写,花费自然不少,有的甚至影响到日常生活。比如上面提到的祁承㸁,有一藏书长印"澹生堂中储经籍,主人手校无朝夕。读之欣然忘饮食,典衣市书恒不给。后人但念阿翁癖,子孙益之守弗失"。说典当衣服去买书,每常感到缺经费,这往往成为藏书家生活拮据的写照。

由此可见,要当藏书家,一个重要条件是囊中充实,且

井泉润物

有文化,而银行家二者并具,既有文化,资金又充裕。晚清民国时期曾出现过几位银行业的藏书家。如曾任大清银行正监督、浙江兴业银行董事长的叶景葵,再如曾任天津中国银行、上海交通银行、北京交通银行经理的陶湘,又如曾任金城银行董事、中南银行董事、盐业银行董事长的任凤苞,都是著名的藏书家。这里着重说说收藏过中医刻本、抄本古籍而周旋于银行业的藏书家谢光甫。

谢光甫(1877—1939),字永耀,浙江余姚人,曾任上海总商会会董、中国通商银行常务董事、中国通商银行总经理等职,是一位搜求古籍善本并乐此不疲的人物,有永耀楼藏书处,每部书上钤印"馀姚谢氏永耀楼藏书"。著名藏书家郑振铎、叶景葵、陈乃乾等都对谢光甫的藏书经历加以赞扬,如郑振铎称"谢光甫君是一个最热忱的收藏家"(《西谛书话·求书日录》),"谢光甫氏搜求最力,所得独多"(《劫中得书记·序》)。谢氏所收多为明代珍稀善本,其中也包括中医古籍,如嘉靖丁未(1547)刊本南宋陈自明《妇人大全良方》,系明代薛已注本的首刻本。

尤其值得一说的是,中医古抄也在谢氏收藏之列。从《上海地区馆藏未刊中医钞本提要》一书中统计就有十四种:《二经类纂》三卷,《金匮要略正义》二卷,《都邑师道兴造石像记并治疾方》一卷,《卫生家宝方》七卷,《释方》一卷,《经穴备要》一卷,《广嗣须知》一卷,《原幼心法》三卷,《痘疹辨义》一卷,《痘经》三卷,《疮疹集》三卷,《银海波抄》三卷

（存两卷），《二家诊录》二卷，《延寿和方汇函》二卷。内容广涉中医之经典、方书、妇科、儿科、眼科、医案等。上述抄本有两个特点，一是大多为日本抄本，二是现今皆藏于上海中医药大学图书馆。

（原载《中医药文化》2022 年第 5 期）

井泉润物

商务印书馆名人荟萃

商务印书馆于1897年由夏瑞芳等人集资创建,集编撰、出版、发行以及教育于一体。因其系近代中国的新式文化产业,从而吸引各界名流鱼贯而入,诸如蔡元培、张元济、李伯元、高凤谦、杜亚泉、陆尔奎、陈叔通、叶圣陶、沈雁冰、蒋梦麟、陈布雷、王云五、郑振铎、周建人、周予同、王伯祥、唐钺、竺可桢、顾颉刚、黄宾虹、何炳松、金仲华、陈翰笙、章靳以等,都是如雷贯耳的人物。连声名煊赫的胡适、陈独秀也为商务印书馆出过力。1921年,胡适时任北京大学教授,利用暑假,到商务印书馆编译所"指导"了两个月。陈独秀则在同年受聘担任馆外名誉编辑。

商务印书馆还有多位医人,包括后来成为名医者。

蒋维乔系近代教育家、哲学家。1903—1912年任职于商务印书馆编译所,编辑《最新小学国文教科书》,主持商务印书馆所属尚公小学等校事务,后又兼任爱国女校校长。1912年南京临时政府成立,蒋维乔随蔡元培入京,先后在教育部任秘书长与参事,又曾出任江苏省教育厅长。蒋氏著作甚丰,而尤以《中国佛学史》与《因是子静坐法》著称于世,系中国倡导科学气功的第一人。

谢利恒青年时期从马培之学医，1911年起供职于商务印书馆，先在国文部撰写地理教科书，继在字典部编纂《中国医学大辞典》《中国名人大辞典》。后来谢氏转投医林，在丁甘仁创办的上海中医专门学校任校长。

章巨膺早年也曾从师学医，1919—1928年在商务印书馆编译所任编辑。1925年为恽铁樵收入门下，医道大进，后悬壶于上海闸北，并参与创办上海国医学院，主编《铁樵医学月刊》，又先后任教于上海中国医学院与新中国医学院，兼任新中国医学院教务长。

最有名的当然要属恽铁樵。恽氏原本也粗通医理，后应张元济邀请，于1911年进商务印书馆，次年起主编《小说月报》。他对待来稿，唯优录用，而不论作者地位之高下、声名的大小，尤其注重提携新苗、奖掖后进，鲁迅创作的小说处女作《怀旧》，署名"周逴"，就是经恽氏之手，发表于1913年的第四卷第一号上。恽氏为该文多处加上批注，褒扬其章法，向读者推荐。二十年后，鲁迅在致杨霁云信中还提及此事，成就一则文坛佳话。后来由于几个儿子接连因病不治，恽氏遂发愤自学中医典籍，并投名医汪莲石门下，1920年，在云南路会乐里挂牌行医。王钝根曾任商务印书馆属下《礼拜六》杂志的主编，其儿子病危，经恽氏治愈。王便在上海各大报的报尾下刊登横栏大幅广告："小儿有病莫心焦，请医当请恽铁樵。"（见谢菊曾《十里洋场的侧影》第41～43页，花城出版社，1983年）一时之间，恽氏诊所人流如潮。

井泉润物

商务印书馆还有几位西医。如程瀚章任职于编译所物理化学部，撰有《运动生理》《西药浅说》等。顾寿白任职于编译所生理部，著有《大众医学》《人类学大意》等，上海沦陷后，行医于内地。

　　上引谢菊曾其文还说"主编《小说世界》的叶劲风，听说后来也离馆改行当中医了"。又说张赞臣于1916年前后曾在商务印书馆任过职。这就有点疑问了：张氏生于1904年，此时尚未成年，难以自谋其生。又遍寻张氏行状资料，未见有载此段经历。郑逸梅《清末民初文坛轶事》(学林出版社，1987年)内有《〈中国历代医学史略〉作者张赞臣》篇，也未提及张赞臣参与商务事。

（原载《中医药文化》2020年第1期）

道家与医

　　众所皆知,儒、释、道与中医药的关系,虽然还说不上水乳交融,但是可以说是形影不离。比较而言,道家与中医药的关系更为密切。例证很多,只说三条主要的。

　　一是从我国首部正史目录学著作《汉书·艺文志》得到证实。《汉书·艺文志》讲到"七略",除了汇集各略大序的"辑略"外,按照内容,把图书分成六略,就是六种类别,包括"六艺略""诸子略""诗赋略""兵书略""术数略""方技略"。其中"方技略"的小序说:"方技者,皆生生之具,王官之一守也。"意思说医药是使生命生长不息的工具,是天子之官的一种职守。"方技略"又分为医经、经方、房中、神仙四种。而房中、神仙都与道术密切相关。可见,在我国现存最早的目录学著作中,与道家紧密相关的就占据了中医药的半壁江山。

　　二是从道家的宗旨得到证实。儒家强调仁爱,释家重视来世,而道家突出今生,一切以养生、适意为重,追求"深根固柢,长生久视之道"(《老子·五十九章》),企望"如婴儿之未孩"(《老子·二十章》),这正与中医药以人为本、以命为本的主旨不谋而合。

井泉润物

三是从道家的主体思想得到证实。道家极其强调一个"气"字。《庄子·知北游》："人之生,气之聚也。聚则为生,散则为死。"现存最早的道教经典《太平经》提出一而为三(精、气、神)、三而为一(气),"共为一道","相助为治"的看法,认为"人欲寿者,乃当爱气、尊神、重精也"(《令人寿治平法》)。后世所谓"精、气、神乃人之三宝"的说法本此。该书《圣经秘旨》还指出:"气生精,精生神。"并把精、神与气比作鱼与水的关系,认为"气绝神精散,水绝鱼亡"(《还神邪自消法》)。这一论述,与《灵枢·决气》"余闻人有精、气、津、液、血、脉,余意以为一气耳"、《难经·八难》"气者,人之根本也",乃至李东垣《脾胃论·省言箴》"气乃神之祖,精乃气之子,气者,精、神之根蒂也"之说如出一辙。

　　此外,习道者大凡皆明医,也可从一个侧面反映道、医之密切。《抱朴子·杂应篇》曾说:"古之初为道者,莫不兼修医术,以救近祸焉。"一部《二十四史》,自可证实葛洪的这一论断。读《后汉书·襄楷传》李贤注,便知《太平经》的传人于吉就曾"疗病"。

　　"药学、医学的产生,也与道教有着极为密切的联系。"李约瑟《中国的科技与文明》卷二所云,诚非虚言。

(原载《中医药文化》2007 年第 4 期)

兼听则暗

《管子·君臣上》:"夫民别而听之则愚,合而听之则圣。"意谓对于民众的议论,片面听取就难免采取愚蠢的举措,全面了解情况,才有可能作出正确的判断。东汉王符《潜夫论·明暗》也说:"君之所以明者,兼听也;其所以暗者,偏信也。"意谓君王广泛听取不同意见就英明,片面相信个别人的说法便昏庸。后世从中提炼出"兼听则明,偏信则暗"的成语,表示多方面听取意见,才能明辨是非,单听信某方面的话,就愚昧不明。这个道理一般来说当然正确无疑,尤其是在治国与用人上。但是施之医事,有时却恰恰相反,而为"偏信则明,兼听则暗"。

《战国策·秦策二》载:

> 医扁鹊见秦武王。武王示之病。扁鹊请除。左右曰:"君之病在耳之前、目之下,除之未必已也,将使耳不聪、目不明。"君以告扁鹊。扁鹊怒而投其石:"君与知之者谋之,而与不知者败之。使此知秦国之政也,则君一举而亡国矣!"

武王没有偏信"知之"的扁鹊，而兼听"不知"的左右，因此举棋不定。诚如明代李中梓在《医宗必读·不失人情论》中谈到"病人之情"时所说："有良言甫信，谬说更新，多歧亡羊，终成画饼。"秦武王当属其类。

明代张介宾《景岳全书·病家两要说》曾对病家"兼听则暗，偏信则明"有过一些议论："偏听浮议，广集群医，则骐骥不多得，何非冀北驽群？""议多者无成，医多者必败。多，何以败也？君子不多也。"这是说兼听则暗。"不倾信于临事，不足以尽其所长。"这是从反面说偏信则明。秦武王于临事时不完全信任扁鹊，怎么能使扁鹊尽其所长？扁鹊因此"怒而投其石"，发了一通"论病以及国"之类牢骚。

有关求医诊病需要"偏信"而不能"兼听"的说辞，前人如唐代王令的《医谕》、北宋王安石的《使医》每有所发。《医谕》提到："一邑之医举十人，一人实能，而九人名不能。"说一个城镇荐举十个医生，其中一个"实能"，即没有名声而有本领，其余九个都是"名不能"，即有名声而没有本领。碰到这样的情况，要把推举出来的医生全召请来吗？《使医》的答案是"使其尤良者一人焉尔"，召请其中一个"实能"的。如果统统聘请过来，由于才干不在一个档次上，相互之间不仅没法商量，能力强的不能发挥作用，水平低的恣意妄为。一旦导致患者死亡，谁来承担这个罪过？都强调在诊治疾病上要偏信良医，不要兼听庸医。

（原载《上海中医药杂志》2008 年第 7 期）

百家姓

　　明代李中梓的《医宗必读·不失人情论》论述患者之情、旁人之情、医人之情。在剖析医人之情时说："有素不相识，遇延辨症，病家既不识医，则俟赵俟钱，医家莫肯任怨，则惟苓惟梗。"反映了医家不负责任的应付心态。其中"赵""钱"与"苓""梗"对举，茯苓、桔梗系临床常用中药，则赵、钱便犹如张三、李四，属于通称。古人认为汉人的姓氏以张、王、李、赵为四大姓氏。东汉应劭《风俗通·佚文·姓氏》："张、王、李、赵，皆黄帝之后也。""赵"居其末，"钱"还排不上号，为何不用排在第一、二位的"张""王"，却以"赵""钱"表示通称？这就涉及《百家姓》的问题。

　　《百家姓》是古代流行的启蒙课本，北宋时编，没有著录作者姓名。该书汇集姓氏为四言韵语，以便诵读。"赵"是宋朝的国姓，"理所当然"地作为首姓。至于"不入流"的"钱"，能够高居其次，则与吴越王钱氏相关。公元907年，钱镠建立吴越国。978年，宋平江南，时为吴越王的钱镠之孙钱俶出兵策应，后又献出所据两浙十三州归宋。如此"紧跟"，姓氏自然也得紧跟了。明代曾经编过一本《皇明千家姓》，皇帝姓朱，当然以"朱"为冠。清代康熙时有《御制百家

　井泉润物

姓》。"爱新觉罗"是满族姓氏之一,难以列入《百家姓》。当时为笼络汉人、维护统治起见,尊孔子于至高无上的地位,《御制百家姓》遂以孔姓为始。明、清两代的此类启蒙读本都未能流传,现今所说《百家姓》仍为宋代的传本。

(原载《新民晚报》2008 年 11 月 14 日)

养生砚铭

砚铭是刻写在砚背、砚盖或砚身周边的文字。历代名人如苏东坡、岳飞、文天祥、徐渭、袁枚、纪晓岚等都有砚铭传世。其中苏东坡一生为他人、为自己写过不少砚铭。《全宋文》第九十一册收载苏轼砚铭三十首,另有砚文十八篇。清代有个黄任,字莘田,是个七品芝麻官,《清史稿》言其"有砚癖",筑十砚轩藏砚。在其身后,连乾隆皇帝也以得到十砚轩的"真黄"为幸。

前人所作砚铭,除了描述砚台的形状外,更多的是用以抒怀言志。如袁枚曾写过一首《井田砚铭》(见《小仓山房文集》卷二十四):"耕于田,夜得息;耕于砚,夜兀兀。问胡不休? 曰期所收。千万年后,乃始有秋。"寥寥二十八字,不仅紧扣铭题的"田"与"砚",而且将二者加以比较:"耕于田"与"耕于砚"都是期望有所收获,前者"日出而作,日入而息",而后者夜以继日,更为辛劳。前者期望当年的粮食收获,而后者期望千年万载的传承收获,志向尤为远大。

内容涉及养生的砚铭比较少见。纪晓岚是古砚收藏家,有"九十九砚斋"。他六十九岁时作《槐西杂志》,其中卷一有云:"余自四岁至今,无一日离笔砚。"(《纪晓岚文集》第二册，河北教育出版社，1995年）其实纪昀所藏砚台，何止九十九方，此不过取其极数而言。其砚必有铭，则其所作砚铭就不下百余，然涉及养生者几无所见。他八十一岁时所作《青花砚铭》有"偃息墨林，静以养寿"（《纪晓岚文集》第一册）语，或可拿来充数。

倒是北宋有位名载于《宋史》的诗人唐庚，字子西，四川眉山人，写过一篇养生砚铭，题为《家藏古研铭》（见《眉山唐先生文集》卷十六），写得切近而有趣。文字不长，移录于此：

砚与笔、墨，盖气类也，出处相近也，任用宠遇相近也，独寿夭不相近也。笔之用以月计，墨之用以岁计，砚之用以世计。其故何也？其为体也，笔最锐，墨次之，砚钝者也，岂非钝者寿而锐者夭乎？其为用也，笔最动，墨次之，砚静者也，岂非静者寿而动者夭乎？吾于是得养生焉，以钝为体，以静为用。或曰：寿夭数也，非钝锐动静所制，借令笔不锐不动，吾知其不能与砚久远也。虽然，宁为此，勿为彼也。铭曰：不能锐，因以钝为体；不能动，因以静为用。惟其然，是以能永年。

铭文从为体之锐与钝、为用之动与静两个方面，比较文房之三宝笔、墨、砚,引发出寿夭之理,体悟出养生之道,对《老子》"守静笃""知雄守雌"之说有所发挥,意味隽永,实可谓上佳的养生砚铭。

(原载《上海中医药杂志》2020 年第 1 期)

中医抄本上的闲印

所谓闲印，既不是藏书印，也无关乎名姓、斋室、职官的钤印。在中医抄本中，每每钤有闲印。探讨闲印，理应写就一篇容量较大的文章，怎奈抄本的著者、抄者欠明者夥，即使有载录其名的，也殊难判定此闲印的归属，且闲印之闲与抄本内容之实原不求必然的关联。职此之由，今就上海地区所见馆藏中医抄本，撷取其中较为有趣者，就印文的来源略作区分，稍涉印意之所在，缀连成小文，用见其概。

从印文来看，取自前人的较为多见。上海交通大学医学院图书馆藏《分类古今论方》所钤"只在此山中"，出于唐代贾岛《寻隐者不遇》诗："松下问童子，言师采药去。只在此山中，云深不知处。"《分类古今论方》载方二百六十多首，分为祛风、祛寒、清暑、利湿等二十类，或云方剂之要及其类分"只在此书中"。上海图书馆藏《医论》系抄自明代王肯堂所传诸本，为毛晋汲古阁本，所钤"笔精墨妙"见于唐人鲁收《怀素上人草书歌》，谓笔触精到，着墨巧妙，表明印主对毛本的赞赏。他如：上海中医药大学图书馆藏《医镜录要》所钤"山高月小"见于北宋苏轼《后赤壁赋》，《藏经》所钤"万壑松"见于唐朝李白《听蜀僧浚弹琴》诗，《应验秘方》所钤"一片冰心"见于唐代王昌龄《芙蓉楼送辛渐》诗,《素问玄机歌诀》所钤"寸马豆人"出于五代后梁荆浩《山水诀》,言远景画中人物极小,马唯一寸,人如一豆。上海图书馆藏《古今医史》所钤"放情丘壑"见于《晋书·谢安传》,《伤寒折中》所钤"一樽常醉乱花中"见于南宋陆游《山园》诗。上海交通大学医学院图书馆藏《味义根斋偶钞》所钤"松月夜窗虚"见于唐代孟浩然《归终南山》诗。

也有改用前人成语的。如《论语·述而》有"子曰:我非生而知之者,好古,敏以求之者也"语,上海图书馆藏《经史秘汇》所钤"好古敏求",即取用其意。北宋张先《行香子·舞雪歌云》词有"心中事,眼中泪,意中人"句,时人据此称他为"张三中",上海图书馆藏《天字号秘授外科神方》所钤"眼中景,心中事,意中人",即取而改用之。

自拟印文的也不少见。如:上海图书馆藏《槐荫山房医案》所钤"望谈周孔杂轩岐",《得探青囊集》所钤"行医卖画"。上海中医药大学图书馆藏《存养轩草案存真》所钤"心存朴渊",《藏经》所钤"神农遗业",《金山何氏医案》所钤"寿同金石"。

有的闲印寄寓印主的喜恶褒贬。如:中国科学院上海生命科学信息中心图书馆藏《眼科外科灵方》所钤"读圣贤书,立修齐志",《舌苔赋》所钤"精业勤求"。上海交通大学医学院图书馆藏《味义根斋偶钞》所钤"性癖岐黄""静坐十年",《南翔宝籍堂外科秘本》所钤"数点梅花天地心",出自南宋翁森《四时读书乐》诗，其上句为"读书之乐何处寻"。上海图书馆藏《本草摘要》所钤"非曰能之"，出自《论语·先进》，其下句为"愿学焉"，《经史秘汇》所钤清代藏书家吴翌凤自拟"爱读奇书手自抄"印，更是令人击节称赏。上海中医药大学图书馆藏《重较杂证要旨总赋》稿本所钤"唯俗不可医"出自苏轼《於潜僧绿筠轩》诗。印文或直白，或含蓄，透露出钤印者的志趣。

（原载《中医药文化》2020年第3期）

医抄书斋名所寓事典

　　书斋是读书、藏书处。往古来今，文人每有为自己的书斋取名的雅趣。所取之名有的比较显豁，如唐人刘禹锡的陋室、宋人陆游的老学庵、明人毛晋的汲古阁、清人黄宗羲的惜字斋、民国杨树达的积微居、今人贾平凹的静虚村，通常都能见名知意。

　　医者是有文化的人，属于业医的文人，往往也有为书斋命名的幽兴。现举中医抄本所见寓含事典、其意含蓄隐晦的几个书斋名。

　　上海中医药大学图书馆所藏《王宇泰药性赋》，不分卷，封面有"紫芝仙馆"字样。"紫芝仙"所指宜为商山四皓。即《史记·留侯世家》所载东园公、绮里季、夏黄公、甪里先生。秦末四皓避居于商山，后经张良提议，刘邦、吕后"使人奉太子书，卑辞厚礼，迎此四人"，"年皆八十有余，须眉皓白，衣冠甚伟"。紫芝系灵芝的一种。《神农本草经》载："紫芝，味甘温，主耳聋，利关节，保神，益精气，坚筋骨，好颜色，久服轻身不老延年。"相传四皓曾作《紫芝曲》："漠漠商洛，深谷威夷。晔晔紫芝，可以疗饥。皇农邈远，余将安归？驷马高盖，其忧甚大。富贵而畏人，不若贫贱而轻世。"此曲见于

　　　　　井泉润物

《乐府诗集·琴曲歌辞二》，题名《采芝操》。其后如唐代张九龄、杜甫、白居易以及北宋苏轼等皆有诗作言及，或称"紫芝歌"，或称"紫芝曲"，或称"紫芝谣"。据此，抄本所题"紫芝仙馆"，反映此馆主寄寓离世隐居之意。

上海中医药大学图书馆藏有清人沈焘所撰《紫来堂方案》两卷。所谓"紫来"系"紫气东来"的略语。《史记·老庄申韩列传》："于是老子乃著书上下篇，言道德之意五千余言而去，莫知其所终。"唐代司马贞《索隐》引《列异传》："老子西游，关令尹喜望见其有紫气浮关，而老子果乘青牛而过。"言老子过函谷关之前，关尹喜见有紫气从东而至，知道将有圣人过关，果然老子骑着青牛优游前来。据此，"紫来"以喻吉祥的征兆。

上海图书馆藏有清人王毓衔所著《槐荫山房医案》，不分卷；上海中医药大学图书馆所藏《乾坤元脉录》，不分卷，系槐荫书屋主人抄本。"槐荫"寓有董永卖身葬父的神话传说，元代郭居敬所编《二十四孝》有载。相传东汉时期董永少年丧母。其后父亲亡故，为换取丧葬费用，董永卖身给一富家为奴。一日在槐荫树下遇一女子，自言无家可归，愿与董永结为夫妇。一月时间，女子织成三百匹锦缎，为董永抵债赎身。返家途中行至槐荫树旁，女子乃告知董永自己是天帝之女，奉命济助董永还债，言毕腾空而去。黄梅戏《天仙配》即依此故事改编。据此，"槐荫"寄寓奉孝之意。

中华医学会上海分会图书馆藏有清人所辑卫奕良《痘

疹神仙录》四卷,卷首题"杏林山房录"。"杏林"本于《后汉书·董奉传》,在中医药文化兴盛之今日,这几乎是妇孺皆知的事典。

(原载《中医药文化》2022 年第 2 期)

医抄书斋名语典一瞥

前人书斋命名每多取于古书用语，中医抄本上所见书斋名出自古人现成用语者亦复不少。略举数例，窥其一斑。

上海中医药大学图书馆所藏《用药准绳》两卷，书封题"东海眉寿堂藏"。孙书安所编著《中国室名大辞典》（中华书局，2014 年）说，叶桂著有《眉寿堂方案选存》（郭维浚编。原系抄本，后收入《中国医学大成》）、张廷济著有《眉寿堂集》。"眉寿"一语见于《诗经·豳风·七月》："以此春酒，以介眉寿。"《毛传》："眉寿，豪眉也。"唐代孔颖达疏："人年老者必有豪眉秀出者。"今人高亨注"眉寿"为长寿。

上海中医药大学图书馆藏有清代迈龛居士所编《重订濒湖脉学》，不分卷，有"光绪癸未迈龛居士志于灵兰馆"的自序。"灵兰"指灵台与兰室，传说为黄帝藏书处，语出《素问·灵兰秘典论》，文内并有"黄帝乃择吉日良兆，而藏灵兰之室，以传保焉"句。

上海辞书出版社图书馆藏有清人任越庵所撰《伤寒法祖》两卷，前有陶观永于道光十二年（1832）所作序文，题于"锄经山房"。"锄经"语本《汉书·儿宽传》。儿宽曾受业于孔安国，"带经而鉏，休息辄读诵"。"鉏"为"锄"的异体字。

"锄经"意为刻苦勤奋学习经典。任越庵另辑有抄本《发藻堂纂辑灵素类言》三卷,中医古籍出版社收入《中医古籍孤本大全》。"发藻"一语见于东汉班固所著赋体文《答宾戏》:"近者陆子优游,《新语》以兴;董生下帷,发藻儒林。""发藻"意为显示文采。

上海图书馆藏有清代贠从云所编《产科一得》,不分卷,有贠氏自序,谓题于"依隐居"。"依隐"一语见于《汉书·东方朔传赞》:"饱食安步,以仕易农,依隐玩世,诡时不逢。"三国时魏人如淳训"依隐"为"依违朝隐",即徘徊于政事与隐居之间。

清代学者徐赓云有书室名味义根斋,曾汇编抄本医书《味义根斋偶抄》十八卷,现藏于上海交通大学医学院图书馆。所谓"味义根",意思是体味《周易》,因《周易》有"义之源"之语。此说见于《晋书·刘敏元传》:"刘敏元,字道光,北海人也。厉己修学,不以险难改心。好星历阴阳术数,潜心《易》《太玄》,不好读史,常谓同志曰:诵书当味义根,何为费功于浮辞之义!《易》者,义之源;《太玄》,理之门。能明此者,即吾师也。"

(原载《上海中医药杂志》2021 年第 2 期)

医抄室名诗典掠影

　　古人室名取自前人诗句的不乏其见。今撷取中医抄本所现出于古诗的若干室名，以见其大略。

　　清代高学山所著《伤寒论尚论辨似》，不分卷，有陈锡朋抄本，藏于上海中医药大学图书馆。该本有落款为"同治壬申年嘉平月望前三日会稽后学勉亭陈锡朋叙于亦爱庐之东轩下"的序文，是知"亦爱庐"系陈锡朋的室名。汇编《味义根斋偶钞》的清人徐赓云的书斋曾名为"爱吾庐"。此二名本晋宋之际著名诗人、辞赋家陶渊明《读山海经诗》之一："孟夏草木长，绕屋树扶疏。众鸟欣有托，吾亦爱吾庐。""亦爱庐""爱吾庐"寓有隐逸自适之义。北宋苏轼《和陶和刘柴桑》诗有"且喜天壤间，一席亦吾庐"句，旨意与此相仿。

　　"慈母手中线，游子身上衣。临行密密缝，意恐迟迟归。谁言寸草心，报得三春晖？"这是传诵至今的唐代孟郊名诗《游子吟》。其中"寸草"比喻子女的孝心，"春晖"比喻慈母之爱心。"谁言寸草心，报得三春晖"诉说母亲的爱心远超于子女的孝心。医抄内遂有以"春晖"名其室者。如上海中医药大学图书馆藏有《伤寒伐洗十二稿》三卷，系清代钱座书所撰,有朱宬的序文,题款为"康熙庚寅新秋广陵朱宬盼陶氏撰于暨阳江东之春晖堂"。

古人以"春草"入诗者比较多见,如南朝谢灵运《登池上楼》诗:"池塘生春草,园柳变鸣禽。"唐代李白《金门答苏秀才》诗:"春草如有情,山中常含绿。"以"春草"命其室名,在中医抄本中也有所见。如上海中医药大学图书馆所藏清人谢景泽《伤寒归》两卷,作者自序题识为"乾隆己巳重九前六日淞上谢景泽汝霖氏题于春草轩"。据《上海县志》载,谢氏还曾著有《春草堂诗》。

清代金有恒所撰《问松堂医案》两卷,藏于上海中医药大学图书馆。金有恒字子久,以字行。问松堂系金子久于光绪年间在浙江桐乡大麻所开设的诊所名。"问松"之名得之于唐人贾岛《寻隐者不遇》诗:"松下问童子,言师采药去。只在此山中,云深不知处。"诊所之名或含高深莫测之意。

中国科学院上海生命科学信息中心图书馆所藏清抄本《眼科外科灵方》,不分卷,书后题"丁未孟季凝香书屋懋芝辑"。"凝香"一语见于唐代李白《清平调词》之二:"一枝红艳露凝香,云雨巫山枉断肠。借问汉宫谁得似,可怜飞燕倚新妆。""凝香"意为聚积清香。

清人陈震稿本《竹石草堂成方汇要》三卷,藏于上海中医药大学图书馆。陈震自序署款为"同治九年岁次庚午仲秋月豫东陈舜封识于竹石草堂"。明清多有以"竹石"为题

井泉润物

的诗作,其中最为著名的宜属清初郑板桥的《竹石》诗:"咬定青山不放松,立根原在破岩中。千磨万击还坚劲,任尔东西南北风。""竹石"谓扎根在石缝中的竹子。

(原载《中医药文化》2020 年第 6 期)

"三余""五余"及其他

"三余""五余"说出于"书痴"之口。

三国魏董遇,字季直,家境贫困,靠采集野生稻谷背到集市上出售谋生,尽管如此,他还"挟持经书,投闲习读",很有学问,注释过《老子》,对《周易》《左传》也甚有见地,还著有《朱墨别异》一书。有人讲没有时间读书,他说要抓住"三余":"冬者岁之余,夜者日之余,阴雨者时之余也。"(事载《三国志·王肃传》裴松之注引鱼豢《魏略·董遇传》)这是文人大多知道的说法。

清代乾嘉道咸年间,有位医儒两栖之士潘道根,他在看病卖药之余,究心于经史、小学,同时对不少医书,尤其是抄本加以整理。潘道根一生拼命读书,在"三余"的基础上又加上"二余":"老病为生之余,忧患为处世之余。积是五余,不杜门读书,以待天年之尽,意欲何为?因此键关谢客,日课书一卷。偶有所得,辄书于简,命之曰《五余剩录》。"(事载《潘道根日记》)这新加"二余"的意思是:年盛体壮时须忙营生,年老多病时,忙不了事务,便可忙读书;春风得意时应酬多,忙于"处世",遭受忧患时,"门前冷落车马稀",正是读书好时机。

井泉润物

"三余""五余"之外，古人对读书、作文还有些"奇谈怪举"。

北宋有三位大臣也都是著名的"书痴"：一位是欧阳修。他说："余平生所作文章多在三上，乃马上、枕上、厕上也。"这"三上"之说人多知之。比欧阳修早些的宋绶"每走厕必夹书以往，讽诵之声琅然闻于远近"，说入厕必带书，不仅带书，还要朗读，不仅朗读，而且声音响亮，"闻于远近"。比宋绶再早些的钱惟演，读书更有奇特处，就是要分档次："坐则读经史，卧则读小说，上厕则阅小辞，盖未尝顷刻释卷也。"（事载欧阳修《归田录》卷二）

说到入厕还要读书作文，自然联想到曾被皇甫谧褒扬过的名士左思。《晋书·左思传》说他"欲赋三都"，"构思十年，门庭藩溷，皆著笔纸，遇得一句，即便疏之"。篱笆上、厕所内都放着笔与纸，连如厕都不忘笔录，实在"痴"得可爱。

（原载《上海中医药杂志》2019 年第 4 期）

跨代者著录一法

　　一人生活于两个及以上朝代，如由隋入唐、由元入明之类，当立传或著录为隋人还是唐人、元人抑或明人？陈寿在《三国志》中曾经提出一法，即依据传主在哪个朝代"事多"而定。如谯周迭经东汉、三国之蜀魏而入晋，历任蜀之中散大夫、光禄大夫诸职，贯穿于蜀国整个四十三年历程。郤正在蜀官至秘书令，蜀亡后经魏入晋也不过十余年。陈寿为谯周、郤正立传于《蜀书》，并有评语说："二子处晋事少，在蜀事多，故著于篇。"清代著名版本目录学家周中孚对此说赞赏有加："旨哉斯言，千古作史之标准也。明乎此而凡一人历三代、四代及五六代不等者，亦易以安顿得宜矣。"（见《郑堂札记》卷五）

　　历代的著名医家也每有跨代者，或可一仿陈寿之法，即视其"事"。就医人而言，宜着重视其医事。

　　如戴思恭（1324—1405），系由元入明的医家，在元四十四载，入明三十七年。虽然身处元代的时间略长于明代，但是就其医事而论，入明之"事"则多于在元之"事"。戴氏在元不外习医、行医、传医三事，入明则医事繁多：除继续行医、传医外，洪武年间被聘为御医，建文帝时任太医院院使，还撰著《证治要诀》《证治要诀类方》《推求师意》诸书。若为戴氏立传，自然宜置于有明一代。

又如李中梓（1588—1655），跨于明清二朝。一般著录为明末清初人。观其行事，多在明代。即以著作言，除《伤寒括要》成书于 1649 年，是为入清以后，其余重要著作，如其代表作《医宗必读》《内经知要》，乃至《药性解》《删补颐生微论》《诊家正眼》《本草通玄》等，皆为明代所著。若为李氏立传，自然也宜置于有明一代。

方春阳先生大著《中国历代名医碑传集》（人民卫生出版社，2009 年）将戴思恭、李中梓并收入于明代，洵属的当。

陈寿虽然有上述以"事"定代之说，但是他也有"不遵"之例。比如华佗（？—208 前），人是东汉时人，所行之事当然也是东汉时事，竟然收进《三国志》。窃以为这与陈寿的身份与立场不无关系。陈寿（233—297），原是蜀人，乃前述谯周的学生，曾任蜀汉观阁令史、散骑黄门侍郎等职，入晋后，屡任长广太守、治书侍御使。陈寿是在著作郎职上撰写《三国志》的。既为晋臣，晋又是取魏而代之，因而站在陈寿的立场上，三国以魏为正统，便是理所当然之事。《魏书》中对曹操称"帝"，而《蜀书》中对刘备唯称"先主"、对刘禅唯称"后主"，《吴书》中对孙权更是直言"吴主"。一"帝"一"主"，等级迥别。为何又为明明是东汉人的华佗立传呢？这纯粹是与称"帝"的曹操相关。因为华佗同曹操有过一段交往,并最终命丧曹操之手。正由于事关魏武帝,因而陈寿把华佗著录于《三国志·魏书》。这或是"不遵"之"遵"吧。

(原载《上海中医药杂志》2018 年第 5 期)

"著者时代一般以卒年为准"?

　　古籍记录著者时代以什么为准？以生年为准还是以卒年为准？此外还可以什么为准？中国历史上的主要朝代汉、唐、明、清，都有长达数百年的生存期，但是也有比较短命的，如元朝一百年不到，隋朝三十年，秦朝更是只有十五年。这还是基本上属于一统天下的王朝。分裂的时期有的也不短。如从三国开始，中经两晋及十六国，赓续以南北朝，前前后后竟然长达三百七十年。又如从五代十国，迭经宋、辽、金先后对峙，又是一个三百七十年。无论是统一时期还是分裂时期，都会出现有些著者跨代或跨朝的现象。如果以生年为准，他们就属于前一朝代人，假使以卒年为准，他们就属于后一朝代人。碰到这些跨朝代的著者，有时颇令著录者踌躇。职此之故，1987 年，国家标准编委会制定了一个规则，即"著者时代一般以卒年为准"（国家标准编委会《古籍著录规则》，中国国家标准汇编，中国标准出版社，1989 年）。

　　如此一来，干脆是干脆了，统一是统一了，对于跨朝代著者的载录也方便了，但是随之又出现了新的问题。拿古代医家来说，李中梓生于 1588 年，卒于 1655 年，活了六十七年。清代纪年始于 1644 年。李中梓一生的前五十六年属明代,后十一年属清代,以往通常著录他为明代人,或明末清初人,但是按照"规则",就得著录为清代人。李氏其人著作甚多,大半著作,包括对后世影响最大的《医宗必读》《内经知要》都成书于明末。把李中梓著录为清代人,合适吗?又如李杲生于 1180 年,卒于 1251 年,真定(今河北正定)人,通常著录他为金朝人,因为大金王朝存在于 1115 年到 1234 年,真定属于其管辖范围。倘若以卒年为准的话,1251 年的真定隶属蒙古国,李杲就得著录为大蒙古国人。这在医界还是闻所未闻的。

"以卒年为准"甚至还会出现"颠倒著者原本所处时代先后"的问题,如隋文帝杨坚卒于 604 年,属隋朝,其弟杨爽卒于 587 年,则属时代在前的南北朝的北周。又如宋徽宗赵佶卒于 1135 年,属南宋,其妹徐国长公主卒于 1115,则属北宋。说见王元庆《有关国家〈古籍著录规则〉商榷二题》(《图书馆论坛》2001 年第 4 期)。另如曹冲病亡于 208 年,属东汉,而他的两个哥哥曹丕、曹植分别逝于 226 年与 232 年,则属于魏。弟、妹属于前朝人,兄长反倒成为后朝人,这说得过去吗?

我曾写过一篇短文《跨代者著录之法》,赞成陈寿在《三国志》中提出的方法,即跨代者在哪个朝代"事多"就定其为哪个朝代人。这就需要查考,繁是繁了,但或许会合理些。清人周中孚对陈寿把跨朝代的谯周、郤正列在《蜀志》,而没有放到《魏志》或《晋书》的做法赞赏有加,并且打了个比方说:"或以臣道比妻道,当如妇人屡嫁,以最后所适为定,似太拘泥。"(见《郑堂札记》卷五)

(原载《上海中医药杂志》2020 年第 8 期)

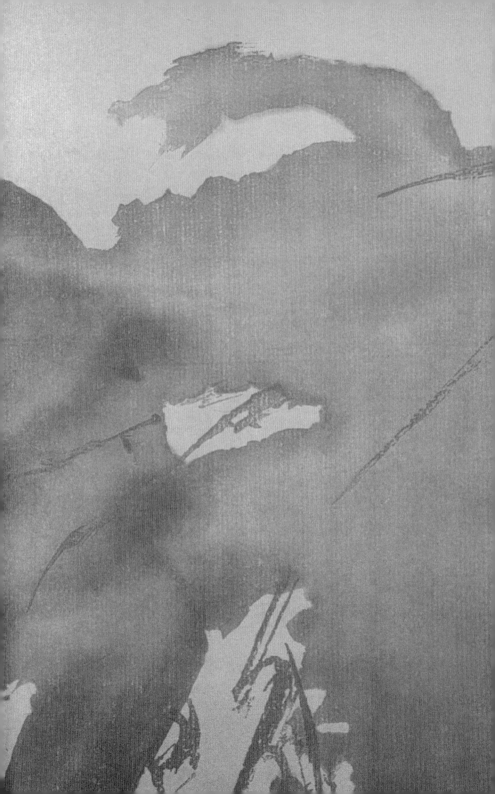

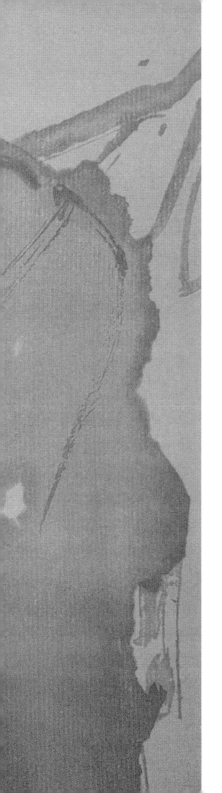

医语抉隐

"三折肱"句的本意及别解

"三折肱知为良医",见于《左传·定公十三年》。因《左传》系著名于世的"十三经"之一,致使这一成语广为人知。该语涉及医事,医界中人在探讨如何成就良医的问题时,往往如数家珍般地引用,进而提出不同的看法,从而给此句的意思平添几许隐约依稀。

究其原因,是没有分清成语的本意与别解。成语有其本意,出现于产生该成语的言语环境中,是原文提供的意义。而后人所持有异于此本意的各种解释,只能视为别解,而不可喧宾夺主,以本意自居。

"三折肱知为良医"的本意是什么?我们须得分析一下《定公十三年》所描述的言语环境:

冬十一月,荀跞、韩不信、魏曼多奉公以伐范氏、中行氏,弗克。二子将伐公。齐高彊曰:"三折肱知为良医。唯伐君为不可,民弗与也。我以伐君在此矣。三家未睦,可尽克也。克之,君将谁与?若先伐君,是使睦也。"弗听,遂伐公。国人助公,二子败,从而伐之。丁未,荀寅、士吉射奔朝歌。

意思是说：鲁定公十三年(前497)十一月，晋国的三家公卿荀跞、韩不信、魏曼多打着晋定公的旗号攻打另两个公卿范氏、中行氏，没能攻克。后者就迁怒于晋定公，打算讨伐。中行氏的家臣、来自齐国的高彊劝导说："三折肱知为良医。唯独不能讨伐国君，因为百姓不赞成。我当年正是由于攻打国君才流亡到这里的啊。如今荀、赵、韩三家不和睦，可以逐一瓦解，全部击败。三家歼灭后，国君还能倚靠谁？如果先攻打国君，这是促使三家和睦。"范氏、中行氏听不进去，于是攻打晋定公。国人纷纷支持国君，范氏、中行氏战败，在三家紧追不舍下，于十八日逃亡到朝歌(今河南淇县，系范氏采邑)。其中所称荀寅即中行氏、士吉射即范氏。

在此段描述中，"唯伐君为不可，民弗与也。我以伐君在此矣"，正是齐高彊所称"三折肱知为良医"的原因所在。这里提到了三十五年前的一桩往事：鲁昭公十年(前532)，时为齐国大夫的高彊、栾施在遭遇另两家大夫陈无宇、鲍国突然袭击时，欲入宫挟持齐景公，以失败告终，遂流亡到鲁国，后又转入晋国，辅佐中行氏。如今高彊以当年的教训告诫中行氏，则"三折肱知为良医"的本意宜为"前事不忘后事之师""吃一堑长一智"之类。《汉语大词典》解释为"谓多次折断手臂，就能懂得医治折臂的方法。后多喻对某事阅历多，富有经验，自能造诣精深"，与本意比较接近。

除了上引《左传》外，较早提到此语的还有《孔丛子·嘉言》：

宰我使于齐而反，见夫子曰："梁丘据遇虺毒，三旬而后瘳。朝，齐君会大夫、众宾而庆焉。弟子与在宾列。大夫、众宾复献攻疗之方。弟子谓之曰：'夫所以献方，将为病也。今梁丘子已瘳矣，而诸夫子乃复献方，方将安施？意欲梁丘大夫复有虺毒，当用之乎？'众座默然无辞。弟子此言何如？"夫子曰："汝说非也！夫三折肱为良医，梁丘子遇虺毒而获瘳，虑犹有与之同疾者，必问所以已之之方焉。众人为此，故各言其方，欲售之，以已人疾也。"

宰我即宰予，是孔门弟子中擅长语言者，从揶揄"诸夫子乃复献方"，意在供梁丘再遭蛇毒时使用，可见其善辩。对于致使众人哑口无言的此番言论，宰我颇有点飘飘然，还特意拿到孔子面前显摆。孰料遭到当头一棒："汝说非也！"孔子接着借"三折肱为良医"起兴，说明因梁丘据遭遇过蛇毒并获愈，众人所以献方，是让梁丘据以备"同疾者"相问。孔子所用"三折肱"句的本意宜为成功的经验，正与高疆所言失败的教训意互补。

屈原感叹"九折臂而成医"（《楚辞·九章·惜诵》），皇甫谧自谓"三折臂者为医"（《诸病源候论》卷六《寒食散发候》），欧阳詹诉说"三折股为良医"（《送洪孺卿赴举序》），所称"九折臂""三折臂""三折股"之类并由"三折肱"衍生而出，所取之意亦属一辙。

后人引用"三折肱"语，每多据其本意。

明末黄承昊有部医话著作《折肱漫录》。因何题名"折肱"？恰如其《小引》所说：

> 非身所亲历，口所亲尝，目所亲睹，都不敢混载以欺人。盖予生平，凡方书所载之症，十患四五；本草所载之药，亦十尝四五。

说以"折肱"命书，乃其所患之症、所服之药的实录，寓含经历丰富的本意。

余嘉锡所著《四库提要辨证·序录》讲到著述历程：

> 余之略知学问门径，实受《提要》之赐，逮至用力之久，遂掎摭利病而为书。习惯使然，无足怪者。然往往草创未就，旋觉其误。传曰"三折肱，然后知为良医"。余之为医弗良，而其折肱也屡矣。

说在撰写《四库提要辨证》的过程中，发觉所评著述优劣每有差误，遂引用"三折肱"句表明教训良多，取用的也属本意。

一字多义是汉语的一个明显特点，就拿"三折肱"的

"折"字来说，《汉语大字典》所载义项多达三十几个，其中包括"折断""弯曲"义。《说文·艸部》："折，断也。"《广雅·释诂一》："折，曲也。"一说到"折"有弯曲义，就引来后人对"三折肱"的各种别解。

清人黄凯钧在所著《友渔斋医话》第二种《橘旁杂论》，有篇文章题作"三折肱医不三世不服其药辨"，其中有云：

> 予谓古之医者，自备药笼，至病家诊治后，向笼取药，或君臣未配，或轻重失宜，取而复置，置而复取，总以郑重为事，此为"三折肱"也。

"取而复置，置而复取"，再三考量，斟酌用药；"取"也好，"置"也罢，都要借助手臂，而且须得弯曲。由此作者得出"三折肱"意为郑重的结论。如果黄凯钧只是认为"郑重"可以当作"三折肱"的一条别解倒也罢了，偏偏要特意强调"从未有人注及三折肱之意"，则其言下之意，"郑重"之解就非"三折肱"的本意莫属了。

也有视"折肱"为折肢的。所据为《孟子·梁惠王上》"为长者折枝，语人曰：我不能。是不为也，非不能也"句，元人马端临《文献通考·经籍考》引南宋陆筠《翼孟音解》语："枝、肢通用，谓磬折腰肢，揖也。"认为对长者作揖，既是礼貌，又轻而易举，正与"是不为也，非不能也"相合，并以陶渊明"不为五斗米折腰"、毛泽东"引无数英雄竞折腰"的"折腰"予以佐证,从而得出"三折肱"是"学问贵在勤学多问"的意思(说见《裘沛然选集·"三折肱为良医"辨》,上海辞书出版社,2004 年)。笔者也曾据裘老此说写过一篇《大医谦逊》的小文。

如此说来,既然"折肱"是手臂弯曲意,那么大凡具有曲肘弯臂义的词语都可以与"三折肱"句搭上关系。"支颐"一语意为手托下巴。唐人刘得仁《对月寄同志》诗见"支颐不语相思坐,料得君心似我心"句,北宋秦观《玉楼春·午窗睡起香销鸭》词有"支颐痴想眉愁压"语,清代蒲松龄《聊斋志异·粉蝶》载"每为之鼓《天女谪降》之操,辄支颐凝想,若有所会"文,其中"支颐"并有思念、思索义。魏晋时医学家王叔和《脉经·序》讲到鉴于"医药为用,性命所系",因而即使如"和扁(医和与扁鹊)至妙,犹或加思",表明勤于思考乃是成为良医的重要条件。

"三折肱"的意思,无论是理解为"郑重",抑或领会作"请教",乃至体悟成"思考",都属于后人的别解,而究其本意,则是富有成功的经验与失败的教训,这是种种别解所取代不了的。

说"左"道"右"

"左""右"的本义都是帮助,这在我国现存第一部字书《说文解字》上写得明明白白。从这两个字的文化意味上来说,还有其他不少含义。

在天文地理上,以东为左,以西为右,所以江左谓江东,右地谓西部。《逸周书·武顺篇》:"天道尚左,日月西移;地道尚右,水道东流。"这是古人在观测自然现象的过程中得出的结论:太阳从东方升起,而隐没于西边,所以说"天道尚左",我国的地势是西北高峻而东南低下,江河之水向东流,所以说"地道尚右"。

天属阳,地为阴,用于人身,便是男阳女阴,男左女右。以往医生诊病书写医案,对患者的性别就每每用"左""右"来表示。如张左、李右,即姓张的男性,姓李的女性。

运用汉字行文,从右往左直行书写,因而右指前,左指后,右在上,左在下。《史记·廉颇蔺相如列传》司马贞索隐转引董勋《答礼》说:"职高者名录在上,于人为右;职卑者名录在下,于人为左。"于是"左""右"又生发出表示尊卑的含义。

"左""右"表示尊卑。古代通常以"右"为尊,以"左"为卑。《汉书·诸侯王表第二》"作左官之律",应劭注:"人道上右,今舍天子而仕诸侯,故谓之左官也。"由当皇帝的官而降至当诸侯的官,就称为"左官"。类似的还有左降、左宦、左退、左处、左授、左转等。《史记·陈涉世家》:"二世元年七月,发闾左适戍渔阳。"司马贞索隐:"凡居以富强为右,贫弱为左。"闾谓里巷的大门。"闾左"指居住在闾里左边的平民。闾右则借指富豪。陈涉、吴广均在闾左之列,因此被抓去戍边。

相反,则称为"右"。《史记》记载蔺相如出使秦国,"完璧归赵"以及渑池会上奋不顾身地维护赵王的尊严后,"拜为上卿,位在廉颇之右"。廉颇认为自己"有攻城野战之大功,而蔺相如徒以口舌为劳,而位居我上",决意"见相如必辱之"。蔺相如则担心"两虎共斗,其势不俱生",导致强秦入兵赵国,因而一再大度谦让。后来廉颇醒悟,于是便有"负荆请罪""将相和"一类戏文的出现。"位在廉颇之右"的"右",自然是为上为尊的意思。

与此相关,有声望的豪门大族谓右族、右姓,皇家贵戚谓右戚。重要的职位谓右职,尊贵的客人谓右客。《史记·大宛列传》记乌孙国王昆莫的第一夫人为右夫人,第二夫人为左夫人,也是右尊左卑的意思。

古人并非一概尚右,也有相反的礼仪,这集中表现在乘车的问题上。古制一车乘三人,居中的为"御者",即驾车人。左边为尊位,居右的则是骖乘,亦称为"骖御""骖驭",

即陪乘,以防车辆倾侧。《史记·信陵君列传》谓魏公子无忌礼贤下士,听说有个管夷门的老者侯嬴是个隐士,修身洁行,于是"置酒,大会宾客",并"从车骑,虚左,自迎夷门侯生",空出左边的尊位,亲自迎接侯嬴。如果打仗的话,在右边的又称"车右",以有勇力的人担当。春秋时晋国的重臣赵盾的车右是大力士提弥明。

(原载《新民晚报》2009 年 6 月 30 日,《读者》2009 年第 9 期转载)

督脉命名别解

作为人体奇经八脉之一的"督脉"一语,《素问》凡六见,《灵枢》有五处。单用一个"督"字也有"督脉"义。《庄子·养生主》有"缘督以为经"语,王夫之注释为"身后之中脉曰督"(《庄子解》卷三)。该脉所以命名为"督",多依据功能,取其"督率"义。如《素问·骨空论》"其女子不孕,癃、痔,遗溺,嗌干。督脉生病治督脉",王冰注:"所以谓之督脉者,以其督领经脉之海也。"

今按督脉部位及"督"字音义,别解督脉即尾脉,理据如次:

据督脉所起部位。督脉起于尾闾,故名此脉为督脉。《难经·二十八难》:"督脉者,起于下极之俞,并于脊里,上至风府,入属于脑。"下极俞,即尾闾下端的长强穴,王翰林集注引杨玄操注:"下极者,长强也。"可证。

依"督"的字义。"督"有尾义。

《诸病源候论》卷三十五《鸡督疮候》:"鸡督疮,生胁傍。此疮亦是风湿搏于血气之所变生。以其形似鸡屎,因以为名也。"鸡屎乃由鸡尾部所出,因以鸡屎为鸡督。

又,《史记·刺客列传》:"诚得樊将军首与燕督亢之地图奉献秦王。"古注视督亢或为亭名,或为坡名,司马光《资治通鉴》卷六引刘向《别录》,则笼而统之地训作"膏腴之地"。清代黄生对"燕督亢之地图"曾提出颇有见地的看法。所著《义府·督亢》指出:"地图当尽全燕,岂得仅献一处?盖此时秦已有天下大半,非仅前时割地以讲之比。督亢犹言首尾,人身督脉在尾闾穴,亢为咽喉,故首尾谓之督亢。"

今补其说:

《史记·刘敬叔孙通列传》:"夫与人斗,不搤其亢,拊其背,未能全其胜也。"裴骃集解引张晏曰:"亢,喉咙也。"喉咙处人身高位,故"亢"有"高"义。《庄子·人间世》:"解之以牛之白颡者与豚之亢鼻者。"陆德明释文:"亢,高也。"是可补证"督亢"犹首尾、"燕督亢之地图"谓燕国首尾即全部地图之说。

荆轲刺秦事在燕王喜二十八年(前227),此时秦国业已先后灭韩破赵,距统一中国不过六年。秦国大军已兵临易水,燕国危在旦夕,遂孤注一掷,而有刺秦之举。"图穷匕现"之"图"若仅是弹丸之地,对于即将一统天下的嬴政来说,何餍之有?燕王当不至于糊涂到为存区区一亭一坡之地而冒灭国之险的地步。

此外,从声韵上来说,督与底属端纽双声,而底系脂韵,尾系微韵,脂、微旁转,且底本有末尾义。

(原载《中医药文化》2007年第2期)

黄帝"以理身绪余治天下"小识

高保衡、林亿等《重广补注黄帝内经素问·序》有"在昔黄帝之御极也,以理身绪余治天下"语。其中"余"字,并非第一人称代词,而是"餘"的简化字。早年读到这里,每每心生疑惑:"绪余"是个同义复合词,意为剩余。《楚辞·九章·涉江》"款秋冬之绪风",后汉王逸注:"绪,余也。"《汉语大词典》解释"绪余"为"抽丝后留在蚕茧上的残丝。借指事物之残余或主体之外所剩余者"。也可颠倒为"余绪",《素问·疏五过论》有"凡诊者,必知终始,有知余绪"语,唐代王冰串讲说:"余绪谓病发端之余绪也。""余绪"还是"余绪",看似未加解释,实际上已把"余绪"训作"发端"的对立义"末端"。《汉语大词典》"余绪"条目有一义项为"指次要的部分",取义与此相仿,只是用了明代人的例句,书证显然滞后。黄帝把治理天下视为末端之事、次要的部分,在治身之余来治理天下?此话从何说起?后来读书稍微多了点,再联想到高、林等序此语,方才若有所悟。

"绪余"一语出于《庄子·让王》:"道之真以治身,其绪余以为国家,其土苴以治天下。由此观之,帝王之功,圣人之余事也,非所以完身养生也。"意思是"道"的本原用以治

　　医语抉隐

身,剩余的用以治国,其渣泽用以治理天下。由此来看,帝王的功绩,是圣人修身后所做次要的事,而不是保全自身的养生之道。似此论说,屡见于先秦乃至前汉诸子著作。如《庄子·天地》:"汝身之不能治,而何暇治天下乎?"《吕氏春秋·执一》:"为国之本在于为身,身为而家为,家为而国为,国为而天下为。"又《先己》:"昔者先圣王成其身而天下成,治其身而天下治。"《淮南子·泰族训》:"身者,国之本也。"《吕氏春秋》《淮南子》并属杂家,而以道家墨色最浓,与前述《庄子》之说皆以自身为先、天下为后,以自身为重、天下为轻,以自身为本、天下为末。

传说黄帝为远古时代有熊国主。《素问》多有"黄帝坐明堂""黄帝在明堂"语,明堂系古代帝王宣明政教之处。序文据此而言黄帝"以理身绪余治天下",上引诸论正是对此说的注脚。

其实在身与国的先后次序上,儒家也是以身为先,以国为后。孔子是一位垂示典范的人物,《论语》载录了他的学生以及执政者向他问政的事例,孔子根据不同的对象给予各有针对性的回答。比如《颜渊》篇记载春秋鲁哀公时正卿季孙肥请教政事,孔子回答说:"政者,正也。子帅以正,孰敢不正?"说"政"的意思就是端正。你自己带头端正,谁敢不端正呢?《子路》篇又深一层予以解释:"其身正,不令而行;其身不正,虽令不从。"说如果自身行为端正,不用发布命令,民众也会遵照他的意旨去做;如果自身行为不端正,即使三令五申，民众也不会听从。"苟正其身矣，于从政乎何有？不能正其身，如正人何？"如果端正了自身的行为，管理政事还有什么困难？如果不能端正自身的行为，怎么能端正别人的行为？这都是把治身放在首位。在这一点上，儒家的"修、齐、治、平"的思路更是把治身与治国的关系安排得顺顺当当。《礼记·大学》："古之明明德于天下者，先治其国；欲治其国者，先齐其家；欲齐其家者，先修其身；欲修其身者，先正其心；欲正其心者，先诚其意；欲诚其意者，先致其知；致知在格物。物格而后知至，知至而后意诚，意诚而后心正，心正而后身修，身修而后家齐，家齐而后国治，国治而后天下平。""正心""诚意""致知""格物"云云皆属自身的精神修养，而精神依附于肉体，不能截然分开，统属修身的范畴，于是便构成修身—齐家—治国—平天下的模式。

西汉末有位融通儒、道的大学问家名叫杨雄，在所著《法言·先知》内也曾说道："政之本，身也，身立则政立矣。"认为人君的自身修养是德政的根本，执政者自身有良好的表现，就会有良好的政治。

首当"理身"，次则"治天下"，或可为"以理身绪余治天下"之释。

（原载《中医药文化》2021 年第 2 期）

《黄帝内经》说"其人"

"其人"一语，《汉语大词典》没有作为词目列入，但是在《黄帝内经》中出现多达十八次。其中十二个"其人"皆可用以指适合的人。包括《素问》三个，分别见于《金匮真言论》《气交变大论》，《灵枢》九个，分别见于《阴阳二十五人》《官能》。例如：

《金匮真言论》："非其人勿教，非其真勿授，是谓得道。"

《气交变大论》："余闻得其人不教，是谓失道，传非其人，慢泄天宝。"

《阴阳二十五人》："得其人弗教，是谓重失。"

《官能》："得其人乃传，非其人勿言。"

综合上述例句，意思是：遇到适合的人须教，不适合的人不教，就是"得道"，反之便是"失道"。

《官能》另有两个"其人"所在句意有所深入：一是"各得其人，任之其能"，意思是依据适合之人的特长，放到相应的位置上，发挥他们的作用，如"明目者可使视色，聪耳者可使听音"之类。另一是"不得其人，其功不成，其师无名"，说传授的对象选择不当，就不会取得成功，老师也就没有名声，这是对"非其人勿教"的注脚。

怎么能够得到"其人",《黄帝内经》未曾说到,倒是在医家传记一类书篇中每有记录。

如《史记·扁鹊仓公列传》所载长桑君传授秦越人事,说"长桑君亦知扁鹊非常人也"。"非常人",不是一般的人,也就是说可能是"其人"。于是长桑君"出入十余年",考察长达十多年之久,方才确定秦越人是值得传授的"其人","乃悉取其禁方书尽予扁鹊",既"悉"且"尽","得其人乃传",而且是毫无保留地全盘传授,不留一点余地。

与此相仿,《后汉书·郭玉传》记载郭玉的老师程高拜涪翁为师,"寻求积年,翁乃授之"。在程高寻找追求多年的过程中,涪翁细细地考察程高确实属于"其人",方才给他传授医术。

与此相反,据《史记·扁鹊仓公列传》载,公孙光中年时欲向公乘阳庆学习医术,因两人系同母异父的兄弟关系,阳庆深知其同产弟公孙光"非其人",因而不肯传授。

医家传记所载,是对《黄帝内经》"得其人乃传,非其人勿言"的具体说解。

(原载《中医药文化》2021 年第 1 期)

"俞跗"的不同写法

俞跗为传说中黄帝时名医。《史记·扁鹊仓公列传》记载中庶子对扁鹊说："臣闻上古之时，医有俞跗，治病不以汤液醴灑、镵石挢引、案扤毒熨，一拨见病之应，因五藏之输，乃割皮解肌，诀脉结筋，搦髓脑，揲荒爪幕，湔浣肠胃，漱涤五藏，练精易形。"言俞跗既善于诊断，又明晓腧穴，更擅长手术。"俞跗"其名，古籍所载较多，如《鹖冠子·世贤》《淮南子·人间训》《抱朴子·至理》等都名之为"俞跗"。

这位名医还有其他相近的称名。如唐人司马贞《史记索隐》在上例"俞跗"下注释说："音臾附，下又音跃。"意思是俞跗又作"臾附""臾跃"。《韩诗外传》卷十第九章作"踰跗"。西汉刘向《说苑·辨物》作"俞柎"。杨雄《解嘲》作"臾跗"。《汉书·艺文志》有"泰始黄帝扁鹊俞拊方"，写为"俞拊"。《周礼·疾医》"两之以九窍之变，参之以九藏之动"，东汉郑玄注有"岐伯、揄柎则兼彼数术者"句，作"揄柎"，又说"本亦作'俞柎'"。《周礼·疾医》"以五气、五声、五色视其死生"，唐代贾公彦疏引《汉书·艺文志》"大古有岐伯、揄附"，作"揄附"。北宋龚鼎臣《述医》则作"俞附"。

上述称名依次为俞跗、臾附、臾跃、踰跗、俞柎、臾跗、俞拊、揄柎、揄附、俞附。囿于所见，竟也发现有多达十种写法。字形虽有不同，而读音颇相仿。就古音来说，称名的上一字俞、臾、踰、揄都是余纽侯韵，是同声韵字。称名的下一字跗、柎都是帮纽侯韵，附是并纽侯韵，拊是滂纽侯韵，趺是帮纽鱼韵，帮、并、滂属于旁纽关系，侯、鱼属于旁转关系。也就是说，在这十种写法的两个字中，上一个字的声纽与韵部完全一致，读音相同，下一个字的声纽与韵部或相同或为同类，读音自然相仿。

为什么会出现此类现象？窃以为"俞跗"的这些不同写法都是联绵词的缘故。联绵词的特点是注重读音而不注重字形。构成联绵词的上下二字多为双声或叠韵，前者称为双声联绵词，后者称为叠韵联绵词。上述有关"俞跗"的多种写法，上下两字的韵部，除了"趺"为鱼韵，与侯韵属旁转外，其余一并同为侯韵，因而皆属叠韵联绵词。从这十种写法的读音推测它们或由"愈腐"转写而成。从含义上来说，《韩诗外传》说俞跗能使"死者更生"，也就是使腐者更愈，简略说法便是"愈腐"，无非用以夸张地形容俞跗医术之高超。从读音上来说，"愈"是余纽侯韵，与"俞""臾""踰""揄"同音，"腐"是并纽侯韵，与"附"同音，与"跗""柎""拊"旁纽同韵，与"趺"旁纽而韵部旁转，读音上都相同或极其相近。拙文《形体不一，意义不二——联绵词举要》（载《医古文知识》2001年第1期）曾经附带提到过这个问题，可供参阅。

"食禁"还是"食药"?

《汉书·艺文志》"方技略"中的"经方类"载十一部著作,其中与本草相关的唯有一部"《神农黄帝食禁》七卷"。

"食禁"通常谓禁食、忌食,亦即忌口。难道秦汉以前就有"食禁"专著?

有学者认为《汉志》所载乃是"《神农黄帝食药》"。

唐人贾公彦在《周礼·天官冢宰》"岁终则稽其医事,以制其食。十全为上,十失一次之,十失二次之,十失三次之,十失四为下"疏中引此书作"《神农黄帝食药》七卷"。

清代有两位著名的藏书家、目录学家孙星衍与周中孚,皆依据贾公彦的疏引,对"食禁"提出异议,认为当是"食药"。

孙星衍在所辑《神农本草经》序中指出:"予按《艺文志》有《神农黄帝食药》,今本讹为'食禁'。贾公彦《周礼·医师》疏引其文,正作'食药'。宋人不考,遂疑《本草》非《七略》中书。"孙氏所说"宋人",不明其所指。唐人倒有此说。苏敬等《新修本草》所录陶弘景序文后所作按语云:"《汉书·艺文志》有《黄帝内外经》。班固论曰,经方者,本草石之寒温,原疾病之深浅。乃班固论经方之语,而无本草之名。惟梁《七录》，有《神农本草》三卷。"北宋掌禹锡等人所撰《嘉祐补注本草·总叙》引述苏敬等按后下一断语："斯为失矣!"并引《汉书》的《平帝纪》与《楼护传》皆有"本草"之称以证之。

周中孚《郑堂札记》卷四也说："《神农本草》八卷,《汉志》不著录,至《隋志》始有之。《汉志》经方类有《神农黄帝食禁》七卷,《周礼·医师》疏引作'食药',疑即本草之书。'食禁'必'食药'之讹也。"

此说似属可取。

1977年安徽阜阳出土的简牍《万物》,一般认为是战国时期的作品,系现今所知最早的本草类古籍。其中载有七十多种药物,且有所主疾病及其功效的内容,未见食禁之说。

后人所辑《神农本草经》将药物分为上中下三品:"上药""主养命""轻身益气,不老延年","中药""主养性""遏病补虚羸","下药""主治病""除寒热邪气,破积聚,愈疾"。三品药的主要作用分别说"养命""养性""治病",皆属保健治疗范畴,也未曾涉及忌口之类。

早期的中医著作也并非没有"食禁"的说法。比如《素问》《灵枢》都有"五禁"之论。《素问·宣明五气》:"五味所禁,辛走气,气病无多食辛;咸走血,血病无多食咸;苦走骨,骨病无多食苦;甘走肉,肉病无多食甘;酸走筋,筋病无多食酸。是谓五禁,无令多食。"《灵枢·五味》:"五禁,肝病禁辛,心病禁咸,脾病禁酸,肾病禁甘,肺病禁苦。"对此,有两点宜加辨识:一是《素问》《灵枢》再早也早不过《万物》。二是《素问》《灵枢》是讲生命规律的大著,内容多为防病、治病的理论与措施,其中"食禁"之类只是偶尔言及,并非其主旨所在。

大地所产,可食可药。《淮南子·修务训》言神农"尝百草之滋味","一日而遇七十毒"。"尝百草"的目的并非为了化解它的毒性,而是寻求防治疾病的良药。因而自两汉以来,本草著作接踵而现,代不乏绝。反之,累至清代,传世著作中皆无"食禁"类专著。现知最早记载此类著作的是《隋书·经籍志》,内载《老子禁食经》一卷,然唯闻其名,未见其书。

后世出现诸多"食物本草""药食本草"一类书籍,主体内容通常都是功用、主治,而不会把食忌摆放在首位。这些书籍的大量出现,倒是反映了"食药"一说之渊源有自。

(原载《上海中医药杂志》2018 年第 7 期)

殷渊源与殷仲堪

东晋殷渊源(303—356)与殷仲堪(？—399),前人每有混淆。如陶弘景《本草经集注》敦煌残卷本对《神农本经·序录》"夫大病之主"一节所作注文,明白无误地有"及江左葛稚川、蔡谟、殷渊源诸名人等,并亦研精药术"语。其中"殷渊源"名浩,渊源乃其字。而后世本草所录,或作"商仲堪",如《证类本草》,或为"殷仲堪",如《本草纲目》。"商仲堪"即"殷仲堪",宋人避太宗赵炅之父赵弘殷讳改"殷"为"商"。将此二殷混同为一的现象并不局限于本草类著作中。《备急千金要方》卷二十二《痈疽第二》有"王不留行散,治痈肿不能溃、困苦无聊赖方",说是"此浩仲堪方"。"浩"是"浩","仲堪"是"仲堪",却来个"浩仲堪",莫非是把"仲堪"当作殷浩的字。

讲到殷浩的字,也有不同看法,这里带说一二。如前所述,殷浩字渊源,《太平御览》卷二百四十九、《北堂书钞》卷六十三引《晋中兴书》、《世说新语·政事》注引《浩别传》,均为字作"渊源"。《晋书》系唐代房玄龄所撰,为避唐高祖李渊名讳,该书本传便改为"深源"。清代赵翼《陔余丛考》卷三十一《古人临文避讳之法》:"至唐时益踵其法,如改虎为武、渊为泉,又为深。"其《廿二史劄记》卷九《唐人避讳之法》更举例明说"殷渊源称殷深源"。上引陶弘景《本草经集注》敦煌残卷系六朝写本,写作"殷渊源",宜属明证。后世有视殷渊源、殷深源为二人者,有视殷浩字渊源,又字深源者,并误。

殷渊源与殷仲堪,《晋书》并有传。细读二传以及有关资料,发现两人有诸多相似、相涉之处:

一是都担任要职。殷渊源曾任中军将军、扬州刺史。殷仲堪也曾担任振威将军、荆州刺史。

二是并擅长医道。《晋书》未说殷渊源知医,其实殷渊源治病神验。《世说新语·术解》说他"妙解经脉",并载有一则医案:一近百岁老妇抱病垂危,"为诊脉处方""始服一剂汤,便愈"。殷仲堪更是撰有《殷荆州要方》,已佚。

三是皆喜清谈。殷渊源"弱冠有美名,尤善玄言","好《老》《易》","为风流谈论者所宗"。殷仲堪"能清言,善属文。每云'三日不读《道德论》,便觉舌本间强'。其谈理与韩康伯齐名,士咸爱慕之"。

更为值得关注的,两人还是堂房叔侄关系。《晋书》载两人都是陈郡(今河南周口一带)人。殷渊源"与叔父融俱好老易",殷仲堪"祖融,太常吏部尚书"。殷融是殷渊源的叔父,为殷仲堪的祖父,则殷渊源便是殷仲堪的堂叔父。

(原载《上海中医药杂志》2006 年第 4 期)

琵琶骨

琵琶骨有两解：一指肩胛骨，一指大腿骨。

《医宗金鉴·正骨心法要旨》并有肩胛骨、大腿骨的名目。"髃骨"一节说："肩端之骨，即肩胛骨臼端之上棱骨也……其下附于脊背，成片如翅者，名肩胛，亦名肩膊，俗名掀板子骨。""大楗骨"一节说："一名髀骨，上端如杵，入于髀枢之臼，下端如锤，接于䯒骨，统名曰股，乃下身两大支之通称也，俗名大腿骨。"但没有琵琶骨的称谓。

十九世纪初，有两部较为著名的伤科著作先后问世，一部是钱秀昌的《伤科补要》四卷，另一部是胡廷光的《伤科汇纂》十二卷。二书都提到"琵琶骨"。前者卷一《照〈洗冤录〉尸格图》、后者卷二《骨脉》并云："琵琶骨，亦名髀骨。"据上述《医宗金鉴·正骨心法要旨》"髀骨""俗名大腿骨"的说法，那么钱、胡所称琵琶骨宜指大腿骨。其实不然，二人所称琵琶骨皆指肩胛骨。钱氏此语标示于图中"肩胛骨"部位，胡氏此语前有"肩髃之前者横髃骨，横髃骨之前者髀骨，髀骨之中陷者缺盆"云云，足见所指均属肩胛部位。这都是由于髀骨不专指所致。如果说此二人对琵琶骨所指欠清的话，那么清代光绪十七年（1891）刚毅所编《洗冤录义证》就讲得较为明白。该书附录"肩胛骨图"注:"肩胛骨,《检图格》易其名为琵琶骨,殊未画一。实则肩甲、琵琶,名异而实同也。"

当今中医骨伤科界一般都认为琵琶骨就是肩胛骨。如武春发主编《中医骨伤科学》(人民卫生出版社,1988年)、张建福《古今骨骼说略》(《中医正骨》1990年第1期)等并有此说。

南宋武珪《燕北杂记·炙羊骨》有云:"契丹行军不择日,用艾和马粪于白羊琵琶骨上炙,炙破便出行,不破即不出。"所记契丹行军择日法,或许是肩胛骨俗称琵琶骨的滥觞。

吴承恩《西游记》第六回,说孙悟空大闹天宫,为太上老君的金刚琢击中天灵盖,跌倒在地,"被七圣一拥按住,即将绳索捆绑,使勾刀穿了琵琶骨,再不能变化"。所言琵琶骨也指肩胛骨。其后一些武侠小说中也每见此说,似乎所指多为锁骨。

肩胛骨系倒置的三角形扁骨,形状有点像琵琶,谅由此而得名。

古人也有称大腿骨为琵琶骨的。

《北史·齐本纪中第七》记载显祖文宣皇帝高洋滥杀所幸薛嫔,"支解其尸,弄其髀为琵琶"。东汉刘熙《释名·释形体》:"髀,卑也,在下称也。"以髀骨指位于人体下部的大腿骨,宜为髀骨之基本义。《北史》所载或是大腿骨又称琵琶骨之发轫。

与此相应,又有琵琶腿一说。北宋张舜民《画墁录》:"太祖招军格,不全取长人,要琵琶腿,车轴身,取多力。"所谓琵琶腿,即粗壮的大腿;所谓车轴身,即粗壮的身材。明代冯梦龙编纂的《古今小说》第三十五卷《简帖僧巧骗皇甫妻》,描绘丫鬟迎儿"生得短胳膊,琵琶腿,劈得柴,打得水"。清赵翼《将军凯旋》诗有"摧坚已用琵琶腿,贺胜应签玳瑁头"句。所云"琵琶腿"皆指粗壮的大腿。

(原载《上海中医药杂志》2018年第9期)

《本草纲目》误引两晋人名

《本草纲目·序例》所录《神农本草名例》,引用陶弘景注文:"自晋代以来……其贵胜阮德如、张茂先辈,逸民皇甫士安及江左葛稚川、蔡谟、殷仲堪诸名人等,并研精药术。"此引语错误较多,其荦荦大者,计有两处。

其一,"辈"当为"裴"。"裴逸民"系人名,三字应连读。此人即鼎鼎大名的裴頠,西晋武、惠二帝时,曾历任散骑常侍、国子祭酒、右军将军、尚书左仆射等职。《晋书》有传,说"頠字逸民","通博多闻,兼明医术","曾上表改太医权衡"。其人其事,与注文所述内容正相吻合。又,阮德如名侃,张茂先名华,皇甫士安名谧,而裴逸民名頠,四人皆姓与字连用,体同一例。或曰:皇甫谧一生未曾为官,宜属"逸民"一类,如何能冠以"贵胜"二字?须知"贵胜"者,贵盛也,亦即有地位有名望的人。皇甫谧不仅是医林闻人,有《甲乙经》传世,更为文坛巨擘,著《帝王世纪》《玄晏春秋》以及《高士》《逸士》《烈女》等传。《世说新语·政事》载:左思撰就《三都赋》,多遭讥訾之言,后皇甫谧为之作序,士人转而竞相赞誉,并加抄录,一时之间,"洛阳纸贵"。皇甫谧名高望重,一至于此,如何当不得"贵胜"之称?《本草经集注》敦煌残卷本"辈"正作"裴",可从。

其二,"殷仲堪"应是"殷渊源"之误。殷渊源名浩。《晋书·殷浩传》谓"殷浩,字深源",系避讳所致。《本草经集注》敦煌残卷本系六朝写本,未避唐时讳字,赫然写着"殷渊源"三字。李时珍于正史上查无殷渊源其人,遂步《证类本草》后尘,而误改为殷仲堪。

(原载《上海中医药杂志》2006 年第 5 期)

医语抉隐

改头换面的《伤寒金丹》

中国科学院上海生命科学信息中心生命科学图书馆所藏中医抄本《伤寒金丹》（以下简称《金丹》），两卷两册，卷端题作"李中梓士材著"。该馆编号为：3.8332/2838.2。此本凡66叶，半叶9行，行25字，无边栏、界行，有朱笔旁圈。前有李中梓自序。序文落款为"顺治六年岁次己丑上元日尽凡居士李□甫识"。李中梓生于1588年，殁于1655年。顺治六年己丑为1649年，乃李中梓生前之年。"尽凡居士"为李中梓的号。"□"表示被磨损的文字，占四个字部位，联系上引卷端所题，被磨损的四个字宜为"中梓士材"。这部书未见载录于各种书目，似属孤本。

李中梓是晚明至清初赫赫有名的医家，且距今时间不算太远，所著医书叠经问世，居然还有遗珠虚掷，实在不合情理。

李中梓有一部《伤寒括要》（以下简称《括要》），自序落款为"顺治六年岁次己丑上元日尽凡居士李中梓士材甫识"，与《金丹》自序落款相同。难道李氏于顺治六年正月十五同时完成两部著作、写就两篇自序？不由疑惑顿生。

上海中医药大学图书馆藏有清康熙元年（1662）胡洵龙

刻本《括要》，今捧出快阅一过，发现《金丹》乃是《括要》改头换面的抄本。其中有三个部分明显有别。

一是李中梓自序有两处：

颜曰"括要"，谓括义详而微词简也。——《括要》

颜曰"金丹"，谓理真义详而词简也。——《金丹》

加横线者系二书不同处。其中重要的是将"括要"改为"金丹"。此其一处。

惟变所适而不胶于法也，斯善读"括要"者矣。——《括要》

惟变所适而不胶于法也，斯善读"金丹"者矣。——《金丹》

同样是将"括要"改为"金丹"。此其又一处。

二是《括要》康熙本除李中梓自序外，另有重刻者胡洞龙、原校者许友绪等四篇序文以及许友绪子许在勤的一篇"小引"，《金丹》唯保留李中梓自序，其余序文、小引尽付阙如。

其实许友绪对《括要》的刻印是既筹资又出力的。据自序"及门之谙其义而能嘘枯振槁者,独有许名子,一见颔之,且汲汲于寿世,乃捐金付诸剞劂"语,《括要》出版印刷费是由许友绪筹措的。自序讲这句话,前面还有铺垫:顺治二年(1645)底,作者撰就《伤寒授珠》十卷,不料"集甫竣而毁于兵火"。后来一则"谋梓之而艰于费",二则"念多则惑,少则得",于是就"删繁去复,简邃选玄""仅得十之二,而尽无漏义",因而更改书名为"括要"。许友绪序也曾说到,李中梓《伤寒授珠》"尽付祖龙"(按祖龙指秦始皇,此用以指兵火)后,谋求流传《括要》,但窘于"空囊羞涩,不名一钱"。唯其如此,许友绪便为老师"捐金付诸剞劂"。这是筹资。

《括要》卷端题"同郡门人许友绪名子父校,男在勤知稼、在坚公生父重校",说明许友绪父子三人曾先后校阅《括要》,诚如许友绪序所说,校雠"括要","历葛与裘,始克竣事",说从夏天校勘到冬日。这是出力。

有这么一段前情,筹资并出力的人在书中写一篇序,也是自然不过的事,一字不留地撤除,未免有点不近人情。

三是《金丹》在内容上有删削。比如卷上少了原书的第二篇《肾虚人易犯伤寒论》、第三篇《不服药为中医论》。

许友绪未见载于中医书目、医人辞典之类书中,《括要》有关于他的些许记载:

《括要》载"门人校阅姓氏"二十八人,其中第七人即为"许友绪名子父,松江府"。

许在勤"小引"说:"余父晦园,幸而生同时,习同事,举平日所学所得就正于先生,而先生亦尽洗形骸,惟有相尚以道。"

胡洵龙序评说许友绪"有高才隐行,兼之医学医理俱仿佛先生,乃宛然执弟子礼于先生门下,盖崇道也,亦崇让也"。

综合以上所引,大致可稍窥许友绪身世之一鳞半爪:许友绪,字名子,号晦园,松江人,生活于明末清初,从李中梓习医。

顺带一提,《珍本医书集成》本"许名子"误作"许石子"。

(原载《上海中医药杂志》2018 年第 8 期)

《蠢子数》与《蠢子医》

　　古代有位道士,姓邵名雍字尧夫,自号安乐先生,谥康节。邵雍学问十分了得,既是理学家、数学家,又是诗人,著有《皇极经世》《观物内外篇》《渔樵问对》《伊川击壤集》《梅花诗》等,系北宋五子(周敦颐、程颢、程颐、张载、邵雍)之一,《宋史》卷四百二十七有《五子传》。作为一介布衣,却能得到宋哲宗元祐年间所赐谥号,这在历史上是颇为鲜见的。

　　坊间流传邵雍还撰有《蠢子数》,说是邵雍用来教子孙学数的启蒙书。还用邵雍一首每句都有数字的《山村咏怀》诗为证:"一去二三里,烟村四五家。亭台六七座,八九十枝花。"其实根本没有这回事。

　　邵雍有一子三孙。其子邵伯温天资聪颖,学业根本不劳邵雍操心,著有《周易辨惑》《邵氏辨诬》《邵氏闻见录》等近百卷,名载《宋史》。其孙更是让邵雍打不着照面。邵雍前半生穷困潦倒,连住房都没有着落,或栖身于寺庙,或在河洛南岸搭草棚而居。直到四十五岁那年,方才在门生姜愚、张仲宾的敦促、资助下,迎娶了王氏女。后两年,生子伯温。邵雍有写于嘉祐二年(1057)《生男吟》诗云:"我本行年四十五,生男方始为人父。鞠育教诲诚在我,寿夭贤愚系于汝。我若寿命七十岁，眼前见汝二十五。我欲愿汝成大贤，未知天意肯从否？"然而邵雍六十七岁便去世，邵伯温二十四岁尚未成亲，也就是说，邵雍捐馆时，邵伯温还未曾娶妻，连孙子长什么样都未曾见着，怎么来教读？这些事状在邵伯温所著《邵氏闻见录》卷十八皆有记载。

《蠢子数》其实是一部讲推命的书，假托邵雍而为，至迟从明代中期起就开始流传。前人对此早已屡有记载。如明代杨慎《升庵集》卷四十六有《康节不信命》文："今世游食术人，妄造大定数、蠢子数，托名康节，岂不厚诬前贤？"清人许仲元《三异笔谈》卷一《蠢子数》："蠢子数，托名康节先生。"清末民初徐珂《清稗类钞·方技类·以蠢子数推命》："此书……但云传自康节，在宋以前即能测定满洲姓氏耶？如瓜尔佳氏、钮钴禄氏者，皆能算出，即可知其伪矣。"据弘昼、鄂尔泰、福敏、徐元梦等奉清高宗弘历之敕所纂《八旗满洲氏族通谱》，瓜尔佳氏系女真族的氏族部落，历来被称作"满族第一氏族"，公元十六世纪末，方始有此氏族，而生活于十一世纪的邵雍如何能够得知？其伪非常明显。

上海中医药大学图书馆藏有一部抄本《蠢子医》，四卷，清代龙之章（字绘堂）撰，成书于清光绪八年（1882）。其侄龙金门于民国三年（1914）刊行石印本。1936 年，裘吉生收录于《珍本医书集成》。该书内容较为广泛，文字浅近易晓，涉及脉证治则与各科方药，尤其强调药性、脉理，是一部颇具特色的中医启蒙读物。据书序说，因兵患频仍，家计日艰，龙之章两个儿子相继去世，而诸孙正当束发之年，"欲课以农，无田可耕，欲课以读，无暇可乘，不得不以医道为生活"，同时把习医、行医所得，以诗歌形式编制医书，教孙诵读，作为全家的续命汤。龙之章《题辞》："昔有宋朝邵康节，恒将数学去课儿。他有《蠢子数》，我有《蠢子医》。"龙氏此语，沿袭坊间传说，误认邵雍曾撰有《蠢子数》，并表明《蠢子医》乃仿《蠢子数》而作。

今医界同仁每有因循龙之章《题辞》所云，未加深察者，误以为《蠢子数》为邵雍所著，包括笔者主编的《上海地区馆藏未刊中医钞本提要》所载《蠢子医》提要也套用此说。因撰此短文，用为纠讹，并以正视听。

（原载《上海中医药杂志》2019 年第 3 期）

方志误载医事

　　方志是记述地方概况的史志，取材宏富，且分别门类，是研究历史、地理、人物、著作等方面资料的工具书。医史文献整理研究人员要查考历代医人的行状、医籍的存亡，往往离不开方志。编纂方志者每为本地人员，所记也多为当代或前朝之事，按理来说，准确率相对较高。虽然如此，但是方志有时也会出现差错。这里举几个实例来说明。

　　明初医家许宏，字宗道，撰有《金镜内台方议》《湖海奇方》等医著。康熙五十二年(1713)《建安县志》卷七《方伎》没有提到许宏的生卒年，只说他"卒年八十一"。这个说法就有问题了，因为《湖海奇方》是许宏在八十二岁时写成的。这部书的自序落款为"永乐二十年岁在壬寅七月二十四日己卯，建安八十二翁许宏拜手谨书"。从中也可计算出许宏的生年："永乐二十年岁在壬寅"为 1422 年，此年许宏虚岁八十二，则其生年应为 1341 年。另外，《湖海奇方》有许宏的同乡后学黄炫的一则后记，内云："今年秋，余幸至建，伏睹先生言忠信，行笃敬，神和而气平，澹泊而无欲，年已九旬，苍颜白发，笑谈之顷，益知先生志于五经之学，次于诸子百家。"落款为"时宣德屠维作噩南吕既望樵谿黄炫拜手谨记"。屠维为天干己的别称,作噩为十二支酉的别称,说见《尔雅·释天》。屠维作噩即己酉年,明代宣德己酉为1429年,此年许宏虚岁将近九十,与上所言1422年许宏虚岁八十二大致符合。南吕为十二律之一,配在农历八月。樵溪系建阳下属村庄。许宏年届九旬,依然"神和而气平","笑谈""五经之学""诸子百家",说他"卒年八十一"岂非大谬!以上所引《湖海奇方》,见曹洪欣先生主编《珍版海外回归中医古籍丛书》第九册,人民卫生出版社,2008年版,据日本宫内厅书陵部宣德四年(1429)序刊本影印。

近读刘时觉先生《苏沪医籍考》书稿,其中也曾多处指出方志所载差错。如《医经允中》的作者明明是李熙和,而光绪五年(1879)《武进阳湖县志·艺文》、民国《江苏通志稿·经籍》误作黄德嘉。又如苏州邵氏乃世医家族,釜山、念山、纯山、三山、鸣山,由明入清,至少五世为医。纯山名达,曾对皇甫中《明医指掌》十卷参以己意,而成《订正明医指掌》十卷。民国二十二年(1933)《吴县志·艺文考三》既误录《明医指掌》为六卷,又谬言邵达号念三。其实邵氏世医无有号"念三"者,所谓"念三"或为"念山"之讹,而念山乃邵达之父。

方志所载比较客观而全面,为我们查检相关资料带来诸多方便。但是诚如孟子所言,"尽信书则不如无书",对方志所载,也不可过于拘执。

(原载《上海中医药杂志》2019年第9期)

医事版《关公战秦琼》

侯宝林、郭启儒先生的相声名段中,有一则《关公战秦琼》,几乎人所皆知,闻者无不捧腹。

近读某报一篇文章,说汤显祖求医于朱丹溪,在朱的书案上看到由中药名构成的一段故事,述一对青年男女在牡丹亭边巧遇,一见钟情,由是灵感大发,以此为线索,构思并完成传唱不衰的《牡丹亭》。

阅后疑窦丛生:朱丹溪是元末时人,生卒年为1282—1358,明王朝建立前十年已然作故;汤显祖为明代后期人,生于1550年,卒于1616年。朱逝世近二百年后,汤方才出生,汤显祖如何能请朱丹溪看病? 又怎么会因朱的书案上的药名故事而萌发《牡丹亭》的创作?

又读到一篇研究徐爔《写心杂剧》的论文,其中在论述袁枚与徐大椿祖孙三代交往事时,说袁枚《续同人集·宴集类》收录徐大椿的孙子徐垣《丁丑夏日简斋太史招引随园》《己未夏日同年袁简斋宴集京师寓斋分得野字》两首诗。徐垣系徐大椿的儿子徐爔之子,也是袁枚的门生,生于乾隆三十五年(1770),而袁枚卒于嘉庆三年(1798),师生二人共同存世时间不到三十年。前述两文标明时间一是丁丑年,一是己未年，在袁枚、徐垣交会于人间的二十八年中，并无干支纪年的丁丑、己未。往前推算，乾隆四年（1739）是己未年，乾隆二十二年（1757）是丁丑年，此时徐垣尚未出生；朝后匡计，嘉庆四年（1799）是己未年，嘉庆二十二年（1817）是丁丑年，此时袁枚已然作古。可知《续同人集》所收此两文的作者绝非徐大椿之孙徐垣。第二首标题有"同年"二字，看来这位徐垣与袁枚同榜或同一年考中。袁枚是乾隆四年（1739）进士，查核该年殿试金榜，果然在二甲赐进士出身栏内同时看到袁枚、徐垣的大名。

多年来，有的学术论文，尤其是一些摘抄演绎文章，屡见于报刊，其中不乏失审不当之处。作者、编者宜加用心，不要出现"关公战秦琼"之类笑话，用免以讹传讹，贻误后学。

（原载《上海中医药杂志》2006 年第 10 期，题作"新版《关公战秦琼》"）

说"经"

　　什么叫"经"？《说文·糸部》："经，织从丝也。"段玉裁注："织之从丝谓之经，必先有经而后有纬，是故三纲、五常、六艺谓之天地之常经。"再早些的班固《白虎通》即解释"经"为常，即常道，也就是正常不可改变的道理。

　　"经"被奉为典范著作的名称，起源较晚。清代著名史学家章学诚《文史通义》卷一《经解上》说："因传而有经之名，犹之因子而立父之号。"一般来说，是在传注盛行以后，学者尊崇所传注之书，因而名之为经。我们只要看看包括孔、孟在内的周末诸子引用古书，但称"诗曰""书云"，而并未说过什么"诗经""书经"，便可以知道"经"的名称是后人加上去的。《荀子·劝学》"其数则始乎诵经，终乎读礼"，杨倞虽然有"经，谓《诗》《书》"的说解，但彼时尚未有"诗经""书经"之类名称。《汉书·艺文志》虽然载有"《孝经》一篇"，但其义取诸该书《三才章》"夫孝，天之经也，地之义也，民之行也"，认为在这三者中，"举大者言，故曰孝经"，则此"经"字乃是"常道"义。《左传·昭公二十五年》也有"夫礼，天之经也，地之义也，民之行也"的类似言论，杜预注："经，常也。"（成语"天经地义"本于此二书）。可见"经"在先秦前

　　医语抉隐

还未用作典范著作的名称。至于《汉志》"术数略"所载《四时五行经》《山海经》与"方技略"所载《黄帝内经》《扁鹊内经》之类，并不属于经书。凡是医书称"经"的，如《内经》《脉经》《甲乙经》《中藏经》等，在四部分类法中，都不归到经部，而属于子部。

古代有六经，即《易》《书》《乐》《诗》《仪礼》《春秋》。传说是孔子从各种文献材料整理出来，并写在竹简上教授学生的课本。实际上是五经，诗和乐是合在一起的，诗是词，乐是谱，后来乐完全亡失了。西汉有五经，即《易》《书》《诗》《礼》《春秋》。东汉时加上《论语》和《孝经》，便成七经。到唐代，《礼》分为《周礼》《仪礼》《礼记》，《春秋》分为《左传》《公羊传》《谷梁传》，连同《易》《书》《诗》，就为九经。宋代又加上《论语》《孝经》《尔雅》《孟子》，从此"十三经"成为定名。

（原载《新民晚报》2009 年 4 月 1 日）

古医书引经之误

古医书引经偶有张冠李戴之误，吾辈应当细心查核，不可盲目转引，以免重蹈覆辙。其误大致有四：

有错引作者名的。如《温病条辨》汪廷珍叙："昔淳于公有言，人之所病，病病多；医之所病，病方少。""人之所病"四句，见于《史记·扁鹊仓公列传》叙述扁鹊的事迹后作者司马迁所写文字，并非淳于公语。

有错引书名的。如《素问·五运行大论》"酸伤筋"，唐代王冰注："酸写肝气，写甚则伤其气。《灵枢经》曰，酸走筋，筋病无多食酸。""酸走筋"二句不载于《灵枢》，而见于《素问·宣明五气》。又如《素问·阴阳应象大论》："阳生阴长，阳杀阴藏。"王冰注引"神农曰：天以阳生阴长，地以阳杀阴藏"。按王氏引文惯例，所指"神农"指《神农本草经》，其实"天以阳生阴长"二句未见于该书，而出诸《素问·天元纪大论》。

有错引篇名的。如清人张振鋆《厘正按摩要术·按法》所引"冬不按跷，春不鼽衄"出于《素问·金匮真言论》，却误载为同书《生气通天论》。《素问·平人气象论》："妇人手少阴脉动甚者，妊子也。"王冰注引"阴薄阳别，谓之有子"，谓出于《素问·经脉别论》，其实见诸同书《阴阳别论》。

有连引数经却不分标出处的。如金朝李杲《脾胃论·脾胃虚实传变论》在引用《素问·经脉别论》"食气入胃，散精于肝，淫气于筋……"后，接着说："又云，阴之所生，本在五味，阴之五宫，伤在五味。"读者容易误解"阴之所生"四句也出于《素问·经脉别论》，实则不然，这几句见于《素问·生气通天论》。又如《脾胃论·饮食伤脾论》："《四十九难》曰'饮食劳倦则伤脾'。又云'饮食自倍，肠胃乃伤''肠澼为痔'。"切莫以为这三则引语都出于《难经·四十九难》，从《素问》之《痹论》《生气通天论》中可分别查检到后两则引语。

有误引经文之义的。如《素问·气厥论》："肝移热于心则死。"王冰注引同书《阴阳别论》"肝之心谓之生阳，生阳之属，不过四日而死"句加以阐释。其误有二：《气厥论》的主旨是概述脏腑气逆不顺，致使寒热相移，从而造成诸多疾病，而《阴阳别论》讨论阴阳脉偏胜及其预后的问题，一言脏，一说脉，殊不相应，不当作为训释的依据。此其一。"生阳之属，不过四日而死"句，全元起本"死"作"已"。既谓"生阳"，则不应为"死"，宜从全元起本作"不过四日而已"，"已"是痊愈义。王冰注不当引用讹文训释，此其二。

（原载《医古文知识》1990 年第 2 期，题作"王冰误引书篇名"；原载《医古文知识》1990 年第 4 期，题作"王冰误引经文之义"。今合改为一文）

《素问》"菀槁"解

《素问·四气调神大论》:"恶气不发,风雨不节,白露不下,则菀槁不荣。"其中"菀槁"一语,古今注家的训解纷纭多歧,归纳起来,主要有两种解释:一为枯木蕴积。如王冰注:"菀谓蕴积也,槁为枯槁也。言……槁木蕴积,春不荣也。"吴崑、张介宾、高士宗诸家所解本于王注。一为茂木嘉禾。如张志聪《集注》:"菀,茂木也;槁,禾秆也……四时失序,虽茂木嘉禾,而亦不能荣秀也。"陈修园等从之。今人所编著的"译释""校译""白话解"等,分别据此两解。可惜这两种解释都不得当。杨上善曾率先树立一说。他在《太素·顺养》中注为:"'菀槁'当为'宛槁'。宛,痿死;槁,枯也。"这一说法比较相近。

我认为"菀槁"即枯槁,属于古书中常见的同义词复用现象。

先说"槁"。此字疑本作"稾"。元至元五年(1339)胡氏古林书堂刻本、明嘉靖吴悌校刊本都写作"稾",明顾从德翻刻宋本(即今之通行本)王冰注文中的三个"稾"字也都作"稾",说明王冰当时所见本正作"稾"字。而通行本的正文写作"槁",似为后人笔讹或据别本误改所致。其实,即使原文为"槀",也可视作"藁",因为这两个字古代相通而多混用,如"槀人"之与"藁人","槀本"之与"藁本","槀街"之与"藁街","槀鞂"之与"藁鞂"等,在古书中都是并用不一的。"槀"既然与"藁"混用,而"槀"又是"槁"的异体字,所以说"菀槀"就是"菀槁"。

再说"菀"。《淮南子·俶真训》:"是故形伤于寒暑燥湿之虐者,形苑而神壮。"高诱注:"苑,枯病也。""苑"即"菀"。《汉书·王嘉传》集注:"菀,古'苑'字。"可证。王念孙在《读书杂志·淮南内篇第八》中正引《素问》此例,写作"菀槁不荣",并认为其中的"菀"字与《淮南子》"形苑而神壮"中的"苑"字意义相同。

据此,则"菀槀"训为枯槁,殆无疑义。

(原载《上海中医药杂志》1987 年第 6 期,题作"菀槀")

《素问》"去宛陈莝"解

　　《素问·汤液醪醴论》讲到水肿的治则,有"去宛陈莝"四字。对于"莝"字的训解,一直存在着不同的看法;有关此句文字的结构,更是说法不一。本文就这两个问题小议一番。

　　王冰训释"莝"字为"草茎":"去宛陈莝,谓去积久之水物,犹如草茎之不可久留于身中也。"马莳《黄帝内经素问注证发微》据此解"陈莝"为"陈草",今人也有沿用此说的,如《黄帝内经素问译释》。其实,释"陈莝"为"草茎之不可久留于身中",不仅犯了训解中常见的"增字为释"的弊病,而且"草茎不可久留于身中"的说法,又实在令人费解。

　　明清医家吴崑《黄帝内经素问吴注》、张璐《张氏医通》、张志聪《黄帝内经素问集注》、高士宗《黄帝素问直解》等并训"莝"为"腐"。如高氏谓:"去宛陈莝,谓津液充廓,则去其积久之腐秽,以平之也。"释"宛陈莝"为"宛陈之莝",亦欠斟酌。

　　有学者据《太素》与王冰注文,认为"莝"是"茎"的讹字,并"疑'茎'为另一句之字,其句因脱落太甚而只留一'茎'字,故不可再为句。据此,则'去宛陈'三字本为一句"(《〈内经〉析疑三则》,《新中医》1977年第1期)。这些见解,不敢苟同。《太素·知汤药》虽然将"莝"作"茎",但是,在杨上善之前的全元起和在后的王冰都作"莝",而不作"茎",并且,王冰注文的引文也明明写作"去宛陈莝",所以,只是根据《太素》就认为"莝"是"茎"的讹字,证据似嫌不足。至于"茎为另一句之字"云云,显然是受了《太素》句读的影响,尤难令人信服。

那么,"莝"字应当怎样解释呢?《说文·草部》:"莝,斩刍,从草坐声。"《庄子·列御寇》:"食以刍菽。"成玄英疏与陆德明《经典释文》都说:"刍,草也。"表明"莝"当为"斩草"的意思。张介宾注"莝"正作"斩草",见《类经·论治类》,是其证。日人丹波元简《素问识》力主张氏之说。今人也有据此而训"莝"为"斩"的,如《黄帝内经素问白话解》《内经释义》,或训为"斩除"的,如《内经选读》。《灵枢·九针十二原》《灵枢·小针解》和《素问·针解篇》并有"宛陈则去之"句。据此,"莝"与"去"同义,均作"除去"解,应当没有什么问题。

那么"去宛陈莝"四字的结构又当如何理解呢? 有人认为"文句结构紊乱,于义难解"(《浙江中医杂志》1980 年第 9 期)。有人更直言"去宛陈莝","应是去宛莝陈的倒误"(《医史文献理论丛刊·〈内经〉考证训诂专辑之一》),这类看法概由未晓古人文字表达方式所致。

俞樾说:"古人之文,有错综其辞以见文法之变者。"(《古书疑义举例》卷一)并举例如《淮南子·主术篇》:"夫疾风而波兴,木茂而鸟集。"下言"木茂",上不言"风疾",而云

"疾风",即是此例。《意林》引此文改"疾风"为"风疾",俞氏指出,这是"由不知古人文法之变而以意改之"。

古医经也多有此例,兹略撷《素问》句例以示一斑。

《素问·诊要经终论》:"刺针必肃,刺肿摇针,经刺勿摇,此刺之道也。"上言"刺肿",下不言"刺经",而云"经刺"。

《素问·气交变大论》:"上临太阴,则大寒数举,蛰虫早藏,地积坚冰。"上言"地积",下不言"冰坚",而云"坚冰"。

《素问·著至教论》:"三阳者,至阳也,积并则为惊,病起疾风,至如辟历,九窍皆塞,阳气滂溢,干嗌喉塞。"下言"喉塞",上不言"嗌干",而云"干嗌"。

由此可知,古人行文自有"错综其辞"之例,"去宛陈莝"虽然就是"去宛莝陈"的意思,但不应视作"去宛莝陈"的倒误。沈祖绵《读〈素问〉臆断》径自改为"去宛莝陈",真是名副其实的"臆断"。

写到这里,我们只消小释一下"宛""陈"二字,便可明白"去宛陈莝"的含义了。"宛"通"郁"。《史记·扁鹊仓公列传》:"寒湿气宛。"裴骃集解"音郁",司马贞索隐"又如字",是其证。"陈",久也。《尚书·盘庚中》:"失于政,陈于兹。"孔颖达疏:"今既失政,而陈久于此。"是训"陈"为"陈久"。联系《素问·汤液醪醴论》的上下文,"去宛陈莝"似可释为"除去久积的水邪"。

（原载《浙江中医杂志》1981 年第 6 期）

医语抉隐

《素问》"聂辟"考释

《素问·调经论》:"虚者聂辟气不足。"王冰注:"聂谓聂皱,辟谓辟叠也。"马莳注:"乃肌肉辟积之意。"张介宾注:"凡言语轻曰聂,足弱不能行曰辟,皆气不足也。"张志聪注:"聂,'儑'同,辟,积也。"高士栻注:"肌肉皮肤,聂聂然而辟动也。"张琦注:"摄辟,怯弱恐惧之意。"今人所解,多依上述各注。

马、张(介宾、志聪)、高诸氏所解,皆未脱望文生义之弊。王冰、张琦所训,虽较为近之,然尚未中鹄。

笔者认为:聂同"摄","聂辟"即"摄辟"。《甲乙经》卷六《五藏六府虚实大论》正作"摄辟"。"摄辟"为同义词复用现象。《礼记·士昏礼》:"执皮摄之。"郑玄注:"摄,犹辟也。""摄"与"辟"都有"屈曲"义。《楚辞·哀时命》:"衣摄叶以储与兮。"王逸注:"摄叶储与,不舒展貌。"《庄子·田子方》:"口辟焉而不能言。"司马彪注:"辟,卷不开也。""不舒展""卷不开",都是"屈曲"的意思。《吕氏春秋·下贤》:"卑为布衣而不瘁摄。"高诱注:"摄,犹屈也。"凡物伸则长,屈则短,所以屈叫作"摄辟",短亦称为"摄辟"。《素问》中的这一"聂辟"正是"短"的意思。"聂辟气不足"犹云短气不足。王念孙在《广雅疏证》卷四《释诂》中训"聂辟"为"短",正引《调经论》本句作证,言之凿凿,此惑或可得解。

(原载《上海中医药杂志》1985 年第 12 期,题作"'发作有时'与'聂辟'")

小大前后

《韩诗外传》卷一："男八月生齿,八岁而龆齿,十六而精化小通;女七月生齿,七岁而龀齿,十四而精化小通。"何谓"小通"? 清代黄生《义府·小通》解释说："凡言后窍为大,前窍为小。小通,谓其精通于前,可以为人道也。"用现在的话来说,"小"就是外生殖道。

《素问·标本病传论》有"小大不利治其标,小大利治其本"语,显而易见,"小大"指二便。也有反向运用的。《备急千金要方》卷三十《针灸下·妇人病第八》:"血不通,刺会阴入二寸,留七呼,灸三壮。在大便前、小便后。"所指分明为会阴穴部位,则"大便"指后窍,"小便"指前窍。

《素问·缪刺论》:"人有所堕坠,恶血留内,腹中满胀,不得前后,先饮利药。"《灵枢·邪气藏府病形》:"肾脉急甚为骨癫疾,微急为沉厥,奔豚,足不收,不得前后。"《金匮要略·呕吐哕下利病脉证治》:"哕而腹满,视其前后,知何部不利,利之即愈。"这三组"前后"当指二便。《素问·腹中论》:"目眩,时时前后血。"此"前后"宜为前窍、后窍。《史记·扁鹊仓公列传》:"臣意诊之,曰'涌疝也,令人不得前后溲'。"司马贞索隐:"前溲,谓小便;后溲,大便也。"据此释义，"前后"亦指二窍。

"后"还有厕所义。《灵枢·邪气藏府病形》："小肠病者，小腹痛，腰脊控睾而痛，时窘之后。"马莳注："腰脊控引睾丸而痛，痛时窘甚，而欲往去后也。"马注"之后"为"去后"，"之"是动词"去"，则"后"当属名词义。此句又见于《太素》卷十一《府病合输》，杨上善注："时急之膅大便之处也。"以"膅大便之处"释"后"，则其为厕所义明白无疑。厕所建在屋后，故可用"后"指代厕所。

连《汉语大词典》都未收"小大"的二窍、二便义，也未收"前后"的二窍义，即是一向以义项搜罗庞杂繁富著称的《经籍籑诂》亦复遗漏，更遑论《千金》以二便指前后窍的特例。至于"后"的义项，《汉语大字典》与《汉语大词典》有"肛门"义，而无"厕所"义。"肛门"义的书证为西汉刘向《新序·杂事四》"惠王之后蛭出，故其久病心腹之疾皆愈"（又见王充《论衡·福虚篇》）。其实此句与上所引《灵枢》并为"之后"，"后"是厕所义，而不是肛门义。

（原载《上海中医药杂志》2005 年第 8 期，题作"小大前后"；原载《上海中医药杂志》2006 年第 8 期，题作"'后'指厕所"。今合改为一文）

功与巧

古书某些讹误，可据音韵订正。

《素问·徵四失论》说治病的第二失："受师不卒，妄作杂术，谬言为道，更名自功，妄用砭石，后遗身咎。"其中"更名自功"的"功"，《黄帝内经太素》作"巧"。《太素》遗文有"更名自巧"条，近人萧延平在其下加了一条按语："平按，此条见《素问》卷二十三第七十八《徵四失论》。"可知《素问·徵四失论》的"更名自功"的"功"在《太素》中作"巧"。

"巧"音 qiǔ，正与"咎"为韵。《韩非子·主道篇》也有"巧""咎"为韵的句例："不自操事而知拙与巧，不自计虑而知福与咎。"东汉魏伯阳《周易参同契·法象成功章》："皮革煮成胶兮，曲糵化为酒；同类易施功兮，非种难为巧。""巧"与"酒"为韵。《史记·太史公自传》："圣人不朽，时变是守。"《汉书·司马迁传》"朽"作"巧"，与"守"相押。王念孙说："案《史记》原文，盖亦作'圣人不巧'，今本作'朽'者，后人以'巧'与'守'韵不相协而改之也，不知'巧'字古读若'糗'，正与'守'为韵。"（《读书杂志·史记第六》）

（原载《上海中医药杂志》1984 年第 7 期，题作"据韵订正"）

痒痒

《说文·疒部》："痒，寒病也。"徐锴《说文解字系传》："《字书》寒噤也。"《正字通·疒部》："痒，今感寒体战曰痒。"《广韵》所臻切，音申。"痒痒"叠用谓寒战貌，古诗每有"寒痒痒"语。如唐代费冠卿《答萧建问九华山》："入林寒痒痒，近瀑雨濛濛。"南宋敖陶孙《大风怀林伯农》："江湖易高风，六月寒痒痒。"

上引《说文》段玉裁注："古多借洒为痒。"并指出："凡《素问》《灵枢》《本草》言'洒洒''洗洗'者，其训皆寒，皆痒之假借。"从声韵上来说，痒为山纽真韵，洒、洗并为心纽文韵，山、心准双声，真文旁转，例得假借。

"痒"还可同表示寒冷义的字搭配使用。"噤"有因寒冷而发生的哆嗦义，古籍中见有"噤痒"一语。如晚唐牛僧孺《李苏州遗太湖石奇状绝伦因题二十韵奉呈梦得乐天》诗有"噤痒微寒早"语，韩偓《日高》诗有"噤痒余寒酒半醒"句。

（原载《上海中医药杂志》2006 年第 6 期）

葫芦与窗笼

曹娥碑是为纪念东汉孝女曹娥美德而立的石碑,相传碑阴有蔡邕所题"黄绢幼妇,外孙齑臼"八个字,隐含着离合字谜:黄绢,色丝也,合在一起为"绝"字;幼妇,少女也,合在一起为"妙"字;外孙,女子也,合在一起为"好"字;齑臼,受辛也,合在一起为"辞"字。所谓绝妙好辞也(按:"受辛"合为"辤",是繁体字"辭"的异体字)。《世说新语·捷悟》所载曹操、杨修曾到碑下,对这八字之意,杨修一见即解,而曹操待马行三十里方始领悟云云,纯属杜撰戏语,因碑立于会稽(今浙江绍兴),而曹操一生未曾南渡长江。后世也有类似的离合词例。元人伊世珍《嫏嬛记》卷中载录一则趣话,说赵挺之欲为其子赵明诚择妇。明诚昼寝,梦中背诵一书,醒后只记得"言与司合,安上已脱,芝芙草拔"三句,告知乃父。赵挺之说:"汝殆得能文词妇也。"并解释道:"'言'与'司'合是'词'字,'安'上已脱是'女'字,'芝芙'草拔是'之夫'二字。非谓汝为'词女之夫'乎?"后来赵明诚果然迎娶了南宋著名词家李清照。

汉字讲音、形、义。上述是从字义、字形角度推求的,而从字音角度推求的也不少。《左传·僖公二十五年》"晋侯问原守于寺人勃鞮"杜预注:"鞮鞮,披也。"披即勃鞮二字合音,缓言曰勃鞮,急言则曰披。卫将军文子名木,《檀弓》作弥牟,木即弥牟二字合音,缓言曰弥牟,急言则曰木。盖语有缓急,而非人有二名。沈括《梦溪笔谈·艺文二》也讲到:"古语已有二声合为一字者,如不可为叵,何不为盍,如是为尔,而已为耳,之乎为诸之类。"

顾炎武在音韵学理论上多有新见乃至卓见,所著《音学五书》,其中《音论》卷下有"反切之始"文,列举了诸多反切的实例,如"鞠穷正切芎字""不律正切笔字"等。还讲到两则与中医关系殊为密切的用语。

一是"葫芦"就是"壶"字。《诗经·豳风·七月》有"七月食瓜,八月断壶"句。"壶"通"瓠",瓠瓜,也叫葫芦。顾炎武引《北史·后妃传》"瓠芦"语,认为"瓠芦正切壶字",而瓠芦即是葫芦。《后汉书·方术列传》说"市中有老翁卖药,悬一壶于肆头,及市罢,辄跳入壶中",后人就称行医卖药为"悬壶",而有"悬壶济世"之类称颂语。

二是"窗笼"就是"聪"字。说"古人谓耳为聪",《易·象传》有"聪不明也"语。今检阅《灵枢》四出"窗笼"语。《根结》:"少阳根于窍阴,结于窗笼。窗笼者,耳中也。"《卫气》:"足少阳之本,在窍阴之间,标在窗笼之前。窗笼者,耳也。""窗笼"二字可切出"聪"音,与耳相涉,故正文训作耳或耳中,马莳、张介宾等都解释为听宫穴。

(原载《上海中医药杂志》2006 年第 9 期,题作"窗笼")

解㑊

　　"解㑊"一语,《灵枢》唯一见,出于《论疾诊尺》,《素问》凡五见,《平人气象论》《玉机真藏论》《刺疟篇》《刺要论》《四时刺逆从论》各一。

　　对此语既有误注的,也有确注的。误注的典型为王冰。王冰有四注,大致皆为"强不强,弱不弱,热不热,寒不寒,解解㑊㑊然,不可名之也"之类。如此注释,真让读者成了丈二和尚。后世有些注家唯王注是从,如马莳,如吴崑。正确的,如杨上善释以"懈堕",张介宾训以"困倦",陆九芝注以"倦怠病"等。

　　以上议论,医界多晓,今补同仁容易忽略的几则书证,以明"解㑊"确为懈惰义。

　　《素问》"解堕"一词亦五见,与"解㑊"出现的语境有近似处。如《四时刺逆从论》谓"夏刺经脉,血气乃竭,令人解㑊",《诊要经终论》说"夏刺春分,病不愈,令人解墯"。"墯"系"堕"的古字。一用"解㑊",一说"解墯",属近似语境中的用词变换。

　　林亿、高保衡为注《诊要经终论》此句,在引用《四时刺逆从论》上述语句时,把"解㑊"直接对换成"解堕",分明是认为这两个词语意义相同。

《说文》无"㑊"字,有"侅"字,云:"侅,惰也。"段玉裁注:"医经'解㑊'之㑊当用此字。"是证"㑊"为惰义,"解㑊"即懈惰。

"解"与"懈"通,"堕"与"惰"通,而"墮"又为"堕"的古字,表明各家所说"解堕""解墮"都是懈惰。

（原载《中医药文化》2009 年第 1 期）

氂氀氂

《灵枢·九针十二原》："员利针者，大如氂，且员且锐，中身微大，以取暴气。"丹波元简《灵枢识》既引用《汉书·王莽传》颜师古注"毛之强曲者"来解释，又引用《后汉书·岑彭传》"足下生毛"李贤注"长毛"来解释。而"毛之强曲者"与"长毛"的意思并不完全相同。据同篇"毫针长三寸六分"句下，丹波元简引张介宾"以毛之强者为氂"语，可知他属意于颜师古注，即训"氂"为"毛之强曲者"。涩江全善《灵枢讲义》对《九针十二原》"氂"的释义一仍丹波之"毛之强曲者"，并认为字当作"氀"，谓"氂""氀"二字"后世互通用"。

这两位日本学者误解了《灵枢》此"氂"字的意义，混淆了"氂""氀"的用法。

《说文·犛部》："氂，犛牛尾也。"又云："氀，彊曲毛也，可以箸起衣。"段玉裁注："箸同'褚'，装衣也。《王莽传》'以氂装衣'。师古曰'毛之彊曲者曰氂，以装褚衣，令其张起也'。按，此'氂'皆'氀'之误。"段玉裁认为《汉书·王莽传》以及颜师古的注文所用"氂"字都是"氀"的讹字。所谓"以氀装衣"，说得通俗一点，就是装"氀"于夹衣内，使其膨胀，类似今羽绒衫之内塞羽绒。《说文》把"氂""氀"二字区分得很清楚：前者指"犛牛尾"，后者为"彊曲毛"。致误的始作俑者是唐人颜师古，把明属"氂"字的"彊曲毛"义误栽到"犛"字头上。段玉裁"此'犛'皆'氂'之误"的按语，所指就是颜师古的注释。丹波元简因循颜注，涩江全善更因此而质疑《灵枢》文本有误。

今考"犛"系多音多义字，除音 máo（《广韵》莫袍切），义犛牛尾外，另可音 lí（《广韵》里之切），即为"釐"（简化字作"厘"）的本字，为古代长度单位，"分"的十分之一。汉代贾谊《新书·六术》："十犛为分，十分为寸。"清代赵翼在《陔馀丛考》卷二十二《釐犛》中指出："权度皆以毫毛起数，其字本应从'毛'，而反谓'釐'字传写之误，未免臆说。"又进一步说："釐、犛二字原属相通，古无四声之别，釐犛一也。""犛"本可表示长度，《素问·灵兰秘典论》"恍惚之数，生于毫犛"之"犛"正用此音义。《灵枢·逆顺肥瘦》有"圣人之为道也，明于日月，微于毫犛"句，是可证实"釐犛一也"的说法无误。

（原载《中医药文化》2019 年第 3 期）

员与贞

《灵枢·百病始生》："其中于虚邪也，因于天时，与其身形，参以虚实，大病乃成。气有定舍，因处为名，上下中外，分为三员。"

刊刻于1522年的赵府居敬堂本，经人民卫生出版社1956年影印本问世以来，无疑成为影响最大、流传最广的通行本，而刊刻于1584年的周曰氏绣谷书林本，经丹波元简《灵枢识》采用，也多为学界所知。《灵枢经》的这两个刊本及其他多种版本并作"员"，后世注家也据"员"字作解，并误。

明刊无名氏仿宋本"员"作"贞"。《太素》卷二十七《邪传》也作"贞"。杨上善注："贞，正也。三部各有分别，故名三贞也。"《甲乙经》卷八第二作"真"，盖与"贞"形、音近似而讹。且"贞"与前"形""成""名"协韵。据此，此"员"字当是"贞"字形讹。

（原载《上海中医药杂志》2007年第6期）

瘅与疸

瘅、疸二字,本有区别:前者为劳病,后者为黄病。

《诗·小雅·大东》:"哀我瘅人,亦可息也。"《毛传》训"瘅人"为劳人。《诗·大雅·板》:"上帝板板,下民卒瘅。"毛传释"瘅"为病。《尔雅·释诂》"瘅"亦并有"劳""病"二义。《说文》则合云"劳病"。

《说文·疒部》:"疸,黄病也。"马莳《黄帝内经素问注证发微·平人气象论》:"黄疸之目必黄,以黄积病中,上熏于目而然也。"《医宗金鉴·幼科杂病心法要诀·黄疸门》:"黄疸湿热郁蒸成,遍身皆黄及目睛。"注:"黄疸一证,乃湿热郁久,外发肌肤而然也。其候遍身面目皆黄,甚则深黄,面如烟熏之状。"都强调"疸"为身与目色黄的意思。

由此可见,瘅与疸原本音同而义别。后来则二字互相假借,遂至混而不别,朱骏声《说文通训定声·乾部》便有"瘅,假借为疸"之说。如东晋郭璞注《山海经·西山经》"(翼望之山)有兽焉,其状如狸……服之已瘅",颜师古注《汉书·艺文志》"《五藏六府瘅十二病方》四十卷"云:"瘅,黄病。"而王冰注《素问·平人气象论》"溺黄赤,安卧者,黄疸"云:"疸,劳也。"注《素问·玉机真藏论》"发瘅,腹中热,烦心出黄"云："脾之为病，善发黄瘅，故发瘅也。"是为瘅、疸相通之例。

（原载《上海中医药杂志》2006 年第 9 期）

也说"终日"

《史记·扁鹊仓公列传》:"中庶子曰'先生之方能若是,则太子可生也;不能若是,而欲生之,曾不可以告咳婴之儿!'终日,扁鹊仰天叹曰……"有人以为"终日"两字若非错简衍文,则当属上为句,解释为"尽日"。译作"你就去同那刚会笑的(无知的)孩子说上一整天,也不会相信你"(《有关古医籍中几个词解问题之意见》,《上海中医药杂志》1983年第9期)。

窃以为疑错简或衍文,如无真凭实据,则不足置辩妄议;若释"终日"为"尽日",且又属上为句,则议而无当。对此雌黄数语。"终日"之为"尽日",乃其常训。可是词不离句,本属汉语释词的要诀,自然不可一概以此律彼,以常赅变。试联系上下文稍作剖析:扁鹊在详尽了解情况后,自度能使"暴厥而死"的虢太子复活。不意略晓医绪的中庶子始则诬"先生得之诞之乎",终则讥"曾不可以告咳婴之儿"。对此,扁鹊恰似秀才遇到兵,有理讲不清,良久乃仰天而叹。此甚合彼时彼情彼理,本是太史公的传神之笔。若视以"属上",释以"尽日",则不唯不辞,且兴味索然。王念孙指出:"此'终日',非为终一日也。终日,犹良久也。言中庶子与扁鹊语，良久，扁鹊乃仰天而叹也。"王氏并引《吕氏春秋·贵卒》"所谓贵镞矢者，为其应声而至。终日而至，则与无至同"，解为"言良久乃至，则与不至同也"，作为旁证(说见《读书杂记·史记第五》)。前贤之论凿凿有据，倘欲另立一说，亦当有据凿凿。管窥陋见，不知高明者以为然否？

(原载《上海中医药杂志》1984 年第 6 期)

《伤寒论》"发作有时"补正

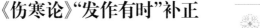

　　"发作"一语,《伤寒论》凡七见,其中除《平脉法》"或有旧时服药,今乃发作"外,其余六见,皆缀以"有时",内有重见者一条。今举其三,用见其貌。

　　《伤寒论·辨太阳病脉证并治下》:"妇人中风,七八日,续得寒热,发作有时,经水适断者,此为热入血室,其血必结,故使如疟状,发作有时,小柴胡汤主之。"(赵开美复刻本第144条)又,"太阳中风,下利呕逆,表解者,乃可攻之。其人漐漐汗出,发作有时,头痛,心下痞硬满,引胁下痛,干呕短气,汗出不恶寒者,此表解里未和也,十枣汤主之。"(第152条)在这两条经文中,"发作有时"这一词组共出现三次。古代注家对"发作"一语一概视为常训而不加解释。因觉疑惑未消,试辨其义如次。

　　日人伊德馨《伤寒论文字考》认为"发"通"废",并举出一条旁证:《荀子·礼论》"大昏之未发齐也"中的"发齐",《史记·礼书》引作"废齐"。或许由于伊德馨所引旁证不足,而犯"孤证不立"之戒,兼之《辞海》《辞源》等工具书在"发"字条下没有"通'废'"一项,因而未被今人接受,以致"发作"仍然被看作常例之"发作"。

笔者以为伊德馨的说法甚有见地,今姑续貂补证于后。

　　其一,《庄子·列御寇》:"曾不发药乎?"《列子·黄帝》作"曾不废药乎"。

　　其二,《史记·平原君虞卿列传》:"十九人相与目笑之而未发也。"索隐本"发"作"废"。王念孙在《读书杂志·史记第四》中引证此例后指出:"'废'即'发'之借字。"

　　其三,《墨子·非命》上、中、下三篇谈到著名的"三表论"。上篇有云:"于何用之?废以为刑政,观其中国家百姓人民之利。"其中的"废"字,中、下二篇并作"发"。

　　其四,《素问·宝命全形论》:"木敷者,其叶发。"林亿校引《太素十九·知针石》云:"木陈者,其叶落。"言树木陈久,其叶飘落,是知《素问》之"其叶发"的"发"亦当读为"废"。于鬯《香草续校书·内经素问二》辩之甚明。

　　其五,古代的一些训诂专著及其疏证也曾多次议及这一问题。《尔雅·释诂下》:"废,舍也。"郝懿行《义疏》谓"'废'与'发'通",并引《方言》云:"发,舍车也。"且再三为言:"以'舍车'为'发','发'即'废'也。""'发'之与'废',义若相反而实相成。"王念孙在《广雅疏证》卷四《释诂》中,也于引证《尔雅》《方言》之说后言到:"'发'与'废'声近而义同。"

　　其六,如果说以上所举都属于外证的话,那么从《伤寒论》中亦可提供一条内证,同篇中第97条有"往来寒热,休作有时"句,言忽寒忽热,此休彼作。而前引第144条之"续得寒热,发作有时"及"如疟状,发作有时"与此意相仿,自不待言,即以第 152 条的"发作有时"来说,也宜释为"休作有时"。该条较为全面地概述了饮邪结聚胁下的证候,其时表邪已解而里尚未和,正与邪争,正胜则休,邪胜则作,故云"发作有时"。

"发"之通"废","发作"之为"休作",伊德馨之说谅可成立。

(原载《上海中医药杂志》1985 年第 12 期,题作"'发作有时'与'聂辟'")

盼眄眄

盼、眄、眄三字声符不一，音遂有别，义亦各异。

盼，音 pàn，意为"黑白分明"，《诗经·卫风·硕人》："美目盼兮。"《毛传》："盼，白黑分也。"又释作"视"，见《一切经音义》卷十引《广雅》。

眄，音 xì，《说文·目部》释作"恨视"。

眄，音 miàn，斜视，训见《说文》。

此三字音义虽然各别，但由于形体相近，古书中或有混淆。《伤寒论·平脉法》："假令向壁卧，闻师到，不惊起而眄视，若三言三止，脉之咽唾者，此诈病也。"《伤寒论》诸本如赵开美《仲景全书》、成无己《注解伤寒论》、张志聪《伤寒论集注》等一皆作"眄视"，后世读本也有讹为"盼"的。

从文理、医理两个方面来体会，此字应当为"眄"。试想，诈病之人，面壁而卧，欲售其诈，必要窥探医生的动向，自然非斜视不可。"眄视"，"三言三止，脉之咽唾"，寥寥十字，活画出诈病者的神态。若用上"眄"或"盼"，不唯兴味索然，而且不合其人其时情理。

（原载《上海中医药杂志》1983 年第 7 期）

稽　首

　　古人讲究礼节,《十三经》中就有三《礼》——《周礼》《仪礼》《礼记》,介绍古代各种礼仪制度。其中一类叫跪拜礼,从恭敬程度上来说,分为九种,《周礼·春官·大祝》有所谓"九拜"的说法,排在第一的,也是最恭敬的叩拜礼,就是稽首。唐代贾公彦解释稽首的"稽"是稽留的意思:"头至地多时,则为稽首也。"又说:"稽首,拜中最重,臣拜君之拜。"

　　"稽首"一语,在《素问》《灵枢》黄帝与明医的大臣讨论医学问题时每每出现。其中《素问》七次,分别见于《玉机真藏论》《举痛论》《气穴论》《天元纪大论》《六微旨大论》《气交变大论》与《六元正纪大论》,《灵枢》两次,先后见于《经别》与《官能》。在这九处中,岐伯向黄帝稽首七处,鬼臾区向黄帝稽首一处,黄帝向岐伯稽首一处:《玉机真藏论》"帝瞿然而起,再拜而稽首曰:善"——这就与上述贾公彦疏所说"臣拜君之拜"相反了。

　　"九拜"的第二拜名"顿首",郑玄注:"顿首,拜头叩地也。"因顿地即举,故称"顿首"。顿首与稽首的共同处都是头叩地,区别在于是否停留。停留的谓稽首,不停留的叫顿首。"九拜"的第三拜名"空首",郑玄注:"空首,拜头至手,所谓拜手也。"说"空首"又称"拜手",就是叩头至手。因头不着地,故名"空首"。

　　"九拜"的前三拜通属"正拜",即正式的拜见礼,其余振动、吉拜、凶拜、奇拜、褒拜、肃拜,多为在遇有吉凶之类事情的场合中的拜见。

（原载《新民晚报》2009 年 7 月 14 日）

望　日

　　古代医书的序文，每见"望日""几望""既望"之类落款。如《灵枢》史崧序有"宋绍兴乙亥仲夏望日"语，《幼幼新书》李庚序有"绍兴二十年九月几望"语，赵学敏《串雅·序》有"乾隆己卯十月既望"语。

　　望属月相名。《释名·释天》："望，月满之名也……日在东，月在西，遥相望也。"用现在的解释来说，就是当月球与太阳的黄经相差180°，太阳西下时，月球正好从东方升起，从地球上看到的月亮最圆满，这种月相称为望。此日便称为望日，又称"圆日"。俞樾《茶香室续钞·望日称圆日》："隆兴塔砖题记'隆兴二年九月圆日'。圆日，月圆之日，犹言望日。"

　　那么，农历每个月哪一天月相最圆？这得看是大月还是小月。孔颖达疏《尚书·洪范》"二曰月"："从朔至晦，大月三十日，小月二十九日，所以纪一月也。"《释名·释天》说望日是"月大十六日，小十五日"。把这两说合在一起看，就是一个月有三十天的为大月，望日就是十六，一个月有二十九天的为小月，望日就是十五。

　　至于几望、既望，顾名思义，"几"为将近义，"既"为不久义,几望便是将近望日,既望便是望日后不久。那么何时为将近,何时为不久?古代对每月某些日子还有上弦、下弦的特定名称。弦指弓弦,半圆形的。从地球上看,月球在太阳东面 90°时,可见月球西边的半圆,即月相呈现"D"字形(右白左黑),称为上弦,时间是初七或初八(也有说是初八、初九的)。反之,从地球上看,月球在太阳西面 90°时,可见月球东边的半圆,即月相呈现反"D"字形(左白右黑),称为下弦,时间是二十二或二十三(也有说是二十三、二十四的)。《诗·小雅·天保》"如月之恒"孔颖达疏:弦有上下,"八日、九日,大率月体正半,昏而中,似弓之张而弦直,谓上弦也……至二十三日、二十四日,亦正半在,谓之下弦。"王国维在所著《观堂集林·生霸死霸考》有"既望,谓十五六日以后至二十二三日"的说法,但没有提到"几望"。后世一般多视望日为旧历每月十五,几望为十四,既望为十六。

(原载《中医药文化》2007 年第 5 期)

达　生

　　清初亟斋居士的《达生篇》（"达"繁体作"達"，下同）是一部胎产专著。其中"自引"说："胎产非患也，而难产为人患……此编专为难产而设。""倘能熟看谨行，皆可先生如达。"讲胎产的专书何以命之为"达生"？原来该书的命名取之于《诗·大雅·生民》："诞弥厥月，先生如达。"东汉郑玄笺："达，羊子也……十月而生，生如达之生，言易也。"母羊产羔非常顺当，以喻把握《达生篇》，自无难产之忧。

　　此"达"为借字，本字应作"羍"。《说文·羊部》："羍，小羊也。"又《辵部》："达，行不相遇也。从辵，羍声。"说明"羍"是"达"的声旁字。清代段玉裁注："寻笺不云'达'读为'羍'，则知毛诗本作'羍'。毛以'达'训'羍'，谓'羍'为'达'之假借也。凡故训传之通例如此。用毛说改经、改传、改笺，使文意皆不可通，则浅人之过而已。"意思是说：郑玄不说"达"读为"羍"，可知郑玄所见毛诗本作"先生如羍"，毛亨用"达"训释"羍"，是认为"羍"乃"达"的本字，后人不晓，就用《毛传》中的"达"字来替换《诗经》与郑玄笺注中原来的"羍"字。

据此,《诗经》正文应为"先生如荂",亟斋居士此书名宜为《荂生篇》。

（原载《中医药文化》2008 年第 3 期）

夏五三豕

张志聪、高士宗合撰的《本草崇原》，其最早版本收入《医林指月》丛书，王琦在书后有一篇跋文，说到《本草崇原》稿本的来龙去脉。王琦所得乃是抄本，"惜乎雠校未精，文句间有缺略讹谬，恐后之阅者，不免夏五三豕之叹"。其中"夏五三豕"系古书文字错乱的专门用语。

《春秋·桓公十四年》在"夏五"后无"月"字，杜预注："不书月，阙文。"认为不合《春秋》体例，明系脱漏所致。

"三豕"出自《吕氏春秋·察传》：

> 子夏之晋，过卫。有读史记者曰："晋师三豕涉河。"子夏曰："非也，是己亥也。夫'己'与'三'相近，'豕'与'亥'相似。"至晋而问之，则曰晋师己亥涉河也。

盖因"己"古文作"己"，三横中的二竖朽蚀，便剩下"三"字，而"三亥"不成辞，遂以"亥"的形似字"豕"混而代之，"己亥"因此而讹为"三豕"。此系孔子的学生子夏所校。柯琴《伤寒论注·自序》说《伤寒杂病论》"几经兵燹，几番播迁，几次增删，几许抄刻，亥豕者有之"，"亥豕"取用的就是这一事典。

表示古书中文字错乱的用语还有"鲁鱼虚虎"或"鲁鱼帝虎""牡丹"等。前者见《抱朴子·遐览》引谚语说："书三写，鱼成鲁，虚成虎。"唐代马聪《意林》卷四引作"书三写，鱼成鲁，帝成虎"。后者载顾炎武《日知录》卷十八"别字"条，说南宋金石学家赵明诚著《金石录》三十卷。死后五载，其夫人李清照为之写了一篇序，时在绍兴四年(1134)八月初一。因《尔雅·释天》有"八月为壮"之说，易安居士遂写作"壮月朔"。而山东刻书人不晓壮月乃八月的别称，竟擅自刻为"牡丹"二字，给后人留下笑柄。

（原载《上海中医药杂志》2008 年第 12 期）

西　河

《史记·仲尼弟子传》:"孔子既没,子夏居西河教授,为魏文侯师。其子死,哭之失明。"

子夏系孔子学生。春秋末晋国温(今河南温县西南)人,姓卜名商。孔子死后,子夏到魏国西河(今陕西东部黄河西岸地区)讲学,李克、吴起等是他的学生,魏文侯也尊他为师。相传《诗》《春秋》等儒家经典是由他传授下来的。

由于所引《史记》有"子夏居西河""哭之失明"句,后来借这一事典表示失明之意。如《学古诊则》王琦序:"子由既抱西河之疾,不能亲自校勘,即命子婿对读。"说《学古诊则》的作者卢之颐(字子由)校读该书未竟,不幸失明,不得已而让子婿续校。由于所引《史记》又有"其子死"句,后世因以痛抱西河、抱西河痛之类代称丧子之痛。如清代汪燮《哭亡侄孙士铨》诗:"更抱西河痛,岂复有生趣。"

《礼记·檀弓上》:"(子夏)退而老于西河之上。"后因以"西河"代称子夏。如五代孙光宪《北梦琐言》卷三:"(唐五经)聚徒五百辈,以束脩自给,优游卒岁,有西河、济南之风。"其中"济南"指西汉伏胜,今文《尚书》的最早传播者,济南(郡治今山东章丘南)人,曾任秦博士,汉初以《尚书》教于

医语抉隐

齐鲁间，而"西河"则指子夏。

综合上述，"西河"一词除了作为地域名外，另有两个代称，即失明、子夏，并且衍生出用西河之痛等表示丧子之痛的意思。

（原载《上海中医药杂志》2007 年第 11 期，题作"'西河'三义"）

河　鱼

　　"河鱼"本是河中鱼类的统称，也可用作腹泻的隐辞。

　　《左传·宣公十二年》记载一则故事：楚国大夫申叔展与萧国大夫还无社有旧交。在一次战事中，还无社被围困于湿地，申叔展设法相救。问有麦曲吗，回答说没有。又问有山鞠穷吗，回答说也没有。申叔展便无可奈何地说："河鱼腹疾，奈何?"意思是将要患腹泻，怎么办。

　　《尚书·说命下》："若作酒醴，尔惟曲蘖。"曲蘖即酒曲，麦曲就是麦制的酒曲，是酿酒的原料。山鞠穷即芎䓖。《本草纲目》说它有"燥湿，止泻痢，行气开郁"的效用。古人认为酒与芎䓖利于除湿，还无社身陷潮湿的泥地，而没有服食后利于除湿的酒醴与芎䓖，因而申叔展就担心他会因湿困而腹泻。

　　鱼烂先从腹内开始，所以用河鱼比喻腹疾。南朝梁简文帝《卧疾诗》："沉疴类弩影，积弊似河鱼。"亦称河鱼之疾。袁枚《随园诗话补遗》卷十："余年逾八十，偶病河鱼之疾，医者速用大黄，人人摇手，余斗胆服之，公然无恙。"

　　人皆晓痢疾古名滞下，鲜知与之相关的腹泻称作河鱼，故记之。

（原载《上海中医药杂志》2007 年第 11 期）

上池之水

  《史记·扁鹊仓公列传》记载扁鹊得到神人长桑君的传授,用上池之水服用其所给予的药物,遂能"视见垣一方人"。

  对"上池之水",学界主要有两种看法。一是未沾及地面的水。古人对所服丹药、所煮药物的水源每多讲究,依据药物的性效分别取用井华水、急流水、长流水、东流水、泉水、雪水、露水等。为有别于上述触及地面的水,特指明"上池之水"。难怪高诱、陶弘景、张守节、李时珍等对此解释众口一词,宜属可取。二是口中津液。所据为《黄庭经》中的华池(玉池)之说。《黄庭经》虽然多处强调津液对人体的重要性,但是所传文本驳杂,也未明确提出"上池"一语,尤为不经的是,该书由晋人魏华存整理而传世,是则以后世晋代之论解前代西汉"上池"之说,难免令人丛生疑窦。

  《史记》"上池之水"一出,其后用作语典者纷纷,通常都是具有医术高超的意思,或用以赞美,或表示自谦。

  赞扬的如:宋校定《脉经》进呈札子"(《脉经》)施之于人,俾披卷者足以占外以知内,视死而别生,无待饮上池之水矣"。强调《脉经》的作用可使医者司外揣内、判定预后,达到秦越人般水准，也就无须饮用上池之水。明代赵献可《医贯》载有患者徐阳泰自述的一则医案，颂扬赵献可辨证精当，治愈其夫妇暴痢、喘逆、便血等病证的过程，其后感慨地说："先生隔垣见人，何必饮上池水哉?"说赵献可虽然未得神人传授，却已具有如扁鹊般高超医技。张锡纯《医学衷中参西录·论哲学与医学之关系》："医者诚能深于哲学，其诊病之际，直如饮上池之水，能洞鉴病源，毫无差谬。"意谓倘若医者精通哲学，诊治疾病便能如同扁鹊般洞悉病本。《外台秘要》明人吴士奇序更是以"公妙于上池"，对王焘的医技大加赞颂。

自谦的如：孙思邈《千金翼方·序》"虽未能譬言中庶，比润上池，亦足以慕远测深，稽门叩键者哉"！"未""润上池"是说自己未能得到长桑君教以用上池之水饮药的恩惠，意思自然是比不上扁鹊。清代吴尚先《理瀹骈文》："未把上池之水，空悬先天之图。"谦谓自己未曾饮用上池之水，因而没有扁鹊那样诊病如神的水平。

（原载《中医药文化》2013 年第 5 期）

"扶舆"辨正

《晋书·皇甫谧传》有"扶舆"一语。其上下文是："仰迫天威，扶舆就道，所苦加焉，不任进路，委身待罪，伏枕叹息。"其中"扶舆"一语，有的教材注为"支撑着登车"，实不知其为鱼部叠韵联绵词，系勉强扶持义。

《后汉书·宋均传》："均自扶舆诣阙谢恩。"王先谦集解引沈钦韩曰："扶舆乃汉晋人常言。"明言其为"勉强扶持之意"。所引书证如《晋书》之《山涛传》"遂扶舆还洛"，《刘寔传》"遂自扶舆冒险而至"，包括《皇甫谧传》之"扶舆就道"。《三国志·魏志·管宁传》"又年疾日侵，有加无损，不任扶舆进路，以塞元责"之"扶舆"也为此义。今另补一证：《韩诗外传》卷十："茅父之为医也……发十言耳，诸扶舆而来者，皆平复如故。"刘向《说苑·辨物》："苗父之为医也……发十言耳，诸扶而来者，举而来者，皆平复如故。"一言"扶舆"，一言"扶"，是"扶舆"殊非扶车义。

推究导致差误的原因，盖由张揖注《汉书·司马相如列传·子虚赋》"扶舆猗靡"为"扶持楚王车舆相随也"。颜师古早斥其非。然颜氏也未作确诂，而刘奉世"扶舆猗靡，此言衣裳称美之貌也耳"的补注亦属欠当。此"扶舆"当为"旋转貌",字同"扶於""扶与"。此属"扶舆"的另一义项,于此带说,不烦引例。

鉴于《皇甫谧传》系医古文课程常用文选,特作小文正之。

(原载《中医药文化》2006 年第 3 期)

"锡类"及其他

元代李仲南著有《永类钤方》二十二卷,其中骨伤内容较多。该书撰写时李仲南老母犹在,因名为《锡类钤方》,而刊刻时令堂已殁,遂更名曰《永类钤方》。因何更改书名?"锡类"语本《诗·大雅·既醉》:"孝子不匮,永锡尔类。""锡"通"赐",意为恩赐。《毛传》:"类,善也。"李仲南截取《诗》中的"锡""类"成词,以表示孝子之心的意思,即以此书奉献高堂,表达事亲之情。及至该书于至顺二年(1331)刊行于世时,乃母已然作故,李仲南要宣发孝子之情就缺乏对象,因而就把"锡类"改为"永类",表示以善施及众人。

李仲南所用"锡类",是一种修辞手法,叫作"割裂",即截取古书中现成语句的一部分以表达本意。

因割裂而形成词语的现象比较多见。著名的如《论语·为政》:"吾十有五而志于学,三十而立,四十而不惑,五十而知天命,六十而耳顺,七十而从心所欲不逾矩。"后人遂以"志学""而立""不惑""知命""耳顺""从心"分别表示十五、三十、四十、五十、六十、七十岁。此类用法,在医书中皆可读到。如:"余志学时,慕士宗先生之名,欲受业其门,迫于贫,不果。"(《医家心法》胡珽序)"君者,医官中正先生之令

嗣,年未及而立,博览靡所不睹。"(《重刊伤寒直格》正稽跋)
"而今也年逾不惑,茅塞稍开。"(张介宾《类经附翼·医易义》)"迨夫年将知命,谢绝场屋。"(施发《察病指南·自序》)"驯届耳顺,良友凋丧。"(缪希雍《神农本草经疏·自序》)"仆年过从心,历医五十余载。"(《痈疽辨疑论》史弥忠序)

　　有的割裂词语,古代医书中也常见其例。如《老子》第五十八章有"祸兮福之所倚,福兮祸之所伏",便截取"倚"表示祸、"伏"表示福。如喻昌《寓意草·自序》:"医孰无意,而浅深由是,枘凿由是,径庭由是,而病机之安危倚伏莫不由是。"《诗经·小雅·蓼莪》有"无父何怙? 无母何恃?"因而称父为"怙"、母为"恃"。如释传杰《明医诸风疬疡全书指掌·自引》:"余本上虞兰亭成氏,十龄而失怙恃,依兄习学。"

　　另如清代柯琴名著《伤寒来苏集》之"来苏",截取自《尚书·仲虺之诰》"徯予后,后来其苏",说等待我们的君主,君主来了,我们就能重生。此"来苏"即为重生义。又如明代孙一奎《赤水玄珠·自序》:"如客言当置之市肆,以俟工师运斤焉,是所愿也。敢自矜敝帚而秘之乎?""敝帚"意为千金,因《东观汉记·光武帝纪》有"家有敝帚,享之千金"句。

（原载《上海中医药杂志》2007 年第 3 期）

陆懋修释"未病"

《素问·四气调神大论》有"圣人不治已病治未病"句，一般都视作强调预防的名言。但是仔细推敲，从字面上看，已病不去治，未病倒要治，说是重视预防，意思虽然不错，但总有突兀、跳脱的感觉。

《说文·疒部》对"疾""病"二字的解释有轻重之别："疾，病也。""病，疾加也。"认为"疾"轻而"病"重。清代有个医家叫陆懋修，他依据许慎的这一说解，在所著《世补斋不谢方·小引》中指出：

> 经盖谓人于已疾之后、未病之先，即当早为之药。乃后人以疾为病，认作服药于未疾时，反谓药以治病，未病何以药为。不知经言未病，正言已疾，疾而不治，日以加甚。病甚而药，药已无及，及未至于病，即宜药之，此则《内经》未病之旨，岂谓投药于无疾之人哉！

据此，《素问》所言"未病"乃指"已疾之后、未病之先"。《论语·述而》所谓"子之所慎，斋、战、疾"，用"疾"不用"病"，也是这个意思。

（原载《上海中医药杂志》2007 年第 1 期，题作"'未病'一解"）

依辞格校勘

修辞现象在古代医书中所见甚夥。辞格的运用除了可增强文章的美感外，还由于在长期的写作实践中，修辞方式已然形成相对固定的格式，因而可据此发现古书文字上的某些讹误。下面举《黄帝内经》中的两则例子。

《素问·举痛论》："寒气客于脉外则脉寒，脉寒则缩蜷，缩蜷则脉绌急，则外引小络，故卒然而痛。"这里使用了顶真辞格。顶真格的特点是以上句的结尾作为下句的起头。其格式为：A 则 B，B 则 C，C 则 D……按照这一惯例来考察，上例当叠用"绌急"两字，是知通行本《素问》在"则外引小络"前有遗脱。元代至元五年(1339)胡氏古林书堂刻本、明代嘉靖吴悌校刊本等十余种版本并有两"绌急"，可证。

《灵枢·终始》："补须一方实，深取之，稀按其痏，以极出其邪气；一方虚，浅刺之，以养其脉，疾按其痏，无使邪气得入。"由文意而言，这里讲的是针刺补泻的手法；依辞格而论，此处用的是分承的方式。前一分句，即"一方实……以极出其邪气"，说泻法；后一分句，即"一方虚……无使邪气得入"，述补法。因此，首字"补"后理应有一"泻"字。前一分句紧承"泻"，后一分句遥应"补"。从分承的类别来说，当属错承,即下文两语交错承受上文两语。若无"泻"字,则此分承辞格便无由成立,这不符合前人行文的惯例。上文又见于《黄帝内经太素·三刺》。隋代杨上善注:"量此'补'下脱一'写'字。"按,"写"同"泻"。杨说是为的见。

(原载《上海中医药杂志》1986 年第 2 期)

"串雅"命名

　　清代赵学敏有记载走方医术的专书《串雅》。考其命名之义,是说走方医术合乎规范,以"串"表示走方医术,以"雅"明其合乎规范。

　　先说"雅"。"雅"有"正"义。如对现存最早的分类辞书《尔雅》,唐代陆德明在所著《经典释文》中有个解释:"《尔雅》所以训释五经,辨章同异,多释草木鸟兽之名,博览而不惑者也。尔,近也。雅,正也。言可近而取正也。"东汉应劭《风俗通义·声音》也有"雅之为言正也"的训解。

　　却说"串"。"串雅"之"串"指走方医。这可以从两个方面来说明。其一,以"串"泛指走方医术。《串雅内编·绪论》:"药上行者曰顶,下行者曰串,故顶药多吐,串药多泻。顶、串而外,则曰截。截,绝也,使其病截然而止。按此即古汗、吐、下三法也。"谓走方医有顶、串、截三法。"串雅"之"串"用以表示此三法,亦即走方医术,采用的是局部代整体的借代辞格。其二,"串"有"走动"义。"串门""串门子"就是到别人家中走动。《红楼梦》第 77 回:"那媳妇那里有心肠照管,吃了饭便自去串门子。"自从北宋政府设立和剂药局以来,出现了坐堂医生,而走方医仍坚守着悬壶行医的传统。如《串雅·绪论》所说"负笈行医，周游四方，俗呼为走方"，因而又称为草泽医、铃医、串医、走方郎中等。"串雅"之"串"正反映了走方医手摇串铃、穿街走巷的行医特点。

从书名可知，以"串"表示走方医术，以"雅"表明合乎规范。由此看来，该书命名为"串雅"，旨在为走方医正名。诚如赵学敏在《利济十二种总序》中所说："串而曰雅，知非江湖俗技之末也。"在走方医备受歧视的时期，以强调走方医术合乎规范之意的"串雅"名书，宜是作者的可贵之处。

（原载《上海中医药杂志》2008 年第 4 期）

"三三"解

裘吉生先生 1921 年迁居杭州后,创建三三医社,出版《三三医书》丛书,发行《三三医报》旬刊,设立三三医院,为近代中医药事业的发展作出了突出的贡献。

为何命名"三三"?裘先生在 1923 年 5 月创刊的《三三医报》办刊"大旨"中说:"医者须读三世之书,求三年之艾,方能三折其肱。"短短十余字,运用了三个语典,并且都与医事相关。

"三世之书"见诸《礼记·曲礼下》"医不三世,不服其药"。唐代孔颖达的疏文中,有把"三世"看作三世之书的解释,即《黄帝针灸》《神农本草》《素女脉诀》,认为"若不习此三世之书,不得服食其药"。

"三年之艾"出于《孟子·离娄上》:"今之欲王者,犹七年之病,求三年之艾也。"东汉赵岐注:"艾可以为灸人病,干久益善,故以为喻。"后因以"三年艾"指良药。苏轼《端午帖子词·太皇太后阁》诗之四:"愿储医国三年艾,不作沉湘《九辩》文。"

至于"三折肱"的成语,大家更是耳熟能详。《左传·定公十三年》有"三折肱知为良医"句,后来大多用以比喻对某事阅历多,富有经验,自能造诣精深。裘先生借此古语比喻医技精深,疗效奇特。

作者巧妙地把三个语典组合在一起,归纳为三个"三",表达了博览医书,广求良药,治病必能获取高效的美好意愿。

(原载《中医药文化》2008 年第 2 期)

医生别名小考

古时医生别名殊多，约略计之，有待诏、博士、牙推、郎中、大夫数名。

唐人张祜《病宫人》诗有"药饵无征待诏愁"句，可知唐时医生亦称待诏。至辽时，翰林医院已设医待诏之职。

据《隋书·百官志》载，隋朝太医署已经设置医博士、按摩博士、祝禁博士诸员。唐代承隋，《旧唐书·职官志》载唐代太医署列医博士、针博士、按摩博士等职。可知隋唐时医生也可称为博士。

牙推之名，元人杂剧中用之甚夥，关汉卿的《拜月亭》、马致远的《岳阳楼》、尚仲贤的《王魁负桂英》、石君宝的《秋胡戏妻》等剧作中皆有其名。足见医生之称牙推，元时已很盛行。牙推亦作衙推。陆游《老学庵笔记》卷上："陈亚诗云'陈亚今年新及第，满城人贺李衙推'。李乃亚之舅，为医者也。"其实牙推之名并非起自南宋，而更可上溯数百十年。据孙光宪《北梦琐言》所记，后唐庄宗刘皇后之父，曾以医为业，每视庄宗暇日，负药囊直入后宫，自称刘衙推访女。《旧唐书·郑注传》："元和十三年，李愬为襄阳节度使，注往依之，愬得其药力，因厚遇之，署为节度衙推。"据此，牙推之名,于南唐,甚至唐代已有之。

　　至于郎中、大夫之称,并见于南宋洪迈的《夷坚志》,是知至迟宋代已有其名。

（原载《上海中医药杂志》1983 年第 6 期）

医生与医师

现在对医生与医师的概念基本一致,如果一定要说二者有何不同,可按照《现代汉语词典》所下定义:医生是"掌握医药知识,以治病为业的人",医师是"受过高等医学教育或具有同等能力,经国家卫生部门审查合格的负医疗责任的医务工作者"。说来说去,"掌握医药知识,以治病为业",总是医生与医师的共同点。

古代对医生与医师的概念,除了从事医学事业这个共同点外,另有较大的差别。

医生的含义比较单纯。顾名思义,医生是"生",即学医之生,或刚从医科肄业的人。如《宋史·选举志三》就记载医学教育设教授一人,学生三百人。这些医学生就称为医生。

医师的内涵就比较复杂,大致有三个意义:

其一,最基本的,医师即医务工作者。比如唐代,医师没有品级,只是会治病的技术人员。《旧唐书·职官志三》谓太医署有医师、针师、按摩师、禁咒师四属,《全唐文》卷八五九载和凝《请置医学奏》:"地僻既无药物,家贫难召医师……令太医署修合伤寒、时气、疟痢等药。"

医语抉隐

其二，"师"为"师长"的"师"，医师就是医官，即执掌医务的官员。《周礼·天官·医师》就有"医师，掌医之政令"的明确记载。汉、魏、六朝医师几乎都是太医的别称，中间就隔了一个唐朝，从宋代开始，医师又有品级，成为医官、院使一类。《宋史·选举志三》记载，医学考试"中格高等，为尚药局医师以下职，余各以等补官，为本学博士、正、录及外州医学教授"，说考试合格，并达到高出一般的水准，就有资格担任尚药局的医师等职务，其余考试等级者，可分别任职医学博士、医学正、医学录等，可见医师也是医官的一种称谓。《宋会要辑稿·职官三》也有类似的记载。

其三，师为"老师"的"师"，医师就是讲授医学知识的老师。据《范文正奏议》卷下《奏乞在京并诸道医学教授生徒》记载，有鉴于都城汴京（今河南开封）"生人百万，医者数千，率多道听，不经师授，其误伤人命者日日有之"的困境，庆历四年（1044），时任参知政事的范仲淹上疏建议"选能讲说医书三五人为医师"，"讲说《素问》《难经》等文字，召京城习医生徒听学，并教脉候及修合药饵"。据《宋会要辑稿·职官二十二》所载，范仲淹的这一奏议获得宋仁宗的允准，赵祯于同年下诏："国子监于翰林院选能讲说医书三五人为医师，于武成王庙讲说《素问》《难经》等文字。"显见医师是能够"讲说医书"、教授脉诊、调配药物的专业人士。

（原载《上海中医药杂志》2007 年第 10 期）

月经名称述考

除石女外，凡女子一生中都会出现过月经，因而月经系常用语；月经往往与性事相关，因而又多委婉词。有关月经的名称因之而夥。

由于月经按月而行，故其名往往戴"月"；由于月经本系液体，故其名常常着"水"；由于月经呈现红色，故其名每每披"红"；由于月经与经脉相关，故其名时时带"经"；由于认为月经污秽，故又少不了表示此类意思的名称。

一、月经戴"月"

为什么命名为月经，李时珍曾有一说："经者常也，有常轨也。"（《本草纲目·人部·妇人月水》"释名"）。意思是就妇人而言，出现月经乃是每月的常规。月经的早期出处见《脉经》，或简称为"经"。其卷九《平产后诸病郁冒中风发热烦呕下利证第三》："妇人月经一月再来者，经来，其脉欲自如常，而反微，不利，不汗出者，其经二月必来。"

其实"月经"还属于后起词。其前称为"月事"。《素问·上古天真论》："（女子）二七而天癸至，月事以时下，故有子。"王冰注："所以谓之月事者，平和之气，常以三旬而一见也。"据王冰注，月事则为每月常见之事。或简作"月"。

《素问·阴阳别论》："二阳之病发心脾，有不得隐曲，女子不月。""不月"谓月经不至。《史记·扁鹊仓公列传》："济北王侍者韩女，病要背痛，寒热。众医皆以为寒热也。臣意诊脉曰'内寒，月事不下也……切之肾脉也，啬而不属。啬而不属者，其来难，坚，故曰月不下'。"《素问》与《史记》并既称"月事"，又简作"月"。《神农本草经》也有以"月"表示月经的用法。其"王瓜""蛴螬""水蛭""鼠妇"四药皆可用以疗治"月闭"。

月经犹如潮候，故又称"月候"。《诸病源候论》卷四《虚劳骨蒸候》列举二十三蒸，其中有玉房蒸。"玉房蒸，男则遗沥漏精，女则月候不调。"

月经按月而至，如潮有信，故亦名"月信"。北宋王衮《博济方·保生丸》："月信不通，当归酒下。"

月经如同每月必至的信使，故亦名"月使"。《备急千金要方》卷十五《脾藏脉论第一》："脾脉沉之而濡，浮之而虚，苦腹胀烦满，胃中有热，不嗜食，食而不化，大便难，四肢苦痹，时不仁，得之房内，月使不来，来而频并。"

月经并非时时出现，而是暂时寄居于身，故亦名"月客"。明代方以智《通雅·身体》引《神仙服食经》："妇人十五已上，下为月客。有孕，月客绝，上为乳汁。"

也有称为"入月"的。唐代王建《宫词》之四十六有"密奏君王知入月，唤人相伴洗裙裾"句。《本草纲目·人部·妇人月水》："女人入月，恶液腥秽，故君子远之。"

他如月行、月汛、月运、月脉、月浣、月漏、月潮、月露、月假、月候血等。

二、月经着"水"

癸为天干的第十位,在五行中属阴水,故月经亦名"癸水",或简称为"癸"。清代名医曹沧洲就喜用"癸水"一词。如《曹沧洲医案·经水门》:"癸水淋漓不断,色紫。"

与此相关的有"天癸"。天癸原指元阴、肾精,是促进生殖功能的一种物质。《素问·上古天真论》言女子、男子皆有天癸。后来专指月经。李时珍解释说:"天癸者,天一生水也。"(《本草纲目·人部·妇人月水》"释名")南宋吴曾《能改斋漫录·记事二》:"又屯田郎中张谭妻,年四十而天癸不至。"清代魏玉璜《续名医类案·经水》:"范氏女年及笄矣……初起觉咽痛头晕,已十余日矣。诊之,脉弦小而数,此属血虚火盛,询其天癸云何,则自前月大行,去血甚多,至七日乃已。"此两"天癸"皆明指月经而言。

他如信水、潮水、水中金等。

三、月经披"红"

月经与脉关系密切,且呈红色,故名"红脉"。南宋齐仲甫《女科百问》十三问:"经脉来时,俗称为红脉。"

旧时术士把月经呼作"红铅",明代更认为月经的提取物是长生不老之药。对此李时珍有过批驳:"邪术家谓之红铅,谬名也。"并表示"凡红铅方,今并不录"。说见《本草纲目·人部·妇人月水》。

他如红潮、红漏等。

四、月经带"经"

月经乃妇女常见之事，故亦称"经事"。明代江瓘《名医类案·经水》："永康胡小娘子二十岁，两月经事不行。"

《续名医类案·经水》引钱国宾语："夫妇人经候，经者，常也，候者，候一月之阴阳也，若潮候应乎天时。"谓月经犹如潮候，故亦称"经候"。明代杨珣《丹溪心法类集·妇人》："通经丸，治妇人、室女经候不通，脐腹疼痛，或成血瘕。"

他如经信、经血、经脉、血经、血脉、经汁血等。

五、月经戴"月"着"水"

月经系按月而至的水，故亦名"月水"，医书中多见。《金匮要略·妇人杂病脉证并治》》"温经汤方"："亦主妇人少腹寒，久不受胎，兼取崩中去血，或月水来过多，及至期不来。"《脉经》卷九《平妊娠胎动血分水分吐下腹痛证第二》："手太阳、少阴不养者，下主月水，上为乳汁，活儿养母。"北宋郭思《千金宝要·妇人》："产后，月水往来多少不定，或不通。"

六、月经带"经"着"水"

月经是妇人常见之水，故亦名"经水"。《伤寒论·辨太阳病脉证并治下》："妇人中风，发热恶寒，经水适来……"

月经的名称还有癸、朝信、血信、汛事、汛等。

此外，月经每被视作污秽之物，因而又有"姅""姅变"之名。《说文·女部》："姅，妇人污也。《汉律》曰：'见姅变不得侍祠。'"段玉裁注:"谓月事及免身及伤孕皆是也。"说月经、怀孕与小产都是"妇人污",并可称为衃、衃变。明代陈继儒《群碎录》也曾说:"衃变,妇人有污也。衃变,月事也。"

还有称为"程姬之疾"的。《史记·五宗世家》:"景帝召程姬,程姬有所辟,不愿进,而饰侍者唐儿使夜进。"说刘启当太子时,召程姬侍寝,而程姬有月事在身,就暗中打扮唐姓侍女乘夜送进东宫。后因讳称妇女月经来潮为"程姬之疾"。明末冯梦龙《醒世恒言·隋炀帝逸游召谴》:"(罗罗)因托辞以程姬之疾,不可荐寝。"

(原载《中医药文化》2007年第6期)

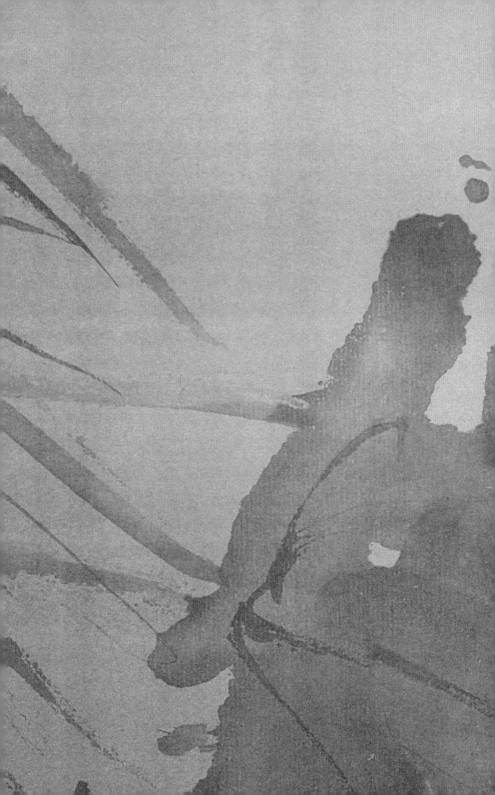

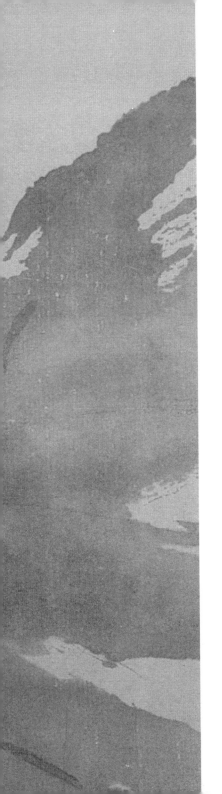

忆旧述怀

章次公先生佚事二三

　　章次公先生声誉广披医界,医学理论多有建树,临诊经验丰富独到,在对待中西医学问题上,曾提出"发皇古义,融会新知"的见解,至今仍为人们所乐用。他胸怀坦荡,秉性耿直,颇有魏晋士人风度。1956 年,毛泽东主席曾两次邀他彻夜畅谈,赞扬他是"难得之高士也"(朱良春《章次公先生生平及学术思想简介》,载《江苏中医》2000 年第 3 期)。

　　在裘老(裘沛然)生前,每去其剑风书屋拜访,有一次谈古论今之时,他饶有兴趣地忆起次公先生二三往事。

　　## 一、借书送人

　　裘老有一本爱不释手的医书,次公先生要借阅。裘老自年轻时就定下"书不外借"的规矩,之后恪守不二。但是,一者,次公先生年长裘老一纪有余,又曾执教于裘老就读过的上海中医专门学校,面对的是亦师亦友的次公先生,二者次公先生大有"不达目的,誓不罢休"的气概。书是硬借去了,次公先生也看了,还期却是遥遥。一次,裘老勉为其难地问起,次公先生恍然大悟,说是已送人了。原来有位朋友拜访次公先生,在书案上看到此书,连连称好,次公先生听得高兴,也忘了书是借来的,就说:你说好,就拿走吧! 于是书归新主。

二、一壶头

上海福州路上的老半斋,系一家老字号的镇江饭店,作为镇江人的次公先生是这里的常客,每每邀约二三同好,烫上一壶绍兴酒,挑选一个僻静处,慢慢品酌,娓娓雅谈。及至酒过三分有二,次公先生就呼唤酒家:"酒凉了,烫一烫。"侍者应声而至,端来的并非剩酒,而是满满一壶,如此往往二三。原来次公先生素有"平民医生"的美誉,这家饭店的伙计多是他的患者,每次看病,次公先生怜其贫困,都不收取诊金。次公先生要烫酒,伙计总要加满后烫温了端上来。"一壶头"的说法由此而来。

待到略有醺意,便摇晃其身,出得门来,拱手道别,分道扬镳,次公先生唤作"鸟兽散"。

三、烟瘾

二十世纪五十年代,次公先生在担任卫生部顾问期间,与部里领导同住一个大院。有一天半夜,有位领导家人突发急病,来请次公先生。次公先生二话不说,赶紧穿衣下床应诊,施展回春妙术,病情得以稳定。这时,次公先生突然动作异常,全身上下东摸西掏,接着朝屋内张望,眼珠直勾勾地盯着桌上的烟缸。原来次公先生是竿有名的"烟枪"。当时出门过急,竟然忘了携带"粮草"。此位领导看到次公先生这副神态,始则不解,继则恍然,急忙递过香烟。次公先生猛吸几口,方才安下神来,一一说明诊后注意事项。这位领导拿出一听名烟，以代诊金，把次公先生送到家中。

　　裘老回忆此类尘事，流露出对次公先生不拘形迹的赞赏。

（原载《中医药文化》2019 年第 5 期）

惜草使君金寿山

——追忆三十余年前的几件往事

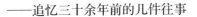

　　略高而微腴的身材,慈祥而淡定的面容,舒缓而平和的绍兴官话,在金寿山先生逝世三十周年之际,我的脑海中时时浮现出他的音容笑貌。

　　如果说中医界是一座百花盛开的园圃,我则是从园外飘落的一株野草,植根于色彩斑斓花丛的边缘,另类而且丑陋。护花使者辛勤浇灌的同时,我也有幸旁沾点滴甘露。金老则别具只眼,鲜花与野草兼顾,有时还尤为垂青于野草。我这株野草之所以能在百花园内生长未已,正是在亟须营养之时,与金老这位惜草使君适时浇灌不无关系。思绪回溯到三十余年前,有几件涉及文、会、刊的往事至今记忆犹新。

　　二十世纪七十年代后期,万物复苏,文人学者熬过冬日的严寒,尘封的笔头跃跃而动,出现了一股舞文弄墨的潮流。当时我校哲学教研室有位老师,屡有文章见诸报端刊间,见我还算勤奋,就好奇地问道:你怎么不写些文章呢?我说:还是多看点书、积累些资料再说吧。他说:厚积薄发固然是好,只怕岁月不饶人,还是边看书边作文的好。我却冥顽不化,依然故我。如此又过了数载,我在学习《伤寒论》《金匮要略》及其重要注本的基础上,归纳剖析了两书的行文特点,包括倒笔、插笔、简笔、烦笔、炼笔、喻笔等,以期对理解两书的文字风格、结构特点,尤其是所透发的医学思想有所裨益,题为《略论"张仲景笔法"及其作用》。由于是首篇专业性论文,当时可谓是慎之又慎:先提交到教研室业务会议上,请大家评头论足,结论是"无懈可击"。同仁的这一点评,显属过誉之语,虽然反映还拿得出手,不至于枉占版面,但终觉放心不下,于是又恳请金老过目。金老是著名的中医学家,对仲景学说,尤其是《金匮要略》富有造诣,时任上海中医学院副院长。次日金老即笑眯眯地对我说:我读文章有个习惯,常常是读读放放,但这篇文章精彩,我是一口气读完的。建议我交给《上海中医药杂志》,后发表在1981年第3期上。金老之言,自然是对开笔者的勖勉,由此而激励我继续撰写的勇气与兴趣,至有一发而不可收之势。《中华医史杂志》同年第2、3期连载拙作《古医经特殊语文现象举隅》,嗣后,《浙江中医杂志》《中医教育》《中医杂志》《中医文献杂志》《北京中医学院学报》《重庆中医药杂志》《中国医药学报》等陆续青眼垂邀。但是难得的是第一篇,我念念不忘的是第一篇,是经金老提携扶掖而化成铅字的第一篇。

彼时我承乏担任我校医古文教研室主任。在南京鸡鸣寺附近的一次会议中,我与时任北京中医学院医古文教研室主任的刘振民先生初次晤面,大有一见如故、相见恨晚之感。会议之余,结伴游于南京长江大桥,两个同行后生,不免逸兴激荡,竟然一拍即合地畅谈起筹建医古文学会的事宜。为了实现这一"梦想",我俩"谋划"了种种"计策"。其中重要的一条,便是要搬出"重量级"人物来压阵。刘振民说一定要请出任应秋,我说必须请出金寿山。会后分赴京沪二地,向二老禀报,皆获首肯。任老指出:在中医学的发展长河中,医学与文学是密不可分的。可以说凡医学之有成者,无不娴于文学;亦只有具有较高文学修养的人,才可能精通医学。金老认为,医文相通,只有学好医古文,才能学好中医学。后又经过诸多同仁一番又一番的努力,1981年 5 月在黄山召开大会,任老、金老亲临,医界耆宿、学人纷至沓来,宣告中国中医药学会医古文研究会(后更名为中华中医药学会医古文分会)成立,并首度在全国会议上展示中医医史文献学术成果,交流医古文教学经验。

医古文研究会成立后所做的第一项大实事,是举办全国医古文函授班。出乎意料,学员竟然几达三万之众。研究会先后出版了六期医古文函授辅导教材以及若干期《医古文函授通讯》,各校医古文教师就地举办各种形式的函授辅导班,在社会上出现了一股不大不小的医古文热潮。与此同时,一个新问题便自然而然地提到议事日程上来,医古文研究会要有宣传舆论与传播知识的阵地,以满足各地医古文教师与广大学员的迫切需求。这个阵地就是相应的刊物。办刊物得有人员，有经费，有设施，有场地，还得办妥烦琐的手续，谈何容易！谁来捧这个烫手的山芋？在研究会常委会上商量这一棘手问题时，大家不约而同地把目光集中于我。各种"奉承"的话语迎面扑来："人才济济"啊，"实力强劲"啊，"办事能力强"啊，不一而足。其实何尝如此！那时我校医古文教研室，人不过六七个，房不过三四间，经费则除了工资外，几乎一无所有。当此之时，众口铄金，看来鸭子不得不上架了，只能说"回去向领导请示，与同事商量"。一返学校，就找金老汇报。不料金老爽快地说：蛮好嘛！既有社会需求，又能提高我院的学术地位。你们商量着办，有什么困难，我设法解决。金老的全力支持，使我们底气十足，于是便东奔西走开证明，上蹿下跳办手续，终于完善了"出生"事宜，同时获得了研究会调拨的筹刊资金、学校提供的办刊条件，邀集审定了诸多稿件，后来又逐步增补了编辑的编制，添置了必要的设施，凭借一室之力创办的全国唯一的《医古文知识》杂志（从 2006 年起更名为《中医药文化》）遂于 1984 年面世。不料前此一年，金老便驾鹤西飞，未能一睹经他鼎力扶持而生的杂志，令人唏嘘不已。

今记此一文、一会、一刊之往事，聊表对惜草使君金寿山先生的怀念之情。

（原载《中医药文化》2013 年第 3 期）

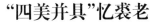

"四美并具"忆裘老

"四美"所指，每有不同。南朝宋谢灵运《拟魏太郎邺中集诗序》有"天下良辰、美景、赏心、乐事，四者难并"语，初唐四杰之首王勃在著名的骈体文《滕王阁序》中运用此意，写下"四美具，二难并"的名句，"四美"便通常用以指谢灵运所说四者。

裘沛然先生也有"四美"：德、艺、学、文。即德行高远、医艺精湛、学问深广、诗文优美。

裘老的德、艺、学、文"四美"，既洋溢在他的日常言谈举止中，也展现在他的众多诗文内。《诗·周南·关雎序》说："诗者，志之所在也。在心为志，发言为诗。"又说："情动于中，而形于言。"有关裘老精湛的医艺，一者，他本人不喜在言谈、诗文内表述；二者，自有医家评说，笔者不烦也不能越俎。我们就从裘老的诗文与言谈中来感悟他的其他"三美"。

一、德行高远

对于"德行"二字，东汉郑玄有个确切的解释："德行，内外之称。在心为德，施之为行。"（《周礼·地官·师氏》"以三德教国子"注）谓"德"是"行"的内在本质，"行"是"德"的外观表现，视德行为一体。东晋葛洪进而把德行看作"君子之本"(《抱朴子·循本》)。

裘老是位君子,他的诗作散发着君子本分的种种美感。先生身处"茅庐",胸怀天下,大凡抗洪斗争、香港回归、提携后学、反腐倡廉,尤其是民生问题,无不在他的笔下,或直白地表达,或隐晦地流露。

红尘百丈隐群魔,岂止林岩伏莽多。

为使乾坤扬正气,烦公倚剑巡山河。

　　　　——《题王午鼎钟馗巡视图》之一

钟馗系传说人物,擅长捕捉妖孽,唐代画家吴道子曾画有钟馗像。道、佛二家称人世为红尘,"红尘百丈"谓尘世喧嚣。"伏莽"指潜藏的寇盗。此首七绝未署创作时日,从《裘沛然选集》第二辑《剑风楼诗集》各诗的排列顺序来看,应创作于二十一世纪初。此时腐败之风业已迭刮不息,党中央着手开展反腐斗争。七绝题于钟馗图上,既深合画意,更表达了扫除贪赃枉法之徒、发扬社会正气的美好愿望。

老犹不死谁能料,天或假年未许休。

终信良方堪济世,莫教满腹只藏愁。

　　　　——《八十述怀》之二

"良方"既是治病之方,更是治国之方。"莫藏愁"的既是患者,可以拥有健康的身体,更是国人,可以过上安康的生活。表达出关心人民疾苦的博大胸怀。

裘老高远的德行还表现在恬淡平和的心态上。这在他的诗作中多有展示。

作为一位行医七十余年的国医大师,裘老一生诊治无数疑难杂症,频驱二竖,屡起沉疴,但是从未有"舍我其谁"之类"英雄"话,相反,在他的诗文中,每每流露出治病乏术的感慨。如:"半生浪食公家粟,无补斯民亦自怜"(七律《咏怀》首联);"流光总被墨消磨,济世无方奈老何"(七绝《无题》首联);"如此人天藏秘奥,晚年何敢侈言医"(七律《赠李鼎医师》尾联)。唐代大医孙思邈《大医精诚》说:"其有患疮痍、下痢,臭秽不可瞻视,人所恶见者,但发惭愧、凄怜、忧恤之意,不得起一念蒂芥之心,是吾之志也。"说患者的疾病达到"不可瞻视,人所恶见"的严重程度,是没有及时治疗的结果,对于大医来说,要有惭愧的心意,这是高尚医德的一种体现。裘老在诗作中多次地表达了这一心态,如七律《偶题》尾联:"壮不如人今老矣,世犹多病愧称医。"七绝《在上海文史研究馆迎新会上》之一尾联:"自觉庸医非国手,民犹多病愧衔怀。"一个"愧"字,既饱含着对患者的歉疚衷情,又反映出一扫民病的迫切愿望。为医达到如此的境界,裘老在医疗实践中的高远德行,于此也可见一斑。

二、学问深广

裘老学问深广,同仁皆晓。"青衿之岁,高尚兹典;白首

之年,未尝释卷",孙思邈《备急千金要方·序》这一自谓,可用以写照裘老。《偶题》一首也能借以印证:

学如测海深难识,理未穷源事可疑。
五夜灯光非梦寐,连朝思绪入迷离。

"五夜"即五更,凌晨3—5点。为了掌握"深难识"的学问,穷尽事理的本源,消除疑惑,求取真知,他经常彻夜探寻思考,直至天明。

裘老对中医学术方面的研究多有建树,诸如伤寒温病一体论、六经实系经络说等,同仁每有赞及。我这里另举一例,是在同他的交谈中获益的。

中医经典著作中有些关键词语,往往涉及中医基本理论的核心问题。裘老对此也每每苦研深钻,务求弄通弄透而后方才心安。诚如他在《偶题》诗中所说:"学如测海深难识,理未穷源事可疑。"有一次在他的剑风楼书屋天南海北地闲聊,话题转到怎么阅读中医古籍时,他说《素问·生气通天论》有一句话:"阴者,藏精而起亟也;阳者,卫外而为固也。"对其中的"起亟"一语,从唐代王冰开始,有的解释为迅速地起立,有的认为"亟"就是"气",有的根据王冰对《素问·阴阳别论》"阴者藏神而内守"的注释,说"起亟"应当是"内守",这些解释都不得要领。裘老认为这句话是讲阴阳的职能:阴的职能是藏精,并支配阳守护其外,这样才能内外调和，邪气不能伤害。这一理解深有见地。

《太素》卷三《调阴阳》全文载录《素问·生气通天论》，此句写作"阴者，藏精而极起者也；阳者，卫外而为固者也"。杨上善的串讲是："五藏藏精，阴极而阳起也；六府卫外，阳极而阴固也。"虽然误解"极"为"穷极"之"极"，但是《素问》文本的"亟"，《太素》文本作"极"（繁体为"極"），倒是很有道理的。

东汉许慎《说文解字·木部》："极，栋也。"清代段玉裁注："引伸之义，凡至高至远皆谓之极。"段玉裁为什么说"极"有"至高至远"的意思呢？东汉刘熙《释名·释宫室》："栋，中也，居屋之中也。"古代的房屋结构多为坡形，正中最高，两旁斜坡，"栋"就是正中的梁木，相对于地面来说，便是最高最远的位置，因而段玉裁有此引申一说。高保衡、林亿等《重广补注黄帝内经素问序》说："在昔黄帝之御极也，以理身绪余治天下，坐于明堂之上，临观八极，考建五常。"句中有两个"极"字，前一个意为至高处，后一个意为至远处。

《素问·生气通天论》"起亟"的意思是立极，即处于至高无上的位置，说明除了具有藏精的功能外，并可指令阳气发挥卫外作用。由此看来，裘老咬文嚼字，深得经文的真义。

三、诗文优美

捧读裘老的诗文，犹如咀嚼橄榄，回味馥郁，香甜可口。

所作五律《赠唐云翁并谢为予咏牡丹诗配画》，颔联为

"乍看惊富贵,凝视即云烟"。上句用"乍看",下句说"凝视",所得结果截然不同。"乍看"是猛然一看,不免为牡丹气象万千、雍容华贵而惊叹;"凝视"是聚精会神地看,富贵于我,犹如过眼云烟,瞬间消逝,无须留恋。在二者的比较中,饱含的哲理突兀于前,炼字之工亦大得贾岛"推敲"之意蕴。

群情方为仁声聚,腐气宜同浊水收。
须此精神长葆得,兴邦大略复何忧。
　　——《同政协诸友共庆抗洪胜利》

　　"腐气宜同浊水收"的"腐气",既指污浊的洪水所散发的腐臭气味,同时又形象地比喻腐败的风气,说如果像制服洪水一样地扫除腐败,国家就一定能够兴旺昌盛。所用隐喻,自然贴切,不另着一字,而意义自明。

　　裘老还善于活用古人的成语,不露痕迹地镶嵌在内,成为诗文的点睛之笔。

　　七律《丁丑元日喜赋》颈、尾二联:"岁丰始慰平生愿,酒美难忘困厄饥。记取范公忧乐意,天风鼓荡尽生机。"撷取"忧乐"二字,表达千古名句"先天下之忧而忧,后天下之乐而乐"(范仲淹《岳阳楼记》)的意韵,这也正是七律的"诗眼"所在。

手握乾坤笔一枝，苍茫百感写当时。

朱门酒肉彤庭帛，泪洒行间读杜诗。

——《读李杜诗后》之一

    杜甫《自京赴奉先县咏怀五百字》有"彤庭所分帛，本自寒女出"与"朱门酒肉臭，路有冻死骨"句。彤庭泛指皇宫。"朱门酒肉彤庭帛"寥寥七字概括少陵两联，且天衣无缝，自成佳句。就意境而言，借成语而组成的新句，既紧扣着诗题，还寓含着对当今分配不均、贫富差异的社会现象的愤激之情。先生读杜诗，以至于老泪纵横，实有赖于此。

    优美的诗文从何而来？裘老的诗作自有答案。七绝《除夕夜读唐宋诗有感》之四尾联："平夷本自艰辛得，胸有苍生笔始奇。"一是从"艰辛"而来，一是因"胸有苍生"而得。七律《论诗偶作》之二颔联："功深未必人都识，句好多由血结成。"这无疑是造就优美诗句的最佳答案。唐人孔颖达《毛诗正义序》说："感天地，动鬼神，莫近于诗。"也正是由于好诗是由血凝结而成的啊！

（原载《中医药文化》2011 年第 3 期）

指引路途的亦师亦友

——追思裘老点滴

　　裘老虽然长我二纪有余，却早早地结为忘年之交。1965年，我初读《黄帝内经》，每有"丈二和尚"之憾。裘老时任内经教研室主任，与我所在的医古文教研室不过数步之距，因而常去请教。裘老当时蜗居的南市区永安路上的老屋，也曾留下我的足迹。每次晤谈，多有收益。今先生驾鹤西去，其仙风道骨的神貌，其言行举止的声形，犹然历历在目，实难忘怀。抚今追昔，不禁潸然。

一、"孔子是批不得的"

　　二十世纪七十年代初，"四人帮"掀起一股"批林批孔"的歪风，各个单位都要奉命"大批判"。我心中颇有疑惑：孔子与林彪风马牛不相及，批"林"为何要挂上批"孔"？我曾读过有关孔子的著作，其言论虽不能说字字珠玑，但其齐家、治国、为学、做人的道理，多有可取，并曾作为人生格言牢记。

　　当时学校一批所谓"反动学术权威"，如金寿山、刘树农、殷品之、凌耀星等都被"扫地出门"，集中在南昌路上的中医文献研究所的一间旧屋内，裘老自然也在其列。我便专程前往请教,向诸老问候一过,便到裘老身旁说起此事。先生收起笑容,神色严峻地引我到门外走廊,左顾右盼后,悄悄地说道:"孔子是圣人,批勿得格。再讲孔、林二人上下两千多年,相距十万八千里,横竖勿搭界,哪能好一道批!"我闻听此言,心中主意便定,就在林彪身上做文章,批林不批孔,既应付了差事,又不违背心愿。

雨过天晴后,一次在裘老的剑风楼书屋,古往今来、天南地北地闲聊,先生舒心地说起此事:"我彼时所话,冒着极大的风险,万一走漏出去,我这'反动学术权威'桂冠的前面还要戴上'死不悔改'的帽子,后果便不堪设想了。"言罢,朗朗笑声不绝于耳。

二、荐文

二十世纪八十年代初,我正在筹划主编《医古文》五版教材事,带着初选的篇目,去剑风楼书屋请裘老过目。先生认真披阅后,微微颔首,接着说道:"我年轻时读过一篇文章,记得是薛生白逝世后,清代袁枚袁才子写的,内容有关理学与医学,激愤慷慨,一气呵成,实在是难得的佳作,收录在'四部'中。"

经裘老点拨,次日我便到学校图书馆的书库内翻寻,把洋洋大观的《四部丛刊》《四部备要》翻个遍。果不其然,在《四部备要》本《小仓山房文集》卷十九中终于找到这篇题为《与薛寿鱼书》的美文。读之击节赞赏,诚如先生所言,便如获至宝般地收入教材。自此,历版全国医古文规划教材一直沿用，成为传统篇目。不仅如此，同仁所编相关读物，也每加载录。

由此我也明白一个道理：文人每有涉医之上乘文字，自当留意挖掘。后来从茫茫书海中又查检出唐代刘禹锡的《述病》、宋代王安石的《使医》、明代宋濂的《赠贾思诚序》、吴宽的《医俗亭记》等，有的充实到教材中，有的出现在相关读本内，都获得了较好的反响。

《左传》有云："仁人之言，其利博哉！"洵非虚语。

三、棋趣

裘老的一大业余爱好是中国象棋。无论永安路的故居，还是天钥桥路的现房，抑或北翟路的"茅庐"，甚至短暂居止的宾馆，都少不了中国象棋。在裘老的心目中，身外之物，书籍之余，便是棋枰，象棋成了他平生喜好的"铁老二"。

裘老运子思路敏捷，棋风犀利，尤长残局，善布陷阱，曾与医界前辈、北京中医药大学的刘渡舟与王绵之博弈过，往往占得上风。我每凡拜访先生，都免不了开掘楚河，垒筑汉界，不对局三盘，终不得告辞。

旁观先生下棋，兴趣盎然：若陷入困境，则苦思冥想，神情凝重；若获得先手，则神采飞扬，运子迅捷；若胜券在握，则眉飞色舞，谈笑风生。所谓"老小老小"，老者如同小儿，盖先生博弈之谓乎！

（原载《中医药文化》2010 年第 3 期，题作"直谅多问，亦师亦友——追思裘老点滴"）

裘老的"书规"

裘老剑风书屋的书橱玻璃门上赫然贴着八字告示:"仅供赏阅,概不外借。"每逢去书屋拜访闲聊,觅空要去"赏阅"一番,翻到可意的书籍,心里总是痒痒的,但是"告示"在目,怎么也开不了口,生怕坏了裘老的"书规"。几十年过去,几乎没有从剑风书屋借过一本书。

2004年1月23日,亦即甲申年正月初二的上午,电话铃响起,拿起一听,震动耳膜的是一口宁波话,便知是裘老的口音。心想我已给裘老拜过年了,难不成……正当疑惑间,宁波土音直灌耳中:"侬勒屋里伐?待歇我过来。"还未等我弄明白怎么回事时,电话已挂断。不到二十分钟,裘老的小车已到楼下。我赶忙出门迎接,裘老从车中迈出身来,笑意洋溢、颤颤巍巍地把一函书递到我手上:"请多提意见。"一看,是上海辞书出版社刚装订好的《裘沛然选集》,还散发着醉人的书香呢!

裘老的藏书不肯外借,但是送书却慷慨:大凡他所亲撰的、领衔主编的,动辄一百部,不够,再自掏腰包购买一百部。裘老的藏书不肯外借,但是把藏书送给图书馆却慷慨:

他曾捐赠八千卷藏书给家乡浙江慈溪的图书馆，为此，该馆专门设立"裘沛然赠书室"。

（原载《新民晚报》2008 年 11 月 10 日）

"象棋冠军"

　　近日,"九城置业杯"全国象棋争霸赛在沪上杀得昏天黑地,不由想起裘老亲口所告一则"象棋冠军"的故事来。

　　胡荣华是赫赫有名的象棋特级大师与特级国际大师,曾连续十届获得全国象棋冠军,棋界人称"胡司令"。为求"下棋养生"之道,一日,同上海棋院院长、特级大师单霞丽一起,邀约心目中的高人裘沛然先生。裘老年逾九秩,神清气爽,思路敏捷,棋风犀利,尤长残局,早年曾同扬州名宿窦国柱手谈过,而窦国柱恰是胡荣华的老师之一。如此说来,双方倍感分外有缘。

　　嘘寒问暖之余,把脉处方之后,自然而然地侃上了象棋。裘老兴致一来,又免不了摆上棋盘,先后与单、胡二位切磋起弈艺。横车跃马之际,轰炮进兵之时,裘老的棋术得到"司令"的好评,裘老也连连赞扬象棋冠军的连珠妙着。"司令"说:"裘老您也是全国冠军。"裘老不由一怔,心想:"冠军"之称,于我何有? 正欲讨教,"司令"正儿八经地补了一句:"是您这个年龄段的冠军。不仅是全国冠军,而且还是世界冠军。"闻此一言,裘老禁不住哑然失笑。

　　若是像举重、拳击那样按照体重设置级别,象棋也来个依据年龄段进行比赛,举办个"元老杯",裘老在耄耋段拿个冠军,或许犹如囊中取物,手到擒来。

医苑泰斗,棋坛霸主,有此欢聚,存此妙语,也算是医界、弈林的佳话。

（原载《新民晚报》2009 年 1 月 4 日）

养生"天书"

人说爱情是永恒的主题,我说养生也是永恒的主题。

自古以来,人们就感叹人生短暂,如白驹过隙,为了追求"深根固柢,长生久视",便寻求种种养生的途径,诸如"熊经鸟申"的健身法、"吹呴呼吸"的行气法,乃至炉鼎炼丹的服食法、"男女合气"的补益法,不一而足。然而,长江后浪催前浪,世上新人超旧人,养生之风,于今为烈。琳琅满目的养生广告,五花八门的养生讲座,层出不穷的养生大师,光怪陆离的养生方法,铺天盖地,席卷而来,加上"撬边"的帮衬,"名人"的捧场,以致如流的信徒、似云的粉丝一哄而上,把一个好端端的养生文化糟蹋得面目全非。

面对此情此景,我不免又一次地怀念起国医大师裘沛然先生。裘老一生,除了治病教书以外,写作旧体诗是他的一大雅癖。所著《剑风楼诗抄》载诗百余首,内有《论养生》诗五首,我尤为击节赞赏的是其中的第二首:

> 从来得失有乘除,穷达区区莫问渠。
>
> 终是助人为乐好,世情看淡即天书。

传说元始天尊是道家的创始人，道家把元始天尊所授经文视作"天书"。在《论养生》诗中说到天书，自然是指养生的要义。怎么来读懂养生的天书，掌握养生的要义呢？就是看淡"得失"与"穷达"。得与失从来都是相互抵消的，穷与达也不过是区区小事，何必要计较。诚如《老子》五十八章所说："祸兮福之所倚，福兮祸之所伏。"祸福、得失、穷达从来都不是一成不变的，而是可以转化的。孟子曾说过"穷则独善其身，达则兼善天下"，一向被士人视为至理名言。而不论穷达，"终是助人为乐好"，其精神境界无疑更在孟子之上。如果能够真正理解"祸福倚伏"的哲理，认识得失、穷达之间的乘除亦即消长关系，一以贯之地助人为乐，便是读懂了养生的"天书"。归根结底，"世情看淡"就是养生的"天书"。之所以能够"看淡"，根本在于心淡。唯有心淡，自然视淡、听淡、嗅淡、味淡、触淡，五官皆淡。"淡"是此首七绝的诗眼。

强调一个"淡"字，完全符合养生的真谛。传统中医的养生，不仅注重养身，尤其是把养心、养德看作养生的根基所在。这在中医最为经典的著作《黄帝内经》中就有很多论述。如："心者，君主之官也，神明出焉……故主明则下安，以此养生则寿。"这是强调养心。"所以能年皆度百岁，而动作不衰者，以其德全不危也。"这是强调养德。而"寿敝天地，无有终时"，则是养生所追求的至境。

为人处世，真正做到一个"淡"字，谈何容易！"熙熙壤壤,利来利往",自古而然。这就是反"淡"道而行的"浓"的作为。浓于外物,喧嚣的声浪,厚重的烟尘,闭塞了耳目;浓于酒食,丰盛的佳肴,极品的美酒,腐蚀了肠胃;浓于美色,骗得的春情,买来的胴体,败坏了道德;浓于名利,沽钓的声誉,掠夺的财货,摧毁了心灵。凡此种种,怎一个"浓"字了得!

明代有位郑瑄,先后任浙江嘉兴府知府、应天(今南京)巡抚,为官清廉,一介不取,生活清苦,妻子穿戴仍然是荆钗布裙,重视教育,兴修水利,深受百姓爱戴。他曾写过一部二十卷的读书笔记《昨非庵日纂》,其中卷七曾对"浓""淡"的利弊作出过既深刻又生动的阐述:

> 万病之毒皆生于浓:浓于声色生虚怯病,浓于货利生贪饕病,浓于功业生造作病,浓于名誉生矫激病。噫,浓之为毒甚矣! 吾以一味药解之,曰淡。

"浓"是万病之元凶,"淡"则是化解各种病毒的良药。裘老之诗,实得养生三昧。"世情看淡即天书",可视作人生警句。

(原载《国学》2013 年第 4 期,题作"以'淡'养生")

怀念凌耀星先生

凌耀星先生是我半个世纪的同事,也是我难以忘怀的老师。她曾为拙著《〈素问〉全元起本研究与辑复》作序,每多谬赞之辞。我在这部书的后记中说:"当代著名中医学家、《黄帝内经》教学研究专家凌耀星教授是我心仪已久的前辈。"什么叫"心仪"?就是内心仰慕的意思。

为什么要仰慕?原因一大堆,这里只说两条。

二十世纪六十年代中期,正当壮年的凌先生可谓飒爽英姿,意气风发。既是教研室的骨干,也是各项活动的积极分子。开会时我总爱听她发言,既可回味剖析中肯的睿智,体会激情四溢的精神,还可享受悦耳动听的上海普通话音。因此,凌先生所在的内经教研室,那时候我没有少跑,受益匪浅。这是其一。

在我参加的中医学习班上,凌先生给我们讲课,除了充分感受她的精气神外,有两则关于辨证论治的绝妙比喻令我至今难以忘怀。一是用人的面孔比喻证候,二是拿敲钉子比喻辨证。前一则说世上没有毫无二致的面孔,即使是孪生儿,也有细小之别,乃母总能加以辨识。同样,世上也决无完全相同的证候,即使是同一病患,因患者性别有男女,年龄有老少,体质有强弱,所居地域有南北,所处时令有寒暑,所染时间有早晚……证候必有不同。良医自可依据其中的微妙差异,有区别地进行疗治。后一则说往墙上敲钉子。敲准了,只要一榔头,钉子就乖乖地进去;敲偏了,钉子便歪了,甚至折断。辨证精确无爽,用药蠲疴,则如桴鼓影响;反之,便缠绵难愈,甚至加重病情,殃及性命。这不仅让我明白了中医辨证论治的精妙,还使我懂得要当好老师,精当的语言、确切的比喻是不可或缺的。这是其二。

2008年凌先生九十华诞时,学校曾为她举办一场庆贺聚会。我适逢去外地讲学,未能躬逢其盛,窃涂藏首贺寿一联,以托寸心:

凌云寿仙

耀目争光眩五色,

星移斗转献九如。

叶显纯上课

曾有机会多次聆听叶显纯老师上中药课，既不带教材，也不怀讲稿，却如数家珍般地把枯燥乏味的常用中药讲得头头是道，激情四溢，妙趣横生，仿佛在介绍从孩提时代起就结交的老朋友。

有次好奇地向他请教，怎么都记得住？他踌躇了半晌，讪搭搭地说了几句，归纳起来，大致有三条：一是对所讲内容，如性、味、归经、功用、组方等本来就烂熟于心；二是上课前把讲稿认真地看上几遍，在心中默念数次，做到腹内一本账，脑中一片清；三是将所谓关键词记在纸片上，揣在上衣口袋里，万一受阻，拿出来瞄一瞄，好像演戏时后台有人提词一样，便没有后顾之忧。

这是讲课的诀窍，此后我也效颦学步，果然多有效果。

（原载《中医药文化》2008 年第 5 期）

梅花香与苦寒情

老友许敬生写过一首《观开封菊花节》(见《敬生杏林诗文选》,河南科学技术出版社,2014 年)诗:

> 汴京城中闹纷纷,摩肩接踵争相寻。
>
> 满街尽是看花客,真赏寒香有几人?

前两句写景,作为铺垫,后两句说理,寓启人深思的哲理于景色描写之中。尾句的发问贴切而自然:看花客满街尽是,但有谁知香从何来。这一哲理具有普遍的适用性。

就拿名老中医的学术传承来说,长期以来一直是中医界的一大热点,相关的中心、工作室、研究室星罗棋布,介绍、总结、研究性的文章与著作目不暇接。这是完全必要的。因为中医作为伟大的宝库,无非"文献"二字。"文"者,自古及今所留存的有关中医的文字记载;"献"者贤也,其中最为重要的一支力量就是具有真本事的名老中医。中医是一门讲究经验的学问,也是一门注重体悟的学问,而经验与体悟深藏于名老中医的手指下、脑海内,因而就需要传承。要学习他们的经验,尤其是疗效显著的看家本领;要领会他们的感悟，特别是对临床具有切实指导意义却难以言传的独到体验。

唐代黄蘖禅师《上堂开示颂》诗偈说："不经一番寒彻骨，哪得梅花扑鼻香。"这些看家本领、独到体验，来自雪抄露纂的职业坚守，来自鸡窗灯火的学术辛劳。岳美中先生说得好："食蜜果，又知其所由从来，会增其甘美。而这些过来人的经历和道路对后继人才的启示作用，又往往是单纯的学术著作所不能代替的。"（《名老中医之路（第二辑）》序）"梅花香自苦寒来"。正因为这样，我们不仅要饱尝沁人肺腑内的梅花香，更要体味风刀霜剑下的苦寒情。

二十世纪八十年代，周凤梧等先生主编《名老中医之路》，由山东科学技术出版社先后出版三辑，披露了众多前辈的苦寒情。第一辑首篇是岳美中先生的《无恒难以做医生》。其中有两段文字很值得再次玩味：

为了体察药性，就攒钱买药回来品尝体验。能尝的药，大都尝试过。有一次尝服石膏过量，泄下不止，浑身瘫软，闹得几天起不来床。

这是岳先生习医时的经历，还颇有些神农尝百草的意境。

业医之初，生活十分艰苦。出诊看病，经常以病弱的身体，骑一辆破旧的自行车，奔波于夏日的湿暑、隆冬的海风。

夏日的骄阳,隆冬的寒风,瘦弱的身躯,破旧的单车,奔波于出诊途中。此景此情,怎不令人感慨系之!

近几年来,《名老中医之路》又有"续编"出版,继续开辟着这条薪火递传的征途。这些都是值得拍手欢迎的。

走笔至此,我想有一点是必须弄明白的:此处所说"名老中医之路"的"路"是一条什么路? 它既不是某位名老中医的传记,也不是临证经验的记录,更不是某个学科或学派的介绍,甚至不是如前所述的看家本领、独到体验。它应当是一条心路,一条为人治学的心路,是成就背后所饱尝的酸辛,是光环下面所挥洒的心血,是似锦繁花的本根,是如许清渠的源头。一句话,就是渗透出梅花香的苦寒情!

(原载《中医药文化》2019 年第 2 期)

往事杂忆
——为校庆五十周年作

值此建校五秩之际,钩沉往事二三,既以志庆,亦以自勉。

一、"你迟到了"

1965 年 8 月下旬某日,我怀揣着上海市高教局的工作分配单,东问西寻,好不容易找到被东安路与谨记路(宛平南路的前称)挟持着的零陵路,摸到 530 号,看到时任华东局第一书记魏文伯题写的"上海中医学院"校牌,一颗忐忑不安的心方才平静下来。刚兴冲冲地踏入门内,从设在校门左侧的传达室里传来声音:"寻啥人?"我一侧身,看到两扇窗门间伸出一个瘦削而略显苍老的脸庞。"噢,我是来报到的。""人家早就上课了,你怎么迟到了?!"话音中充满着责备之意,看来是把我当作学生了。我赶忙掏出高教局的证明,一边双手递上去,一边加以说明。这位看上去年逾半百的工友一面说着"对勿起",一面一瘸一拐地摇出门来,笑容可掬地指点道:"上二楼,向左转,人事处。"后来我才知道他姓陈,自小落下足疾。

二、夜宵

寄寓学校集体宿舍的那些年,几乎每日临睡前都要品尝夜宵。何等美味？在食堂用毕早餐,洗净碗盆后,总忘不了捎上一只淡馒头,搁入碗内,用盆子盖好,置放在寝室中晒不着太阳的一角。晚餐后照例朝办公室一坐,读读报,翻翻书,摘摘卡,写写文,倒也自得其乐。当有点饥肠辘辘的感觉时,估计已经十一点半左右,便匆匆地赶回寝室,烹作并享用美味:把馒头掰开,放在碗里,倒入开水,用盆子盖上,过个一二分钟,一道热腾腾、香喷喷的佳肴便出现在眼前,直让人馋涎欲滴。狼吞虎咽般下肚,颇有心满意足之感。然后洗漱上床,一觉睡到天亮。

三、挪不了窝

1966 年春夏之交的一个晚上,我正在教研室备古文课,所在部门的总支书记与校宣传部部长突然到我办公室来。面对这两位不速之客,一时手足无措,也有点弄不明白:是我做错什么了,还是有什么突击任务？总不会是来闲聊的吧？正当我冥思苦想之际,书记笑眯眯地说:某部长同我商量,想把你的工作岗位挪一挪。"岗位挪一挪"？是上山下乡？是支教边疆？还是……未等我想个转,部长就慢条斯理地开腔了,大意是:马列主义教研室教师短缺;"马教室"既是教学科室,又是政治科室,是很重要的岗位;已经观察我不短时间,要让我到那边当教师,为此特地来听听我的意见。"干嘛啦？我工作不久,便独立上课,又参与编写教材,干得好好的,为何要挪动岗位,让我改行？"心中如此想,嘴上说不出。从小到大受的教育就是要服从,就是要有组织有纪律，也便支支吾吾地摇头又点头。也许是看我没有反对，部长便说：这学期就算了，下学期动，我们会发调令的。还未等到下学期，"史无前例"的"文革"开始了，书记、部长都靠边，这事也就不了了之，以至于老本行一直干到如今，始终未曾挪过窝。

结缘"上林苑"

所言"上林苑"并非秦汉时期的皇家园囿,而是上海杏林苑,亦即上海中医药大学。这是我杜撰的名称。值此建校甲子大庆,撰写此文,说明我进入"上林苑"的前因后果,以此反映个中缘分,表达我的知遇之情。

一、阴差阳错跨进门

我曾在一篇文章内自喻为"野草",以与本土培植的花卉相对而言。"野草"之所以飘入"上林苑",并非有意为之,而是随风洒落。此风先后出现三阵,转弯抹角地将"野草"引入"上林苑"。

我自小喜欢语文、数学,对后者更是偏爱,进入中学,尤为着迷,既能在课堂上提出与老师不同且更简捷的解题方法,也曾在学校组织的竞赛中名列前茅,因而苏步青先生执教的复旦数学系是我心向往之的胜地。孰料高二下学期罹患肺结核,属于"浸润型",休养了一年,转为"好转型"。虽然通过考试,如期拿到毕业证书,但是按照那个年代的规定,不能考理工科,只许考文科。就这样不得已进了复旦中文系。如果本科学的是数学,毕业后根本就不可能进入"上林苑",因为当时"上林苑"只有医疗专业,每年招收120名学生,而医疗专业是不开设数学课的。这是第一阵风,把我从理科刮到文科。

复旦中文系彼时唯设有五年制的汉语言文学专业,前三年学基础,后两年为"专门化",我选的是文学专门化。其中有一门课是"中国戏曲研究",开课的赵景深先生,著作等身,乃复旦中文系十大著名教授之一。我是这门课的课代表,与赵先生接触较多,既随同去其任社长的上海昆曲研习社赏曲,也到他淮海中路四明里的寓所拜访。赵先生的渊博学识、和蔼声容令我折服,元明戏曲的多彩人物、宏富语言引我倾心,遂决意投其门下。谁知当年赵先生不招研究生,大失所望之余,也就只能随大流,等待统一分配。不然,读了古典戏曲的研究生,或许会与梨园菊部相关,而同"上林苑"是无干的。这是第二阵风,把我从继续深造刮到分配工作。

当时的去向有上海的,但绝大多数是外地的,以北京的居多。每人可以填报五个志愿。我恪守"好男儿志在四方"的"时尚",填报的都是外地单位,分配的结果却是上海市高教局。原来由于我在大四时肺结核曾经复发过,虽然到大五时已然痊愈,但仍然被"照顾"留在上海。"服从分配"是我们那一代的不二选择,于是便赶到高教局报到,再经高教局批转。这第三阵风就曲里拐弯地把我刮进了"上林苑"。

二、硬着头皮补缺门

我被安排在医古文教研室,任务是讲授古文,包括医古文。要讲好医古文，不是一件容易事，必须具备两项基本功：通文理，明医理。用一个"跛脚"的比喻来说，就是要有两条腿，才能顺顺当当地走路。而我并非专攻语言文字，与医学更是没有一丁点儿干系，文理既欠精，医理尤不晓。不要说两条腿，连一条完整的腿都没有，自己连路都不会走，还要教人走路，所谓"以己昏昏，使人昭昭"，误人子弟，莫此为甚！"野草"怎么才能在"上林苑"成活呢？

我们这一辈人接受的传统教育，其中之一是"螺丝钉精神"，具体来说，就是党把你按在哪里，你就要在哪里发挥作用。现在党把我安排在医古文老师的岗位上，我就要站得住讲台，讲得了课文。

不就是文理欠精吗？怎么办？认认真真地复习呗！好在那时精力充沛，又住在学校教工集体宿舍内，时间比较宽裕。王力主编的《古代汉语》又翻出来重温一过，《古文观止》随时检阅，有关文字、音韵、训诂的读本一一地置于案头。更重要的是在实践的炉火中淬炼。当时医古文教研室的主任是袁昂先生。我一进教研室，就被安排了三项任务：听他的课，讲自己的课，参与编写他主编的教材。经过这一番磨练，"文理欠精"的"欠"的颜色淡了许多，"精"的成分增添了不少。

不就是医理不晓吗？怎么办？硬着头皮学呗！那时校本部的教师不过数十人，程门雪院长在教学楼 315 教室召开校本部全体教师会议（不宜称"大会"），空位子还剩余不少。有人提出我们这批新进的外来户需要学习中医的问题。不久，章巨膺、金寿山两位先生主持的教务处就开办了中医学习班，对象就是我们这一束"野草"。于是凌耀星先生讲内经，张伯纳先生讲伤寒，殷品之先生讲金匮，金寿山先生讲温病，路一平先生讲中药，江克明先生讲方剂，贾福华先生讲医史……让我们在吸收医学知识的同时，也观赏到前辈们各具特色的授课风格。听课之余，也得好好复习，以备不时而至的提问、考查。与此同时阅读了中医的一些入门书籍，尤其是《素问》《灵枢》《伤寒论》《金匮要略》，选择较好的版本，逐部硬啃，逐篇细阅，看不真切，就查检辞书，参考旧注。历代的重要医著，载录医学的书目，具有学术价值的医史文献论著，以及古代笔记、正史、辞书中的医学记载，皆在大致浏览之列，倒确实花费了一番心力。如此一来，"医理不晓"的"不"字似可换成"稍"字了。

三、一头扑入文献门

"板凳"功夫不仅助我度过教学关隘，同时也激发起我研求古代医籍语言文字现象，进而探索中医文献奥秘的浓厚兴趣。打个比方来说，中医文献还是一块半生不熟的地块，正张开着胸怀企盼着有志同仁深耕细作。

我在这块土地上转悠了大半生，只是由于钝于天资，困于惰性，又因向来就有语言文字表述方面的"洁癖"而费时耗神，因而拿得出手、上得台面的货色实在是屈指可数。虽然如此，这些年来，个人写的，承乏主编的，还不至于只能用作"覆瓿"的书稿,倒也接二连三地出笼了一些。在另一篇《鲜活·细活·零活——我的文献生涯》中提到一些,这里就不再絮叨。需要补说的是,这些作品,尤其是期刊系列与钞本总目提要之所以得以面世,我深感有三点值得一说。其一,研究学问,包括研究中医文献,宜选取既具有学术价值,又未曾开发的"处女地",或虽曾耕作却不深细的生涩地块,不嚼他人之馍,不干重复之活。其二,得到同仁、学生的鼎力协助。无论是期刊系列也罢,抄本总目也好,没有同仁、学生共同努力,是难以与读者会面的。其三,得益于"上林苑"得天独厚的优势。就期刊系列而言,"上林苑"的博物馆、图书馆收藏的期刊品种较富,保存较好,为搜寻、发掘工作带来了诸多便利。拿抄本总目提要来说,八百多种当中,收藏于"上林苑"图书馆的竟然占据大半。

"上林苑"有一片肥沃的土壤,有一批辛勤的园丁。不经意间飘落的"野草",贪婪地吮吸着泥土饱含的芳香,畅快地沾润着园丁浇洒的甘露,"它的根往土壤钻,它的芽往地面挺,这是一种不可抗拒的力"(夏衍《野草》),在斑斓花丛的边缘生长未已,默默地展示着另类的姿色。

缘由天定,得其所哉!

(原载《杏苑光耀:上海中医药大学建校六十周年纪念文集》,上海浦江教育出版社,2016年)

我与《上海中医药杂志》的文字缘

　　我与《上海中医药杂志》结交文缘，至今已逾二纪。回忆起来，约有三度。

　　二十世纪八十年代前，我虽然也曾发表过一些文章，但那不是本专业的；尽管也曾出版过本专业的书籍，但那不是论文。我的第一篇专业论文，是刊载于《上海中医药杂志》上的，详见本书《惜草使君金寿山——追忆三十余年前的几件往事》，此不赘述。这是我与《上海中医药杂志》的第一度文字缘。

　　1982年初夏，时任杂志副主编的赵友琴先生热诚相邀在杂志上开设专栏，要求就医论文，医文结合，于是"医苑文谈"专栏应运而生。其时我所在的教研室实力济济，笔杆林立，我又承乏担任主任一职，遂约请同仁分别操觚，医古文教研室就此出现写作的热潮。每写一篇，教研室都要"吹毛求疵"一番。四五年间，前前后后在"医苑"中"谈"了数十次"文"。后来上海科学技术出版社邀请教研室老师撰写谈医说文方面的著作，并先后出版了四部，与"医苑文谈"栏目的开设自然不无关系。这是我与《上海中医药杂志》的第二度文字缘。

杂志版面每有空档,过多点缀图案,既增加不了信息量,又显得过于老套一律。茹小华编辑邀我撰写短文填补一下。这属于"豆腐干"一类,虽然上不了目录,但是可以弥补空白,使杂志版面雅致美观。在补白内容的择选与字数的框定上,我给自己打制了几条紧箍咒:既须与医药相关,又要饶有兴味,文字务须简短。于是从 1982 年起,把阅读医书、语言典籍与笔记小说过程中有所发现、联想的,陆陆续续地涂鸦一番,前后三四年,"豆腐干"不知香臭地时不时见诸杂志一角。补白总题为"管窥篇",以示孤陋寡闻之意。彼时叶显纯教授正为杂志撰写补白"拾穗录"。一"拾"一"窥",一"录"一"篇",倒也相映成趣,用时兴的话来说,不失为一道别具一格的风景线。这是我与《上海中医药杂志》的第三度文字缘。

　　值此《上海中医药杂志》发刊半世纪大庆,聊记文缘三度,既寓祝贺之微忱,又表感激之寸心。

(原载《杏林五十秋》,上海中医药大学出版社,2005 年)

鲜活·细活·零活
——我的文献生涯

用句老话来说，"光阴似箭，日月如梭"，我在中医文献行当里竟然蹉跎了整整半个世纪。虽然别无长技，一门心思地在圈子内转悠，但是由于头脑欠敏，笔头乏勤，兼之行文挑剔，耗时累心，因而拿得出手的"硬通货"实在寥寥无几。如果说我的文献生涯有什么可以一说，或称之为"心得体会"的话，无非干活而已。干了些什么活？鲜活、细活与零活。

一、觅鲜活

鲜活须"觅"，要千方百计地、"挖空心思"地寻找。说到这个话题，我不由想起三十多年前的一件事：上海有所大学中文系的系主任，是我久所敬仰的老先生，有一次召集全系各教研室主任开会，专门探讨各学科还有哪些冷门而有意义的研究项目。此事对我触动颇深。如果说文史领域几乎是一块膏腴熟地，屡经开垦，那么相对而言，医史文献界还有不少处女地，尚未深耕细作，有的甚至一片荒芜。这就需要我们把中医文献研究的历史与现状好好地梳理一番，看看究竟还有多少丘墟、几许空白。鲜活每每隐藏在丘墟、空白处。然后区分轻重缓急,量力而行之。

怎么寻觅呢?敏锐的嗅觉,对"行情"的熟悉,再加上过细的作风、坚忍的心态,宜为必备的条件。大凡史志书目、医史论著、会议论文,乃至出土简帛、网络软件等,都是搜索的范围,自然还须逐一经过大脑的过滤。"众里寻他千百度,蓦然回首,那人却在灯火阑珊处。"说不准,那些收藏在图书馆内,横躺在书柜中,长期无人问津,陈旧的、过时的、甚至积满灰尘的"古董",正是我们所要寻觅的"那人"。

我曾经不止一次地、苦苦地寻觅"那人"。论概率自然不高,但偶尔也有中"大奖"的。

就拿近代中医期刊来说,便是一个有意义的鲜活。综观中医学术发展史的研究现状,对近代中医学术的研究是薄弱环节之一。就载体而言,近代中医学术的文字资料主要由中医著作与中医期刊构成。其中期刊能比较及时而真实地反映中医界的现状,可为今人研究提供"原生态"资料。但是由于社会动荡、自然损毁等原因,近代中医期刊处于岌岌可危的境地。期刊文本难得,是导致近代中医学术研究难以深入的一个重要原因。因此,欲发挥近代中医期刊为人类健康造福的应有作用,搜集文本,撰写提要,编制索引,就是一个具有现实意义的鲜活研究项目,是"那人"所在"灯火阑珊处"。于是组织团队,在上海中医药大学与上海辞书出版社的大力支持下,并得到国医大师裘沛然教授等著名学者眷顾,从 2007 年开始,投入到长达八年的搜寻、整理、编制、撰写工作。2010年,《中国近代中医药期刊汇编》五辑212册出齐,2012年,《中国近代中医药期刊汇编总目提要》付梓,2015年,《中国近代中医药期刊汇编索引》5册出版。这一套系列作品问世,希望能为近代中医学术研究的深入开展提供便利。

中医古籍的载体除了出土简帛外,主要是刻本与抄本。中医文献学界对刻本研究得可谓广泛而深入,对抄本却刻意回避,几乎乏人涉及,以致抄本成为一个备受冷落的领域。究其原因,无非出于一个"难"字:数量庞大,品种繁多,分散各处,借阅不易,作者欠详,年代模糊,本子残缺,文字难认。其实不少抄本也具有丰富的文献价值与较高的学术水准。既然得见鲜活,何忍弃置不顾?二十一世纪初,我偕同老友南京中医药大学吉文辉教授主持编著了《中医古籍珍稀抄本精选》五十余种。嗣后遂萌生编撰上海地区馆藏清末前未刻抄本提要的念想,随即战战兢兢地加以策划。"皇天不负有心人",挤进"重大项目",获得上海市科学技术委员会的资助。经过团队的通力协作,虽然几经周折,终于搜集了上海七所单位所藏清末前未刻中医抄本共八百多种,撰写提要,制作书影,由上海科学技术文献出版社出版。这可算是"蓦然回首"于抄本之所得。

二、干细活

细活要"干",而且要实干、苦干,甚至是硬着头皮干,宜有叶圣陶先生编著《十三经索引》"寒夜一灯,指僵若失,夏炎罢扇，汗湿衣衫，顾皆为之弗倦"的精神，这也就是我们常说的"板凳"功夫。

二十世纪末，我曾经写过一本书，题为《〈素问〉全元起本研究与辑复》。动笔前搜集资料的时间不算在内，区区二十来万字，仅仅撰写就花了整整五年光阴！据史籍记载，南朝齐梁时期的全元起本是《素问》的最早注本，基本上保存了《素问》成书时的原貌，可惜亡佚于南北宋之交。如今通行的《素问》经过唐代王冰改编、北宋林亿等校正，已与早期传本的本来面目相距甚远。由于可用以作为辑复依据的资料不够充分，而且对资料取舍判定的难度甚巨，因而海内外未见有开展此项研究的报道。我对王冰的四千五百余条注文与林亿等一千三百多条校正再三细阅，并逐一标记，进行穷尽性的探索剖析，参阅了古今诸多相关论著，仅列于书后的参考引用文献要目，便有医学类著作八十四种、文史类著作六十种，方才逐渐地理出端绪。我在该书"后记"中写道："撰著本书，叠经五冬。今杀青甫就，缅忆灯火鸡窗之辛，刮垢磨光之劳，依然后怕频滋。其间每有遇难而辍之念，幸赖友人同好殷殷相嘱，切切相助，方才一以贯之，而免束于高阁之憾。"这实在是我彼时之心情。

自从年齿痴长以来，在旁人看来，或许是因为资格渐老的缘故，我又多了一项审改文稿的任务。其中有学生的毕业论文，有同仁亟待发表的文章，也有上面有关部门指令的古籍校注书稿。这一来，又"滋长"了我素有的挑毛拣刺的习气。就论文而言,大至篇章标题与内容的切合、主旨的突出、段落的划分、句群的组合,小到语句的顺畅、字词的恰当,一皆网罗在审改的范围之内。拿古籍校注书稿来说,从版本的择选、校注规则的遵从,到标点的规范、注释的得当,乃至于输入的准确,一应尽囊其中。兹举校注书稿数例:有部书稿写道:"病人饥寒,脉细,气少,泄痢,饮食不入,是谓五虚,其人必死。"一看,"饥"与"饮食不入"扞格,"饥寒"同"脉细""气少"等不类,且难以归入"五虚"的范畴,《备急千金要方》有"五虚"之说,其中一虚为"皮寒",可知"饥"宜为"肌"的讹字,一查底本果然。再如:"求之者踵接于门,必以良药治之,不取一钱,值异乡之耳其名者咸就之。"末句欠畅。既已"耳其名",何须再"值"?"值"字当属上为句。"钱值"犹钱款。他如"湿家非特不可妄下,即汗之亦有法。盖风性迅速,湿性濡滞,两邪绾合,更值时令助湿,自非骤汗可解"之"绾合"注为"牵线撮合"。《汉语大词典》"绾合"立两个义项:一为"牵线撮合",一为"联结"。此处宜择后一义项,言风湿二邪缠结。我之对文稿的"洁癖",或见其概。

三、打零活

零活也就是散工,是随机而遇的,要信手笔记的。这是在读书过程中偶有发现,顿生感悟,据此线索,顺藤摸瓜,或立别说,或提新见,或述事理,属于"豆腐干"式的札记一类。这些年来,陆陆续续地制作了不少,有的成为报刊上的"边角料",有的还"待字闺中"。近代沪上有位人称"补白大王"

的郑逸梅,笔耕八十个寒暑,著作近千万言,有《郑逸梅选集》《艺海一勺》等为证,是我的偶像之一。他的小品多有"嬉笑怒骂,皆成文章"的妙趣。我所打的这些零活无非是东施效颦、狗尾续貂而已。所作零活,多见于本书所载短小篇文,这里就不赘说。

南北宋之交沈作哲所作笔记著作《寓简》,内有一则记载,说欧阳修老年时把自己一生所写文章拿出来细加修改,用心甚苦。他的夫人对他说:你为什么要这样折腾自己,难道还怕先生责罚你吗?欧阳修笑着答道:"不畏先生嗔,却怕后生笑。"意思是不怕先生(其实也没有什么先生)责怪,而是担心后人讥笑。我虽然不能也不敢望其项背,但是六一居士的这一心境,却也感同身受。年轻时无所顾忌,不问什么活,拿到手就干,管它拿得出去还是拿不出去。如今上了年岁,却是顾虑重重,就要挑挑拣拣觅鲜活,磨磨蹭蹭干细活,悠悠闲闲打零活。这便是我的文献生涯之大略。

(原载《中医文献杂志》2015 年增刊)

更名寄言

　　1981年5月，全国医古文研究会在风景雄伟秀丽的黄山成立，成为中华全国中医学会属下的二级分会。主任委员是北京中医学院任应秋教授，副主任委员有北京中医学院刘振民、广州中医学院陈增英、安徽中医学院刘健，笔者承乏忝陪末座。刘振民兼秘书，实际主持研究会工作。第二年，研究会即举办为期一年的全国医古文函授班，报名者踊跃。编写教材，各地辅导，统一考试，颁发证书，既按部就班，循规蹈矩，又风风火火，轰轰烈烈，可谓是当时中医界的一大盛事。有鉴于此，忽发奇想，既然医古文"热"到如此程度，何不因势利导，顺应潮流，创办一本刊物，作为医古文研究会的喉舌，给全国医古文教师与广大医古文爱好者开辟一片园地，供他们耕耘？这一梦想得到时任上海中医学院副院长金寿山教授的积极支持，也获得研究会同仁的赞同。于是上下左右、东西南北地奔波转悠，《医古文知识》终于在1984年初问世，奇想、梦想转化成现实。诚如北京中医药大学何少初教授所言："作为一门基础学科，能够拥有自己的学术刊物，这在整个高等教育系统中也是不多见的。"（《医古文学科的发展历史、现状与展望》，载《医古文知识》

（1994 年第 3 期）

"咬定青山不放松，立根原在破岩中。"初创之时，既无电脑、复印机等物力，又乏专职编辑、编务等人力。教研室每位老师负责二三个栏目，从组织稿件直至校读清样，一以贯之，未暇懈怠。为了排版改版方便，印刷厂未敢少跑，即使远在郊外，遥至无锡，也不吝腿力。杂志因此而在嗷嗷待哺声中年复一年地成长起来：由 32 开本扩大到 16 开本，变内部刊物为公开出版，改自办发行成邮局发行，进而由国内发行伸展至国内外发行。正是：一年一变化，数年像模样。

杂志创办至今，大致可分为两个阶段。前十年强调从语言文字入手，以提高中医院校学生及中医药工作者阅读整理研究中医药文献能力为宗旨，后十二年在保持前期风格的基础上，推出"中医学与传统文化"特色专栏，突出中医药文化的理念。而交流医古文的教学经验与研究心得，探求中医古籍中蕴藏的语言与学术奥秘，展现传统文化的无尽魅力，是杂志二十二年来坚持不懈的办刊准则。在已出版的八十八期中，发表文章两千多篇，其中不乏上乘之作，基本上反映了医古文、中医文献、中医文化等学科的学术水平。为一大批学有根基的中青年作者提供了用武之地，使之脱颖而出，令人刮目相视。为中医工作者和爱好者语言文字修养的提高，医古文教学科研工作的深入，中医文献、中医文化，乃至中医学术的繁荣，绵力竭尽，奉献独特。

当《医古文知识》更名为《中医药文化》，承担更为重大历史使命之际,回顾往事,我们忘不了海内外读者与作者的养育之恩,栽培之情:广大读者的来函,既有热情的赞扬与勉励,又有诚挚的批评与建议,言辞之谆谆,情意之拳拳,每令我们激动无已;全国中医界和医古文、古汉语学科的前辈专家如张世禄、胡竹安、周斌武、姜春华、刘衡如、裘沛然、张灿玾、殷品之、余瀛鳌、史常永、李今庸、凌耀星、袁昂、赵辉贤、郑孝昌等,都曾热情扶植,拨冗撰文,常使我们欣喜非凡;诸多同仁鸡窗灯火,赐稿频频,让我们顿生老友相逢之想;各地更有一批通讯员为扩大本刊影响,脚踏实地,口宣笔传,叫我们倍添患难知交之感。我们自然也忘不了惠赐广告的近二十家企业,尤其是上海合成洗涤剂五厂连续四年协办本刊,浙江省兰溪市云山制药厂资助举办"'健力美'杯医古文优秀论文(论著)"评选。我们更不会忘记在杂志初创期间不取分文的兼职编辑唐耀、刘伯阜、孙文钟、张如青以及已故的王晓波、严振海老师,不会忘记默默无闻、为人作嫁的专职编辑葛德宏、程明、王新华、周永林先生,也不会忘记精心而无偿地为杂志设计封面的楼绍来先生。

"两个黄鹂鸣翠柳,一行白鹭上青天。"《医古文知识》经历过前后期的成长发展,犹如两个黄鹂欢呼春日之来临,而生面别开的《中医药文化》必将"青出于蓝而青于蓝",凭借中华传统文化的无尽底蕴,直飞中医药文化的青天!

(原载《中医药文化》2006年第1期)

文化使中医更璀璨

　　《中医药文化》面世已经第五个年头。回想四年前,当《医古文知识》改刊为《中医药文化》时,我曾写过《更名寄言》的短文,作为《中医药文化》的发刊词,简要概述了《医古文知识》的创刊过程与编辑发行 22 年的历史,最后说到"别开生面的《中医药文化》必将'青出于蓝而青于蓝',凭借中国传统文化的无尽底蕴,直飞中医药文化的青天!"

　　是啊!文化如大地,滋养万物,中医药就是她的奇葩;文化似母亲,哺育子女,中医药即为她的麟趾。沐浴着文化的露液,吮吸着母亲的乳汁,中医药的根基由此而栽植,中医药的体肤因之而形成。《周易·坤》说:"地势坤,君子以厚德载物。"文化的厚德培育了中医药,中医药的厚德普洒给百姓。自中医药诞生之日起,就由表及里地刻上了文化的印记,烙上了仁德的色彩。从这个意义上来说,中医药文化集中地反映了我国传统的人文情怀。

　　改刊四年来,我们始而嗷嗷待哺,继则蹒跚学步。哺育我们的是国门内外情谊拳拳的读者,引领我们的是医界内外文辞凿凿的作者。虽然如今我们已经能够独立行走,但是我们还要尽快地成长。在生长发育的整个过程中,我们迫切需要广大读者资助营养，更加期待专家学者提供滋补。

"竹外桃花三两枝，春江水暖鸭先知。"中医药文化的春天已经来到。国发〔2009〕22 号《国务院关于扶持和促进中医药事业发展的若干意见》，其中专列"繁荣发展中医药文化"一条，要求"推进中医药机构文化建设，弘扬行业传统职业道德。开展中医药科学文化普及教育，加强宣传教育基地建设。加强中医药文化资源开发利用，打造中医药文化品牌"。山东、北京、上海等中医药大学先后建立起中医药文化机构，中医、社科专家倡议制定中医药人文社会科学发展规划。当报春的讯息频频传来之时，本刊作为国内唯一以中医药文化为主题的学术性期刊，集中医、语言、历史、哲学等文化形态于一身，以"传承中医药文化精粹，提升中医药工作者文化素养，普及中医药文化知识"为宗旨，既深感当年改刊之定准，更倍觉今后肩负的重任。我们将竭尽绵力，勇往直前，为海内外有志之士铺设宽广雄伟的平台，剑指中医药文化的青天。

文化使中医更璀璨，中医让人类更健康！

（原载《中医药文化》2010 年第 1 期）

坐冷板凳　做真学问
——《中医文献杂志》刊首语

近些年来,社会经济有发展,民众生活获改善,人心却随着尘世的喧嚣而日益浮躁,以致假货泛滥成灾,抄袭屡见不鲜。引《史记·货殖列传》成语,谓"天下熙熙,皆为利来;天下壤壤,皆为利往"。用中医行话,叫"虚火上炎,热毒攻心"。虚火肆虐于清净的教育领域,热毒浸润着神圣的学术殿堂。有鉴于此,必须大声疾呼:坐冷板凳,做真学问!

"坐冷板凳"一般比喻因不受重视而担任清闲的职务,也比喻长期等候工作或长久地等待接见。然而针对利来利往、虚火热毒来说,"坐冷板凳"应当还有另一层含义,那就是甘于清苦,认真为学。

古人强调"读书破万卷"。读书万卷是说广博地读,但还不够,尚须着力于一个"破"字。就文献学者而言,"破"即透过字面表层,看穿字底含义,借助书目杂著,考镜学术源流,这就要有"板凳"功夫。

恒河沙数的中医文献至今还隐藏着无数疑案,扑朔迷离,需要侦破,多有处女之地,一片荒芜,等待开垦。职此之由,读"破"能力是中医文献学者的看家本领,"板凳"命运是中医文献学者的不二造化。

近期中医文献界有一桩振奋人心的大事：国家中医药管理局设立中医药古籍保护与利用能力建设项目，以三年为期，培养中医药古籍整理人才三百员，校注中医药古籍四百部，达到规范通行本、传世本水平。诚能如是，则中医界幸甚，传统文化幸甚，人类健康幸甚，贻厥后世，功德无量。

为此，仿拟一联，借《中医文献杂志》刊首，期盼与承担此项任务的学者共勉：板凳须坐三年冷，书稿毋著一字空。

（原载《中医文献杂志》2012 年第 2 期，题作"刊首语"）

侦破疑案　开垦荒地

——在"《中医文献杂志》创刊三十周年庆典"上的发言

在隆重庆祝《中医文献杂志》诞生三十周年的喜庆时刻,我想说一点感言。

中医文献是中国传统文化中绚丽多姿的一朵奇葩,她是中医学术的宝库,是中医理论的渊薮,具有无可替代的史学价值与指导临床的实用价值。据《论语》所说,文献就是典籍与贤才。《中医文献杂志》的办刊宗旨是"弘扬老中医学术经验,汇集古今中医药文献",既有贤才老中医,又有典籍中医药文献,这正符合"文献"二字的本来意义。

我们都是看着《中医文献杂志》由呱呱落地,牙牙学语,蹒跚学步,而逐步成长起来的。这三十年,凝聚着编辑的心血,作者的才思,读者的热情。

《中医文献杂志》每一期文章我都要大体浏览一过,发现有不少开阔思路、启迪心智、令人眼前一亮的好文章。感到杂志的水准在逐年提高,版面设计也有赏心悦目之处。我当过业余编辑,至今还在当业余编辑,了解编辑的甘苦,要获得一篇有创见的、高质量的文章很不容易。

承蒙中医文献馆领导与《中医文献杂志》编辑垂青,邀我当顾问，我就顾问一下：好文章从哪里来？我认为主要从两个方面来：一是从侦破疑案来，二是从弥补空白来。

在中医文献内，至今还隐藏着无数疑案，扑朔迷离，需要机智的侦探来侦破；还有很多处女地，一片荒芜，等待辛勤的农夫来开垦。这就需要我们把中医文献研究的历史与现状好好地梳理一番。看看究竟还有多少疑案，还有哪些空白，然后区分轻重缓急。同时把杂志的作者队伍也梳理一番，看看有多少机智的侦探，有多少辛勤的农夫。什么样的侦探适合侦破什么样的疑案，就请他们来破案；什么样的农夫适合开垦什么样的荒地，就请他们来耕作。

比如我举个疑案来说，《金匮要略》算得上是一部重要的医学典籍了。现在流传的有元末的邓珍本，明代的俞桥本、徐镕本与赵开美本，其中一头一尾的邓珍本与赵开美本最为著名，现在学界一般都认为它们属于同一版本源流，源自北宋给皇帝看的大字本。上海图书馆有一部明代洪武二十八年（1395）的吴迁抄本，经研究，这部抄本始出于北宋的小字本。据北宋国子监的牒文称，因为大字本太贵，"医人往往无钱请买"，而《金匮要略》作为医书"日用不可阙"，因而就在大字本的基础上"重行校对"而成小字本。我们知道，"校对"主要就是校正错字，应当不会有什么大的改动。但是我们发现大小字本从体例到文字，包括组方、剂量等都有较大的出入，远远超出属于同一版本系统所能允许的范围。这样就有两个问题值得我们思考：邓珍本、赵开美本等真是来自北宋大字本吗？如果不是来自大字本，那么又来自何处呢？这绝不是个小问题，因为《金匮要略》作为治疗杂病的专著，实在是太重要了。

诸如此类的重大疑案，我们如果能够抓准一批，侦破一批，我想我们杂志的水准必定会更上一层楼。

预祝《中医文献杂志》更加兴旺发达！

贺　词

——致日本内经医学会成立三十周年纪念会

尊敬的宫川浩也会长，日本内经医学会的同道们，大家好！

日本内经医学会自从 1988 年成立以来，走过了三十年的历程。我作为你们的老朋友，作为《黄帝内经》的爱好者，从一衣带水的上海向你们表示热烈的祝贺！

中国有句老话说："三十而立。"但是这句话不适用于日本内经医学会，因为你们早就昂头挺胸地站立在日本中医文献学界。

你们是很有卓越见识的。因为《黄帝内经》是现存最早的一部医学经典著作，探讨医学科学最为根本的命题，即生命的规律。《周易》说"天地之大德曰生"，《汉志》说"方技者，皆生生之具"，对生命的重视，对健康的关注，具有亘古不变的崇高价值。

你们是很不容易的。大都从事医疗工作，在繁忙的诊务工作之余，把《黄帝内经》捧出来，把中医古籍捧出来，认认真真地阅读，仔仔细细地研究。像这样的刻苦精神，这样的严谨学风，是令人钦佩的。

你们是很有成就的。创办了《内经》杂志,经常开展学术活动,发表了大量的文章,出版了不少的著作,取得了丰硕的研究成果,也让中国的学者从中汲取了营养,获得了教益。

此时此刻,我自然而然地缅怀起前任会长岛田隆司先生。1992 年,岛田隆司先生、井上雅文先生率领日本内经医学会一行十人,包括左合昌美先生,访问上海中医药大学,我们一起开展《黄帝内经》学术交流会。岛田先生对《素问》全元起本的娴熟程度,尤其是对《黄帝内经》中有关针灸经络的精湛见解,给我留下了深刻的印象。后来我们又曾在中国举办的中医文献、医古文学术会议上再度会面。

岛田先生不幸逝世后,日本内经医学会于 2001 年发行了《岛田隆司著作集》,宫川浩也先生特地赠送给我一部。我现在又再一次地拜读。

衷心祝愿日本内经医学会成立三十周年纪念会取得圆满成功。

(原载《中医药文化》2018 年第 4 期)

图书馆寄语

　　你要陶冶高尚情操吗？请到图书馆来；你要提高文化素养吗？请到图书馆来；你要具有哲人睿智吗？请到图书馆来；你要造就成功人生吗？请到图书馆来。图书馆是陶冶情操的净土，是提高素养的圣地，是生发智慧的讲坛，是成就人生的课堂。马克思曾留下深邃的脚印，毛泽东、李大钊曾抛洒过辛勤的汗水，富兰克林、歌德、康有为、鲁迅，都曾与图书馆结下过不解之缘。文化的天空任你翱翔，知识的港湾任你眺望，文明的殿堂任你倘徉，中医的信息任你集散。可以一睹《黄帝内经》的神采风貌，可以饱览张仲景的辨证论治，可以观赏孙思邈的大医精诚，可以纵览李时珍的《本草纲目》。

　　亲爱的同学们，欢迎来到图书馆，我们将本着"读者至上，服务第一"的宗旨，竭诚地为你们提供丰富的精神食粮。

　　　　　　　　　（原载《中医药文化》2017 年第 4 期，题作"代拟图书馆寄语"）

导师团寄语

我由衷地羡慕你们，年轻的中医学子。

因为你们年轻。沐浴着喷薄的晨曦，规划着绵长的未来。在你们设计的人生蓝图中，我期盼着心性的宽容敦厚、读书的敏锐独到、思考的周详细密，如乾天般自强不息，似坤地样厚德载物，为人类增添福寿康宁。

因为你们是中医学子。中医的历史源远流长，凝聚了厚重的文化韵味；中医的空间广阔无垠，洋溢着磅礴的创造力量；中医的前景炫人眼目，铺设成崇高的生生大道。矢志于祖国传统医学，应当成为终身不二之选。

"中国医药学是一个伟大的宝库"，宝库的大门正向你们敞开；"中医药是打开中华文明宝库的钥匙"，开启中华文明之门的钥匙正向你们递承。我切盼你们遵行"志""识""恒"三字真言：有志则不甘平庸，有识则不敢自是，有恒则不致无成。

年轻的中医学子，我由衷地羡慕你们。

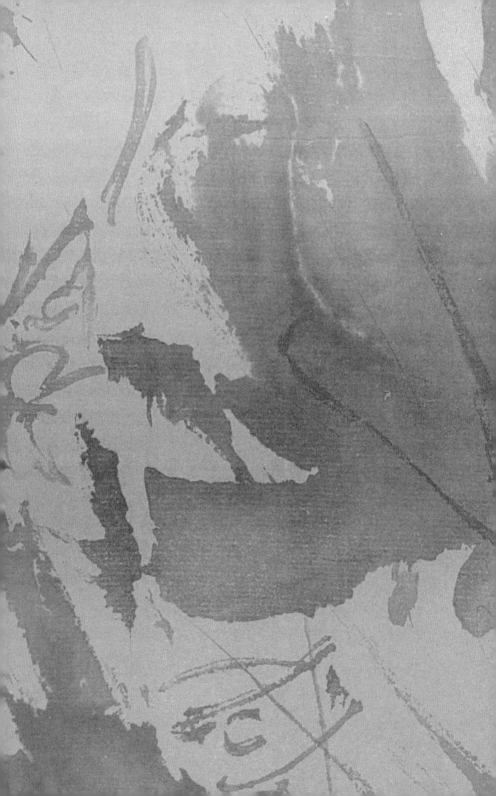

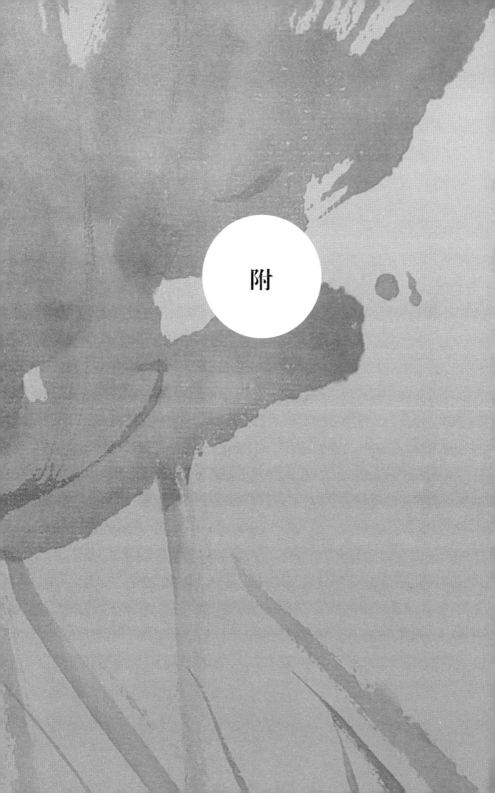

附

一脉清流　橘井飘香

——段逸山教授《井泉铭》浅释

沈伟东　倪项根

段逸山教授曾为上海中医药大学附属岳阳中西医结合医院新楼落成所撰写《井泉铭》。《井泉铭》用"铭"的文体来记述岳阳医院的历史沿革、为医之道、职业操守、医术功德，文情并茂，运用了诸多中医药文化典故，典雅明快，内涵丰富。《井泉铭》作为医院"院铭"，体现出中医从业者应当具有的中国传统文化素养；而《井泉铭》所表达的中医药文化的丰富内涵，也令人感受到中医药深邃广阔的文化背景。

2006 年夏，上海中医药大学附属岳阳中西医结合医院新楼落成。新楼大堂立井一眼，象征清流一脉，医源悠久，橘井飘香，德泽广布。段逸山教授应邀撰《井泉铭》，凡 152 言（其中题与序 29 字）。全文如次：

井泉铭

丙戌之夏，新楼落成。立井于堂，沁人心扉。值此建院五秩，祷以永思。

昔有伯益，引泉达井；时有岳阳，导流自徼。井之有序：涓涓不壅,绵绵不尽,源由青海,甘河畅饮。井之有守:长汲不损,常注不盈,无失无得,往来洁静。井之有德:润尔喉唇,安尔神情,延续命脉,滋养百姓。苔痕上壁绿,栏色入帘青。璧合中西,珠联古今。烹一瓢而为琼浆,祛二竖乃显诚精。斯是井泉,惟吾康馨。《论语》云:"井有仁焉。"

思之咏之,言短意赅,文情并茂,如观清泉流淌,雅致畅达。字里行间流溢出中医药文化的脉脉幽香。

段逸山教授用"铭"的文体来记述岳阳医院的历史沿革、为医之道、职业操守、医术功德,典雅而不失清新。《井泉铭》读来琅琅上口,于平易中见医林慈心仁爱精神,于浅近中寓岳阳医院的仁术追求。

铭,是古人刻在器物上用来警诫自己或者称述功德的文字,后来成为一种文体。"丙戌之夏,新楼落成。立井于堂,沁人心扉。值此建院五秩,祷以永思。""丙戌"为 2006年。这年夏天,医院新楼落成,时值建院 50 年,岳阳医院秉承中医文化传统,在新楼庭院的营造上,"立井于堂",象征凿井为泉,用了"橘井"和"堂"两个中医典故。

"井"与中医药有很深的渊源关系。晋代葛洪《神仙传》记载,桂阳人苏仙公成仙以前,告诉他的母亲,第二年将有大疫流行,可用橘叶井水治疗疫疾。后来果如他所言,人人取橘叶井水治病,很多患者得以保全生命。后来即以"橘井"指良医良药。宋秦少游有词云:"闻道久种阴功,杏林橘井，此辈都休说。"而在段逸山教授的《井泉铭》中，除运用"橘井"典故外，井还蕴涵了更深远的文化内涵。"堂"，此处既实写医院新楼的庭院大堂，又暗指"坐堂"的典故。"坐堂"典出医圣张仲景。张仲景热爱医药事业，注重临床实践，"平脉辨证"，相传他曾任长沙太守，择定每月初一和十五两日，坐于大堂之上，为患者治病。后来人们就把中医看病，称为"坐堂"。井泉之水即喻大医德泽，仁爱广播，"沁人心扉"。"五秩"，十年为一秩，"五秩"即五十年。

在中国历史文化中，井的文化内涵非常丰富。"昔有伯益，引泉达井；时有岳阳，导流自傲。"作者笔下的"井"，文思直指上古，追本溯源，用了伯益凿井的典故。伯益亦作伯翳、柏翳、柏益、伯鹥，又名大费，为上古东夷族首领少昊之后，是嬴姓诸国的受姓始祖。舜时伯益与大禹同朝为官，善于狩猎与畜牧，被舜推为九官之一的虞官，在畜牧方面功绩卓著。大禹继承舜的王位之后，伯益又辅佐大禹治理水土，凿挖水井，开垦荒地，种植水稻。伯益在治国上也很有建树，还善于用兵。他曾告诫大禹，凡事要有前瞻性，要虑事周全，不要违背法则、制度，不要违背规律去追求百姓的称誉，不要违反民意而满足自己的欲望。治国不能懈怠，政事不能荒废，谦虚会受到益处，自满能导致失败，要选贤任能，除奸去邪。此处作者用伯益的典故，看似与中医药没有直接关系，实则寓意深刻。伯益的人文理想通过井水来象征：上善若水，默默奉献，滋润民众。伯益治理国家如同井泉之水,通达事理,按照自然规律来为民众谋求福利。古人有"不为良相,即为良医"的说法,治病如同治国,亦如用兵。作者在这里用伯益凿井造福百姓的典故,暗示岳阳医院从业者的立意高远,远追上古先贤的高尚情操。"导流自儆",指医院立橘井的初衷是时刻提醒自己精研医术,追求仁爱,造福百姓的崇高使命。

"井之有序:涓涓不壅,绵绵不尽,源由青海,甘河畅饮。"本句以涓涓流淌的井泉水象征岳阳医院的发展历史,巧妙地嵌入标志着岳阳医院发展的两个重要阶段的地址:青海路和甘河路。1976年1月,在上海市公费医疗第五门诊部(1952年10月成立,地址青海路44号)和上海中医学院推拿门诊部(1958年5月成立,地址石门一路67弄1号)合并的基础上成立了岳阳医院。医院初建于岳阳路,门诊部仍设于青海路。1995年8月,医院迁至虹口区甘河路110号新址。作者把"井泉"的"故典"和"青海""甘河"的"今典"结合起来,不落痕迹,十分巧妙。这里的"序"字,说明医院的"出身"渊源,汇合几大医疗机构而成,医院的历史脉络明晰。在发展过程中,医院具有融汇包容的风格,如井泉之水永不壅塞,生机勃勃。"源"字点出岳阳医院50多年的历史。"畅"字既说明50多年的发展,事业蓬勃向上,又蕴涵了医患和谐、诸事畅达之意,预示事业蒸蒸日上、快速发展——一个"畅"字轻轻拈出,读来却如味橄榄,余味良多。

"井之有守：长汲不损，常注不盈，无失无得，往来洁静。"作者以井泉的"长汲不损"造福百姓，象征岳阳医院长期对社会的默默奉献；以井泉的"常注不盈"比喻岳阳医院从业者的谦冲自守的情怀；以"无失无得，往来洁静"隐喻医院从业者淡泊名利、安贫乐道的操守。寥寥几句，既是对上一代岳阳人50年来医德的称道；也是以井为鉴，对新一代岳阳人的期许。其中，盈虚得失的道理耐人寻味：暗喻作为医疗工作者要有正确的得失观与冲和虚静的胸怀。

　　"井之有德：润尔喉唇，安尔神情，延续命脉，滋养百姓。"作者以井泉的"润尔喉唇""安尔神情"象征高尚的医德和高超的医术对百姓身心健康的呵护。"润尔喉唇"是对人身体健康的护养，"安尔神情"是对人心理健康的维护。井泉能以脉脉清流延续人的生命，滋养民众；而大医德泽，也正是维护百姓健康、滋养大众的生命清泉。

　　"有序"写医院发展的脉络，又隐含了医院经营井井有条，在规范的管理中稳健发展；"有守"写了医院的操守，"守"字也隐含了对事业的不断追求、孜孜不倦；"有德"，写了医院对社会的奉献，也寄寓了医院的理想追求。

　　"苔痕上壁绿，栏色入帘青。"移情入景。光影折射，井泉历史悠久，井壁苔痕点点，映得墙壁碧绿一片，井栏的古朴青苍映衬得窗帷也成为青色。绿和青，色彩柔和宁静，正是平和清新的生命色调。本句写新院建筑优雅明净，环境赏心悦目。这里运用光影造成的视觉偏差，写出了医院的宁静安详,也写出了自然的生机,令人愉悦。

"璧合中西,珠联古今。"本句写岳阳医院中西医结合,注重中医传承和创新的特点。岳阳医院是一所集医、教、研为一体的三级甲等综合性中西医结合医院,素来重视以中医为基础,借鉴现代医学的新成果;在中医传承和发展方面也多有建树,形成了独具特色的优势学科群。"珠联璧合",璧是平圆形中间有孔的玉。珍珠联串在一起,美玉结合在一块。比喻杰出的人才或美好的事物结合在一起。典出《汉书·律历志上》:"日月如合璧,五星如连珠。""璧合中西",此处作者用以比喻岳阳医院中医诊疗方法和现代医学诊疗手段的结合;"珠联古今",用以比喻岳阳医院在中医临床和理论方面卓有建树,注重传承发展。

"烹一瓢而为琼浆,祛二竖乃显诚精。""一瓢"典出《论语·雍也》:子曰"贤哉! 回也。一箪食,一瓢饮,在陋巷。人不堪其忧,回也不改其乐。贤哉! 回也"。此处作者以"一瓢"喻安贫乐道(清代著名温病学家薛雪晚年号"一瓢",当亦用此意。此处"一瓢"的典故还可以有另外的理解。典出《红楼梦》,贾宝玉向林黛玉表明心迹:"任凭弱水三千,我只取一瓢饮。"此处借指为医者对医学事业的执著和专一)。"琼浆",琼: 美玉。用美玉制成的浆液,比喻美酒或甘美的浆汁,古代传说饮了它可以成仙。一瓢一饮的简单饮食,有事业追求的岳阳人甘之如饴,说明了安贫乐道的高尚情操。从医院以中医诊疗为特色的特点来说,作者此处用"一瓢"

"琼浆"二典又不拘泥原典的含义，这里还指岳阳医院的医术高明，"一瓢"暗指汤药，井泉之水是疗疾的琼浆，有霍然去病的疗效。"祛二竖乃显诚精"，井泉之水能祛除疾病，犹如医生德高术精。此处"二竖"典出《左传·成公十年》："公疾病，求医于秦。秦伯使医缓为之。未至，公梦疾为二竖子，曰'彼良医也，惧伤我，焉逃之'？其一曰'居肓之上，膏之下，若我何'？"二竖指病魔。"诚精"，典出唐代医学家孙思邈《备急千金要方》。孙思邈在《大医精诚》里论述了"大医"修养的两个方面："精"与"诚"。"精"指专业熟练，"诚"指品德高尚。本句既是岳阳医院的医生们安贫乐道、医术精湛、医德高尚的写照，同时又寄寓了作者的期许。

"斯是井泉，惟吾康馨。"本句大意是：这虽然只是一眼小小的井泉，但岳阳医院从业者追求精诚的医德医术，让崇尚保健、执着为民的美德流传，这井泉就不仅仅是井泉，而成为岳阳医院"井泉精神"的写照，在杏林芳香远播。

"《论语》云：'井有仁焉。'"初看，作者在这里用的是字面义："井寄寓着仁啊！"结构上为篇末点题，揭示出为医作为"仁术"的内涵。作者在此处用典不拘泥原典故的内涵。井泉以脉脉清流造福百姓，洁净明澈，不虚不盈，默默奉献，就是"仁"的体现啊。而在《论语》中，"井有仁焉"的训诂历来众说纷纭，《井泉铭》首先用的是"井有仁焉"的字面义。同时，"井有仁焉"一句又激发读者对"仁"的思考，对"仁"的追求。起到了文义层层推进的效果，文势如层峦叠嶂，引人入胜。

"仁"字始见于儒家经典《尚书·金縢》:"予仁若考。"仁的内容包涵甚广,其核心是爱人。仁字从人从二,也就是人们互存、互助、互爱的意思。在注重构建"和谐社会"的今天,传统文化中的"仁",有其重要的现实价值。然而,中医人如何在当前纷繁复杂的现实社会中,体现中医人的价值观和职业理想,如何运用智慧实现治病救人、发展中医,达到"仁"的境界,也是值得思考的问题。

"《论语》云:'井有仁焉。'"典出《论语·雍也》:"宰我问曰,仁者,虽告之曰'井有仁焉',其从之也? 子曰,何为其然也? 君子可逝也,不可陷也;可欺也,不可罔也。"本段文字的大意一般有如下两种理解:

一种是把"仁"理解为"有仁德的人";也有把"仁"理解为"仁德"。典故义中,孔子没有拘泥地说仁或者仁者在井里就一定要跟着下去救人或者去探寻"仁",因为这样盲目求仁会把自己置于危险的境地,就是受愚弄,对社会复杂性缺乏理解,显然缺少智慧。孔子在这里告诉我们,人追求仁,要有原则,不能受愚弄,要把握尺度,要有智慧和定见,正确处理各种关系,真正落实"仁"的理想追求。这样的提醒对医务工作者来说,面对当前纷繁的社会环境,如何既坚持仁术操守,又变通随俗,具有重要的现实意义。从典故义看,本铭的结尾也更具有思辨色彩,而这种思辨与对《论语》原文的训诂不可确定一样,是开放性的,引发对医学、对医疗的人文的和伦理的思考。也许作者在写作时并没有考虑这么多，正因为这样用典信手拈来，文脉如涓涓清流，而文势却如江海汹涌。

　　短短一百五十余字的《井泉铭》，字里行间寄寓了丰富的文化信息，对医院历史沿革、医院环境、为医之道、职业操守、医术功德做了阐释，文风典雅又不失质朴；自《陋室铭》化出，却不落窠臼；神气饱满，而又不失清新。《井泉铭》蕴涵了包括中医药文化在内的传统文化的诸多典故和诸多意象，文辞优美而明快平易，内涵丰富而意境深远。作为一家知名医院的"院铭"，可谓恰如其分，语重心长，与中西医结合医院的格调相得益彰。

（原载《中医药文化》2007 年第 3 期）

本书参考文献要目

医 学 类

《万物》《素问》《灵枢》《难经》《神农本经》/张机《伤寒论》《金匮要略》/王熙《脉经》/皇甫谧《甲乙经》/陶弘景《本草经集注》/杨上善《黄帝内经太素》/巢元方《诸病源候论》/孙思邈《备急千金要方》《千金翼方》/苏敬《新修本草》/陈藏器《本草拾遗》/王焘《外台秘要》/王冰《黄帝内经素问注》/李昉《开宝重定本草》/丹波康赖《医心方》/掌禹锡《嘉祐补注本草》/寇宗奭《本草衍义》/郭思《千金宝要》/张元素《医学启源》/齐仲甫《女科百问》/张杲《医说》/张从正《儒门事亲》/施发《察病指南》/李世英《痈疽辨疑论》/李杲《脾胃论》《兰室秘藏》《医学发明》/罗天益《卫生宝鉴》/窦桂芳《针灸四书》/李仲南《永类钤方》/朱震亨《格致余论》《丹溪心法》/王履《医经溯洄集》/许宏《金镜内台方议》《湖海奇方》/王纶《明医杂著》/薛己《薛氏医案》/江瓘《名医类案》/马莳《黄帝内经素问注证发微》《黄帝内经灵枢注证发微》/李时珍《本草纲目》/杨珣《丹溪心法类集》/孙一奎《赤水玄珠》/窦梦麟《疮疡经验全书》/许浚《东医宝鉴》/赵献可《医贯》/张介宾《类经》《类经附翼》《景岳全书》/缪希雍《神农本草经疏》/黄承昊《折肱漫录》/李中梓《医宗必读》《伤寒括要》/喻昌《寓意草》/张志聪《素问集注》/释传杰《明医诸风疠疡全书指掌》/尤乘《增补诊家正眼》/高世栻《黄帝素问直解》/柯琴《伤寒来苏集》/亟斋居士《达生篇》/高斗魁《医家心法》/王子接《绛雪园古方选注》/吴谦《医宗金鉴》/徐大椿《医学源流论》/赵学敏《串雅》/卢之颐《学古诊则》/魏之琇《续名医类案》/王琦《医林指月》/黄宫绣《本草求真》/徐燨《药性诗解》/钱秀昌《伤科补要》/黄凯钧《友渔斋医话》/吴瑭《温病条辨》/丹波元简

《灵枢识》/胡廷光《伤科汇纂》/徐镛《医宗便读》/涩江全善《灵枢讲义》/吴尚先《理瀹骈文》/高学山《伤寒论尚论辨似》/陆懋修《世补斋不谢方》/张筱衫《厘正按摩要术》/刚毅《洗冤录义证》/秦冠瑞《寄梦庐伤寒述注》/余听鸿《外证医案汇编》/伊德馨《伤寒论文字考》/沈祖绵《读〈素问〉臆断》/曹沧洲《曹沧洲医案》/张锡纯《医学衷中参西录》/时逸人《我要说的话》/朱良钺《金钱与生命》/周凤梧《名老中医之路》/马一平《昆山历代医家录》/裘沛然《裘沛然选集》/潘华信《未刻本叶天士医案发微》/许敬生《敬生杏林诗文选》/段逸山《黄帝内经词语通检》《上海地区馆藏未刊中医钞本提要》/刘时觉《苏沪医籍考》

文 史 类

《周易》《尚书》《诗经》《周礼》《礼记》《左传》《公羊传》《论语》《孟子》《尔雅》《老子》《庄子》《管子》《列子》《墨子》《荀子》《尸子》《韩非子》《吕氏春秋》《楚辞》《山海经》《战国策》《国语》《淮南子》《逸周书》《史记》《汉书》《三国志》《后汉书》《晋书》《南齐书》《梁书》《陈书》《周书》《南史》《隋书》《旧唐书》《新唐书》《旧五代史》《新五代史》《辽史》《金史》《元史》《明史》/韩婴《韩诗外传》/桓宽《盐铁论》/刘向《说苑》《新序》/扬雄《法言》/许慎《说文解字》/《孔丛子》/王符《潜夫论》/《太平经》/魏伯阳《周易参同契》/应劭《风俗通义》/刘熙《释名》/张揖《广雅》/《嵇中散集》/张华《博物志》/葛洪《抱朴子》《西京杂记》/刘义庆《世说新语》/范缜《神灭论》/刘勰《文心雕龙》/萧统《昭明文选》/贾思勰《齐民要术》/颜之推《颜氏家训》/陆德明《经典释文》/孔颖达《毛诗正义序》/《李遐叔文集》/黄蘖禅师《上堂开示颂》/孙光宪《北梦琐言》/陶谷《清异录》/《百家姓》/徐锴《说文解字系传》/郑文宝《南唐近事》/陈彭年《广韵》/《范文正奏议》/《临川先生文集》/《王令集》/《黄庭坚全集》/武珪《燕北杂记》/欧阳修《归田录》/司马光《资治通鉴》/沈括《梦溪笔谈》/张舜民《画墁录》/《二程遗书》/叶梦得《石林燕语》/邵伯温《邵氏闻见录》/朱弁《曲洧旧闻》/《眉山唐先生文集》/洪迈《夷坚志》/沈作哲《寓简》/吴曾《能改斋漫录》/《李清照集》/陆游《老学庵笔记》/岳珂《桯

史》/叶绍翁《四朝闻见录》/元好问《中州集》/陈昉《颍川语小》/王应麟《困学纪闻》/郭居敬《二十四孝》/周密《齐东野语》/刘因《静修集》/马端临《文献通考》/陈绎曾《文说》/陶宗仪《南村辍耕录》/戴良《九灵山房集》/《元典章》/罗贯中《三国演义》/高启《凫藻集》/吴宽《家藏集》/陆容《菽园杂记》/王守仁《王文成公全集》/高琦《文章一贯》/杨慎《丹铅摘录》《升庵集》/黄省曾《五岳山人集》/吴承恩《西游记》/高濂《遵生八笺》/余继登《典故纪闻》/胡应麟《少室山房笔丛》/《陈眉公小品》/冯梦龙《古今小说》《醒世恒言》/郑瑄《昨非庵日纂》/张自烈《正字通》/方以智《通雅》/顾炎武《日知录》/王夫之《庄子解》/顾景星《白茅堂集》/《佩文韵府》/查慎行《敬业堂集》/黄生《义府》/沈德潜《归愚文钞余集》《说诗晬语》/吴楚材、吴调侯《古文观止》/袁枚《小仓山房文集》《随园诗话》《随园诗话补遗》《小仓山房尺牍》《续同人集》/纪昀《四库全书提要》《纪晓岚文集》/赵翼《廿二史劄记》《陔余丛考》《瓯北集》/钱大昕《廿二史考异》/彭元瑞《天禄琳琅书目后编》/章学诚《校雠通义》《文史通义》/王念孙《读书杂志》《广雅疏证》/孙星衍《平津馆鉴藏记》/许仲元《三异笔谈》/徐松《宋会要辑稿》/郝懿行《尔雅义疏》/李筠嘉《古香阁藏书志》/周中孚《郑堂读书记》《郑堂札记》/俞正燮《癸巳存稿》/朱骏声《说文通训定声》/《潘道根日记》/光绪九年《苏州府志》/俞樾《春在堂随笔》《古书疑义举例》/《李鸿章全集》/凌淦《松陵文录》/叶德辉《书林清话》/唐文治《茹经堂文集》/徐珂《清稗类钞》/鲁迅《集外集拾遗》/孙毓秀《中国雕板源流考》/余嘉锡《四库提要辨证》/郑振铎《西谛书话》《劫中得书记》/李约瑟《中国的科技与文明》/谢菊曾《十里洋场的侧影》/国家标准编委会《古籍著录规则》/郑逸梅《艺海一勺》/《嘉定秦世善堂家谱》/王元庆《有关国家〈古籍著录规则〉商榷二题》/《上海图书馆藏明清名家手稿》/陈庆元《曹学佺年表》